R A D I O B I O L O G Y

핵심 방사선생물학

JMK

공동저자 (집필순)

구연화 (순진학원대학)
박영순 (서해대학교)
김현수 (신구대학교)
김연래 (춘해보건대학교)
유병규 (원광보건대학교)
지태정 (가야대학교)
이원정 (대전보건대학교)
이덕규 (마산대학교)
임영기 (가천대학교)
이행기 (수성대학교)
강보선 (건양대학교)
김영재 (대구보건대학교)
이준행 (남부대학교)
김태형 (강원대학교)
홍철표 (대구가톨릭대학교)
김광욱 (광양보건대학교)
김대홍 (을지대학교)
마상철 (신한대학교)

머리말

이 책은 방사선사를 목표로 하는 대학생이나 방사선감독자 시험 준비를 하고 있는 사람을 위하여 엮은 책으로, 방사선생물학 지식을 알기 쉽게 편집한 책입니다.

최근에 문제가 되고 있는 저선량방사선의 생물 영향은 후쿠시마 제1원전 사고 이후 점점 관심이 높아지고 있지만, 100mSv 정도의 방사선에 의한 생물 영향은 아직 밝혀지지 않은 것이 많습니다. 또한, 그 메커니즘도 알 수 없는 점이 많아서 그에 대한 근원을 해명하는 것도 중요합니다. 방사선에 대한 전문지식을 익히고, 이러한 미개척 분야의 방사선에 대한 생체 영향을 바르게 평가하기 위해서라도 이 책은 중요합니다.

또한 방사선진단 및 효과적인 방사선치료에 대한 기초지식 습득에도 도움이 되리라 믿습니다. 방사선치료의 경우, 난치성 암을 얼마나 효과적으로 치료할 수 있는지에 대한 생물학적 관점에서 검토하는 것도 중요합니다. 저선량방사선의 위험에 대한 평가, 효과적인 치료의 기초적 검토가 방사선생물학의 과제이기도 합니다.

방사선을 조사한 세포는 방사선의 전리작용에 의해 DNA 손상을 비롯한 다양한 손상을 받습니다. 최근 들어 이 전리작용을 받지 않는 부분도 손상이 유발되는 현상이 보고되고 있습니다. 이를 'Bystander Effect'라고 합니다. 예를 들면, 세포 집단 중 일부의 세포가 방사선에 조사된 경우 조사된 세포(부위)에서 조사되지 않은 세포에 어떠한 신호가 전해져 비조사 부위에서도 손상이 발생하는 것입니다. 이와 같이 방사선의 표적이 아님에도 불구하고 영향이 미치는 것을 '비표적 효과'라고 합니다. 방사선의 반응은 표적 DNA의 손상을 중심으로 분석이 진행되어 왔지만, Bystander Effect와 같은 비표적 효과가 어떻게 영향을 미치는가에 의한 분석도 중요합니다.

이 책에서는 방사선 생물학 전반을 이해하고 방사선치료의 임상 적용에 대해 배울 수 있습니다. 최근에는 방사선치료가 고정밀화, 복잡화, 다양화에 따라, 이 책에서는 방사선의학자 및 방사선사로서 암치료에 공헌할 수 있는 능력을 익히고, 또한 방사선치료에 관련된 다양한 임상 및 기초 연구를 수행하는 능력을 익힐 수 있도록 구성하였습니다. 아울러 방사선생물학, 방사선종양학, 방사선면역학에 관한 기초 지식도 함께 익힐 수 있으리라 믿습니다. 또한 이 책은 의료뿐만 아니라 저선량 환경 방사선에 대한 위험 평가에 입각하여 실무에 도움이 될 것입니다.

이 책이 출간되기까지 많은 도움을 주신 도서출판 JMK의 김재민 대표와 임직원 여러분께 깊은 감사를 드립니다.

2015년 7월

具 然和

차 례

차 례

방사선생물학 수업도달목표

방사선생물학 전반을 이해하고, 방사선의 인체에 대한 영향과 방사선치료의 임상에서의 응용에 대해 배운다. 최근에 방사선치료가 고정도화, 복잡화, 다양화됨에 따라 본 강의에서는 방사선의학자 및 방사선기술과학자로서 암치료에 공헌하는 능력과 방사선치료에 관련된 여러 가지 임상 및 기초연구를 수행하는 능력을 몸에 익히도록 한다. 또한 방사선생물학일반, 방사선종양학일반, 방사선면역학에 관한 기초지식을 기른다.

Chapter

01

방사선과 생물

일본의 후쿠시마 원전사고 이후 방사선에 관한 뉴스가 매일 같이 넘쳐나고 있다. 확실히 방사선은 위험하지만, '방사선이 왜 위험한 것인가? 도대체 방사선은 생물에게 있어 어떤 존재인 것인가?' 라는 것은 보도된 것이 없다.

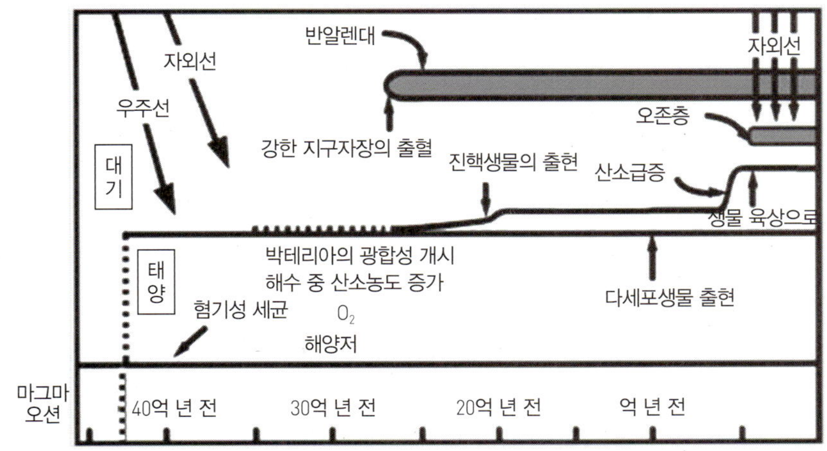

그림 1-1 생명과 지구의 역사(생명의 탄생과 방사선)

1. 생명의 탄생과 방사선

지구가 생겨난 것은 지금으로부터 약 46억 년 전이고, 생명의 탄생은 약 40억 년 전이라고 생각되고 있다. 그리고 최초에 생명이 탄생한 것은 깊은 바다 밑이었을 것이라고 생각된다. 생명이 탄생할 당시 생명에 유해한 방사선의 일종인 우주선이 지구에 쏟아져 내려와서 얕은 바다에서는 살아날 수 없었기 때문인 것이다.

생명이 얕은 바다에서 살 수 있게 된 것은 지구에 자장이 형성되어 유해한 우주선의 진입을 막을 수 있게 된 27억 년 전 경이다.

그리고 생물이 육상에 진출할 수 있게 된 것은 자외선을 막는 오존층이 형성된 5억 년 전인 것이다. 이렇게 생명의 탄생 및 진화의 역사와 방사선의 관계를 되돌아 보면 생명은 우주선과 자외선등의 유해한 방사선이 도달할 수 없는 곳에서 생겨나서 위험이 사라진 곳으로 진출했다라고 말할 수 있을 것이다. 방사선은 생명의 질서와는 양립하지 않는 것이다. 방사선이라고 하는 것을 몸가까이 느낀 적이 있을까? 방사선은 눈으로 볼 수 있는 것도 아니고, 무미무취하며, 특수한 계측기계와 필름패치들을 사용하지 않으면 그 존재 자체마저 알 수가 없다. 하물며 현실에서는 피복되었는지 아닌지조차도 일반인들은 알 수 없는 것이 현실인 것이다.

우리들은 일상생활 중에서는 인지하지 못하지만, 지표로부터 방사선을 받고 또 우주에서 날아오는 방사선의 영향도 매일 받고 있다. 라는 말을 해도 확 와 닫지 않는다(그림 1-1). 좀 더 주변에서 방사선을 느껴보도록 하자.

2. 방사선은 생물에게 왜 위험한가

방사선은 단순한 에너지량으로는 그렇게 크지 않다. 성인에게 치사량의 방사선도 열에너지로 환산하면 체온을 0.0017도 올리는 정도의 에너지밖에 갖고 있지 않다. 방사선이 생물에게 위험한 이유는, 방사선은 에너지의 총량은 작아도 그것이 극단적으로 집중해 있기 때문에 생물의 몸을 이루고 있는 분자, 그중에서도 생명의 설계도인 유전자를 파괴시켜 버리기 때문이다.

생명의 세포를 구성하고 있는 분자가 파괴되어도, 유전자가 상처를 받지 않으면 망가진 분자를 수복 · 재생산하는 것이 가능하다. 그러나 유전자가 파괴되어 버리면 수복하는 것은 대단히 곤란하다. 보통 상태의 유전자는 두 쌍의 연쇄사슬구조, 즉 아데닌(A), 구아닌(G), 시토신(C),

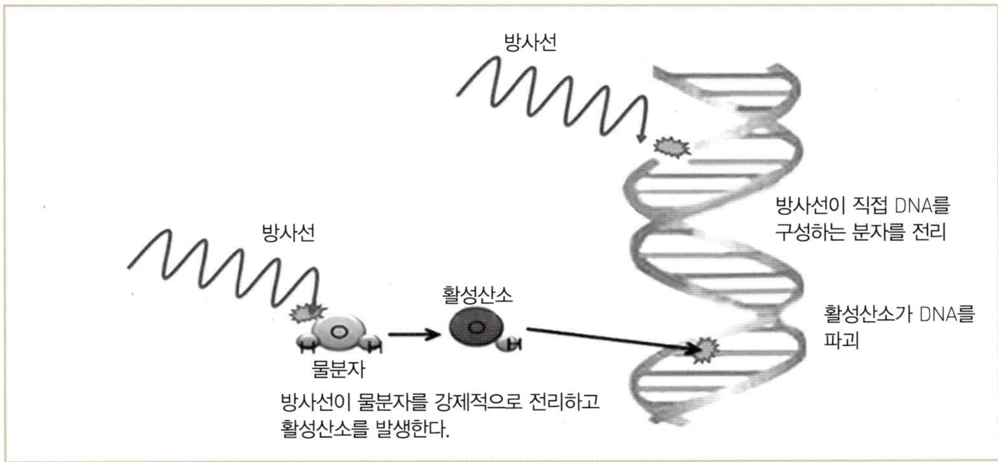

그림 1-2 방사선에 의한 전리작용

티민(T)의 네 종류에서 아데닌은 구아닌과, 시토신은 티민과 결합하고 있다. 따라서 예를 들어 아데닌이 파괴되어도 같은 쌍인 구아닌이 남아 있으면 파괴된 것이 아데닌임을 알수 있으므로 수복하는 것이 가능하다. 그러나 세포분열 중 같은 쌍이 떨어진 상태에서 파괴되어 버리면 원래의 유전정보가 무엇이었는지 모르게 되므로 수복할 수 없게 되는 것이다. 방사선의 영향은 세포분열이 왕성한 세포일 때 크게 나타나는데, 영유아 때 피해가 크며, 조혈세포의 이상인 백혈병이 생기기 쉬운 것은 세포분열이 왕성하기 때문이다.

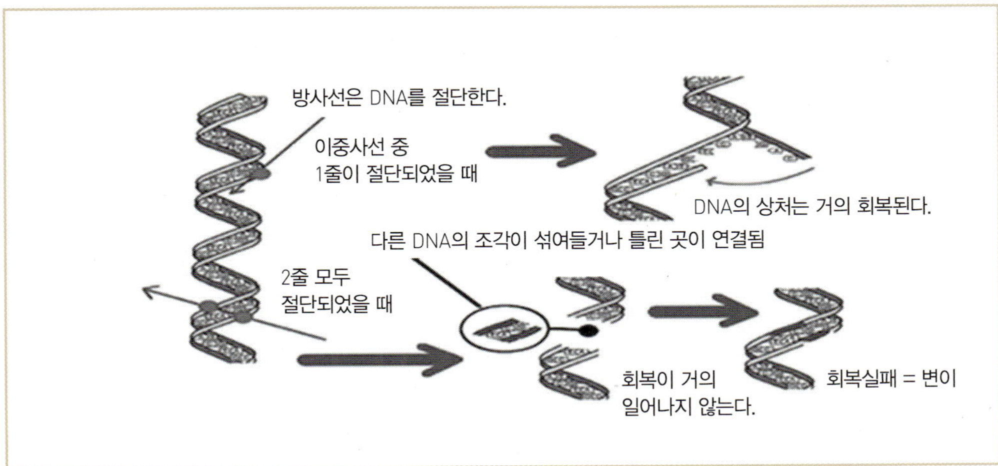

그림 1-3 방사선에 의한 DNA 절단

3. 방사선의 종류와 생물에의 영향

방사선에는 몇 가지 종류가 있다. 헬륨원자핵이 튀어나오는 α선, 전자가 튀어나오는 β선, 고에너지 전자파가 튀어나오는 γ선, 중성자가 튀어나오는 중성자선이 주요한 방사선이다.

α선과 β선은 물질을 투과하는 능력이 낮고, 그다지 멀리까지는 나아가지 못한다. γ선과 중성자선은 물질투과능력이 높고, 꽤 멀리까지 도달한다. 따라서 일반적으로 γ선과 중성자선이 위험한 방사선이라고 생각하고 있다.

그러나 위험도는 방사선원의 위치에 따라 다르다. 방사선원이 생체의 내부에 존재하게 될 경우, 투과능력이 높다는 것은 투과 후에도 에너지를 잃지 않기 때문에 생물에게 주는 영향은 작게 된다. 그리고 투과능력이 낮다는 것은 생물 내에 머물러 있어서 큰 영향을 주는 것이다. α선과 β선을 내는 방사성물질이 외부에 있을 경우에는 피해가 그다지 크지 않으나, 한 번 생명체 내에 흡수되어 버리면 큰 피해를 주게 된다.

대표적인 예가 플루토늄이다. 이렇게 방사선은 그 종류와 방사선의 영향을 받는 세포의 종류에 따라 생명에 주는 영향이 다르기 때문에 그 영향에 방사선가중치를 주어 만들어진 선량이 등가선량으로, 단위는 시버트(Sv)이다. 같은 방사선량이라도 그 영향치인 시버트는 작게 되기도 하고 크게 되기도 한다.

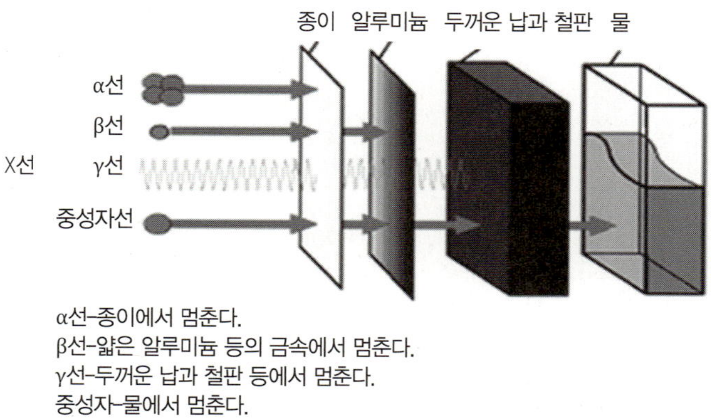

그림 1-4 방사선 에너지 크기

4. 방사선으로 성장하는 생물이 있다!?

생물에게 방사선이 어떻게 유해한가를 알게 되었지만, 생물 내에서는 방사선을 성장의 양식으로 해서 진화를 이루는 것도 있는 것 같다. 예를 들어, 체르노빌 원전 주변에는 방사선을 흡수하는 균류가 발견되고 있다.

이 균은 식물이 가시광선을 에너지원으로 하고 있는 것과 마찬가지로 방사선을 에너지원으로 사용하고 있다. 이 균류가 방사선을 보충하기 위해 사용하고 있는(식물에서 엽록소의 역할) 것이 멜라닌 색소이다. 인간의 피부에도 멜라닌 색소는 존재하고 있으나 이 균류는 방사선을 흡수할 수 있도록 진화해 있기 때문에 다른 것이 되어 있다. 덧붙여 말하면, 이 균은 Cryotococcus Neoformans라고 하며, 수막염과 뇌염을 일으키는 병원균이다. 생물이 방사선을 에너지원으로 하기 때문이라고 해서 방사성물질을 없앨 것은 아니다. 결국 생물은 방사성물질을 없앨 수 없다.

감기에 걸려 병원에 갔는데 그럼 정확한 진단을 위해 가슴사진을 촬영해 봅시다.라고 의사가 말해 영상의학과에서 흉부 X선 사진(그림 1-6)을 촬영한 경험을 갖고 있는 사람이 많을 것이다. 또 가족 중에 중병에 걸려 CT검사를 시행한 사람도 있을 것이다(그림 1-6). 건강검진에서는 암의 조기발견을 위해 ^{18}F-FDG 등의 방사성 약제를 체내에 투여하여 PET장치에서 촬영하기도 하고,

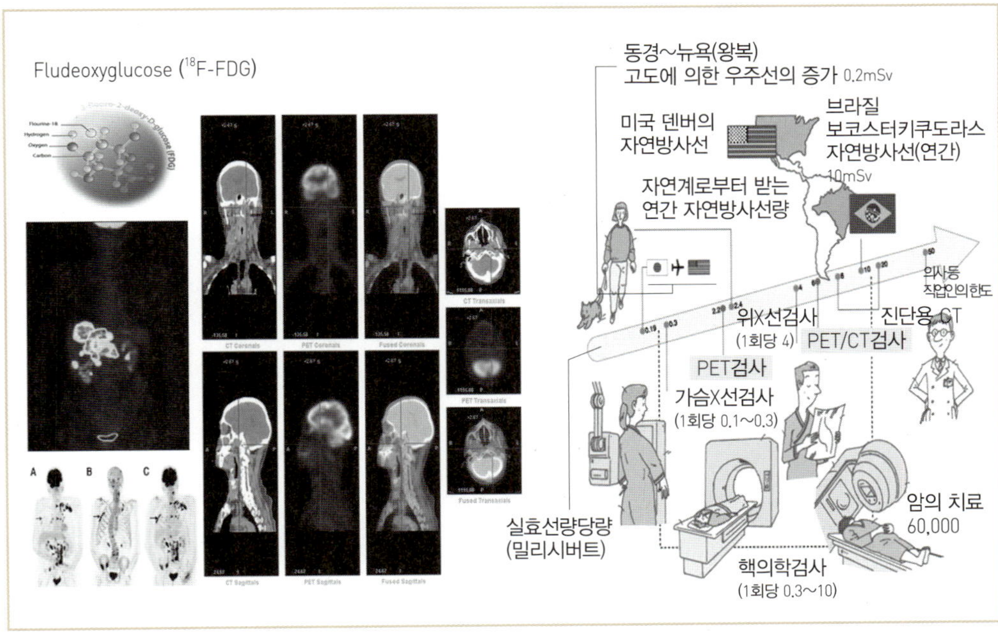

그림 1-5 방사선량

암의 치료 등에서는 방사선을 직접 신체에 조사하기도 한다. 이렇게 주위를 돌아보기만 해도 모르는 사이에 병원 등의 특정 장소에서 일상적으로 방사선과 관계가 있는 사람이 의외로 많다. 여러분은 어쨌든 방사선사로서 임상의 방사선 구역 내에서 매일 방사선 촬영을 하지 않으면 안되는 상황이다.

5. 방사선의 잘못된 이해

그럼 우리 인간이 방사선에 피복되면 대체 어떤 일이 일어날 것인가? 일단 생각이 드는 것은, 암에 걸린다. 백혈병으로 고통 받고 죽음에 이른다. 아이를 가질 수 없다. 뱃속에 아이가 있는 임산부라면 돌연변이를 일으켜 기형아가 태어난다는 등의 나쁜 이미지가 따라 다닌다.

병원에서 "X선 검사"와 "X선 CT검사"를 받으면 방사선에 피폭되기 때문에 매우 위험하다, 가능하다면 피해가고 싶다, 병원치료를 하러 병원에 갔는 데 방사선에 피폭되어 백혈병으로 죽는 것은 싫다라고 말하는 환자도 개중에는 있을 것이다. 그러나 정말로 그럴까? 방사선 피폭이라고 해도 어느 정도의 양을 피폭했는가에 따라 영향이 다르게 나타난다. 실제의 경우 병원에서 행해지고 있는 검사에서 어느 정도 피폭되는 것인가를 살펴보자. 누구나 한 번은 경험한 적이 있는 흉부 X선촬영(그림 1-6)에서도 사실은 약 0.3mSv(밀리시버트)[*1] 정도이다. 자연계에서 인간이 받는 방사선량은 연간 약 2.4mSv(세계평균)라고 하는 것을 보면 그렇게 많은 양은 아니라는 것을 알 수 있다. 위 X선검사(그림 1-7)에서는 약 4mSv, 핵의학검사에서는 약 0.3~10mSv이다. 인공방사선이 자연방사선보다 더 위험하다는 것은 사실과 다르다. 즉, 방사선의 종류(자연방사선, 의료방사선, 인공방사선 등)에 관계없이 양이 같으면 영향은 같다.

- 여러분은 어쨌든 방사선사로서, 검사하는 쪽의 사람으로 바른 방사선 지식을 몸에 익혀 환자에 대해 위험이 없도록 안전하고도 바르게 방사선을 취급하지 않으면 안 된다.
- 방사선은 생체에 영향을 미치지만, 반면에 의학의 발전에 크게 공헌한 것도 사실이며, 진단과 치료의 측면에서도 괄목할만한 성과를 올리고 있다는 것은 알고 있어야 한다.
- 방사선은 무서운 것, 그러나 올바른 방사선 지식이 있다면 무섭지 않은 것이라는 것과 동시

* Sv(시버트) : 인간이 외부에서 직접 방사선의 피폭을 받거나, 음식물 등을 섭취하여 내부로부터 피폭을 받거나 할 때 인체에 미치는 영향의 정도를 나타내는 단위. 스웨덴의 방사선학자 R.M. SIEVERT에 의해 유래되었다.

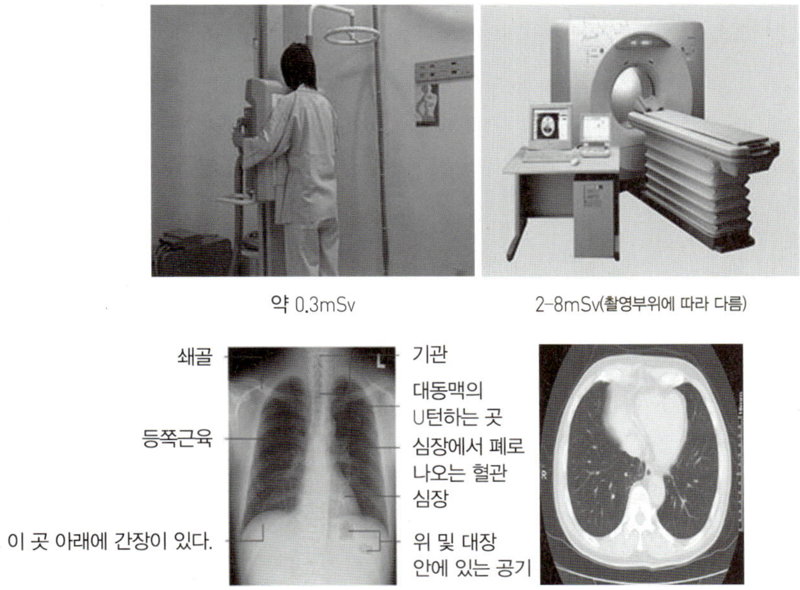

그림 1-6 흉부 X선촬영과 컴퓨터단층촬영

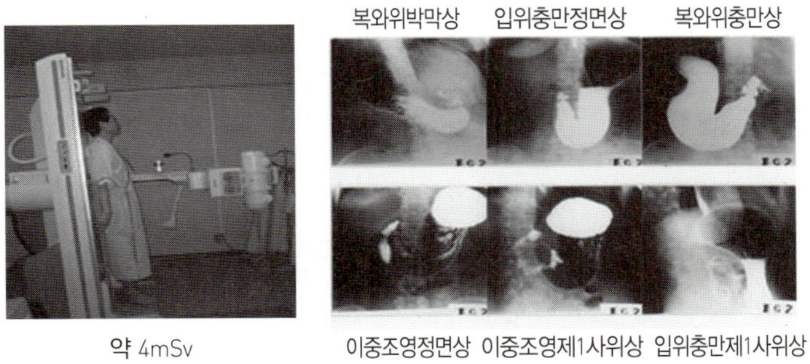

그림 1-7 위장조영촬영

에 의료의 현장에 없어서는 안되는 것이다.

방사선생물학의 탄생(그림 1-9)

방사선은 인체에 악영향을 줄뿐 아니라, X선촬영, X선 CT, 암의 방사선치료 등 의학분야에 있어 여러 가지 형태로 활용되어 왔다. 방사선을 바르게 이해하고 바른 지식을 갖는 것이 중요하다.

방사선이 생체에 미치는 영향은 분자와 세포수준에서 개체수준까지 총합적으로 다루는 것이 중요하고, 그곳에서 학문으로서의 방사선생물학이 탄생하게 되는 것이다(그림 1-9).

방사선생물학은 ① 기초방사선생물학과 ② 의학방사선생물학의 두 부문으로 크게 나누어 진다. 각각의 분야에 대한 해설은 다른 책을 통해 하기로 한다.

기초방사선생물학
① 방사선유전학 (Radiation genetics)
② 방사선면역학 (Radiation imunology)
③ 방사선세포학 (Radiation cytology)
④ 방사선생태학 (Radiation ecology)
⑤ 방사선미생물학 (Radiation microbiology)
⑥ 방사선역학 (Radiation epidemiology)
⑦ 분자방사선생물학 (Molecular Radiation biology)

의학방사선생물학
① 방사선생리학 (Radiation physiology)
② 방사선병리학 (Radiation pathology)
③ 방사선치료학 (Radiotherapeutic research)
④ 방사선진단학 (Radiology)

기초방사선생물학

1895년 뢴트겐(Roentgen)에 의한 X선 발견에 의해 시작한 X선 검사의 주된 대상은 뼈로서, 최초에는 뢴트겐 부인의 손뼈(그림 1-8)였다. 여기에서 방사선생물학의 역사가 시작되었으며, 맥을 이어 현대에 이르고 있다.

방사선의 단위는 Gy(그레이)라고 하며, 1kg의 물체에 1J(주울)의 에너지를 전이하는 것으로 정의하고 있다. 한편 Sv(시버트)는 방사선 방호의 분야에서 사용되는 단위이다. α선 및 중성자선은 X선과 비교하여 생물효과가 크다(생물학적 효과비, RBE)는 것이 잘 알려져 있다. 발암을 지표로 할 때 Gy에 RBE를 곱한 수치가 Sv로, 인체에 미친 영향의 정도를 가리킨다. 모두가 방사선의 단위로 잘 사용하므로 기억해 두자. 예를 들어, α선의 1Gy는 20Sv에 해당한다(RBE=20).

- 어느 선량의 방사선을 전신피폭하면 죽음에 이르는 총량이라는 것을 치사선량(LD : lethal dose)이라고 한다. 적절한 의학적 처치를 하지 않으면 피폭한 집단의 50%가 사망하는 선량은 반치사선량이라 하고, LD50로 표시한다.
- 또 약 4Gy(그레이)(엄밀하게는 3.4~5.1Gy)의 방사선을 인간의 신체 전신에 피폭 한 후, 60일 이내에 50%가 사망하는 것을 $LD_{50/60}$ * 2라 하고, 일수도 고려하여 표기한다. 결국, 100명의 사

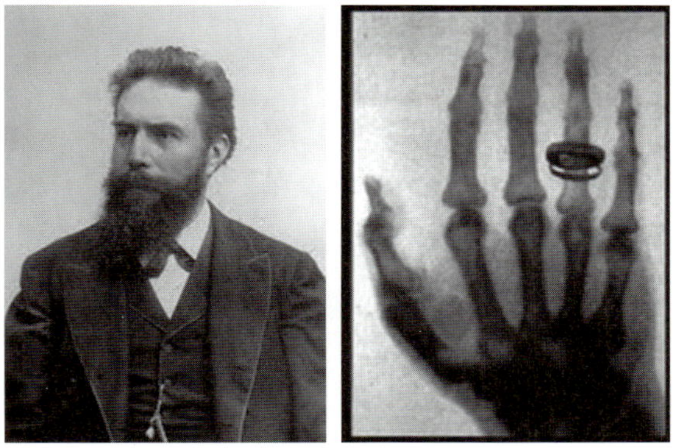

그림 1-8 뢴트겐(Roentgen) 박사와 부인의 손 X선 사진

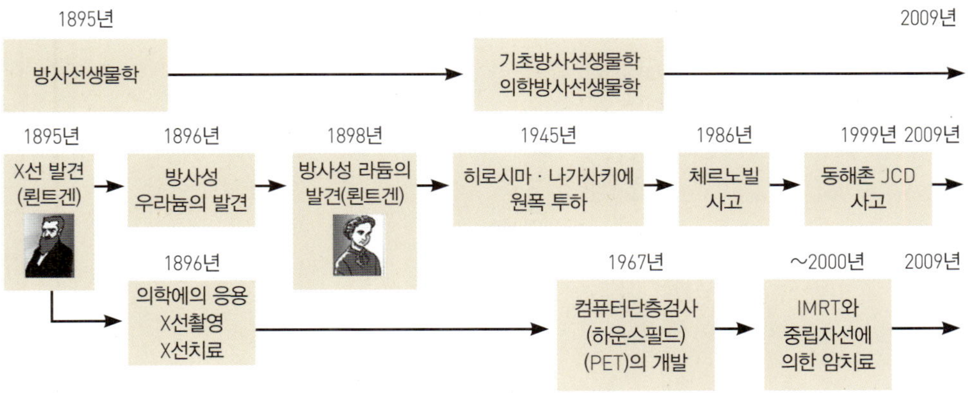

- 1895년에 뢴트겐이 X선을 발견, 그 후 베크렐과 피에르 퀴리에 의해 방사선의 피부장해가 보고된 것에 의해 방사선생물학의 역사적인 막이 열렸다.
- X선은 곧 X선촬영검사, 컴퓨터단층검사, 핵의학검사 등의 임상검사에 응용되었고, 다시 암치료 등에도 활용되게 되었다.

그림 1-9 방사선생물학의 역사

람에게 "약 4Gy(그레이)"의 방사선을 전신에 피폭시키면 무섭게도 60일 후에는 절반인 50명이 죽고 만다는 것이다. 인간은 다른 동물과 비교해도 피폭 후 죽음에 이르는 기간이 길기 때문에 60일을 표준으로 하지만, 다른 동물은 30일이 표준이다.

- 이상과 같이 Gy(그레이), Sv(시버트), LD_{50} 또는 $LD_{50/60}$은 자주 보는 것이기 때문에 잘 기억해 두기 바란다.

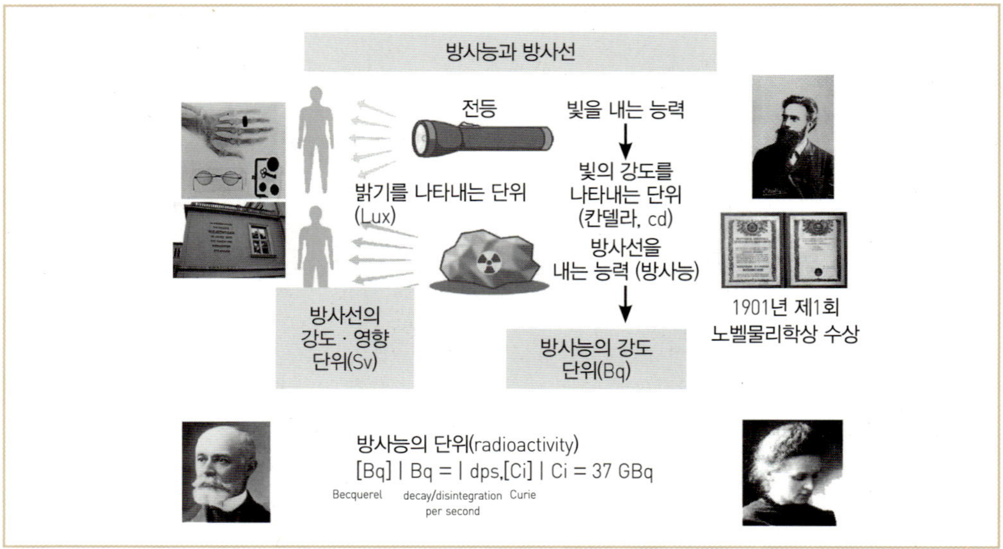

그림 1-10 방사선과 방사능의 차이

방사선량(radiation dose)의 단위

흡수선량 absorbed dose D[J/kg]=[Gy]

등가선량 equivalent dose H_T[J/kg]=[Sv]

실효선량 effective dose E[J/kg]=[Sv]

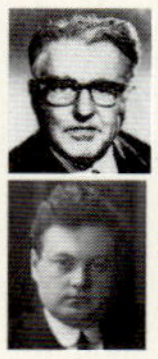

방사선과 방사능의 여러 가지 단위

복싱에서 생각해 보자!

- 방사능
  방사능의 강도(양)
  (1초 사이에 얼마의 방사성 물질이 변화하는가?)
  단위 : 베크렐(Bq)
  펀치의 수

- 흡수선량
  사람의 몸과 물건에 흡수된 방사선의 에너지량
  단위 : 그레이(Gy)
  펀치의 위력

- 등가선량(실효선량)
  방사선이 인체에 어느정도 영향을 주는가?
  단위 : 시버트(Sv)
  damage(부상)의 크기

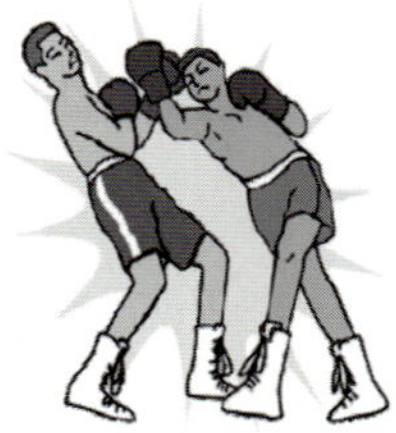

그림 1-11 방사선과 방사능의 피폭 유형

표 1-1 방사선하중계수

방사선의 종류 · 에너지의 범위	방사선 하중계 수 : W_R
광자(X선 · γ선) : 전체의 에너지	1　1
전자(β선) 및 뮤입자 : 전체의 에너지	1　1
중성자 : 10keV 이하 10keV～100keV 100keV～2MeV 2MeV～20MeV 20MeV 이상	5 10 20 10 5
반도양자 이외의 양자 에너지 2MeV 이상	5　2(양음물리학도)
알파입자(α입자)	20　20
핵분열편	20　20
중원자핵	20　20

[출전] 일본동위원소협회 : ICRP Pub 60, 국제방사선방호위원회의 1990년 권고, 丸善, p7(1991)　　색자 ICRP 2007

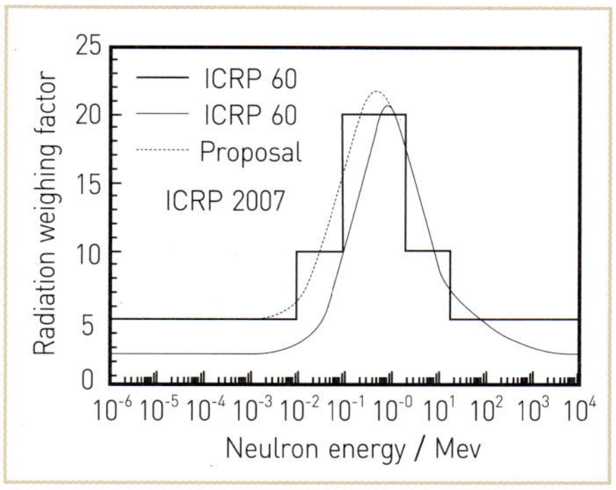

6. 방사선은 순간의 작용, 그러나 영향은 계속

- 4Gy(그레이)는 그다지 큰 에너지는 아니며, 방사선이 인체를 통과하는 것은 순간이지만 사실은 세포, 특히 세포 내 핵이 매우 큰 손상을 받기 때문에 순간이라 하더라도 죽음에 이르는 정도의 영향을 받게 된다.
- 일반적으로 세포분열이 활발하게 이루어지고 있는 장기, 예를 들어 조혈장기와 생식선 등에서는 간세포가 활발하게 분열을 반복하고 있기 때문에 확실하게 방사선 모양의 표적이 되는 것이다.
- 인간의 신체는 방사선 감수성이 강한 부분과 그렇지 않은 부분이 있다. 사지 등은 바로 죽음에 이르게 되는 영향이 일어나는 것은 아니지만, 골수의 피폭은 조혈간세포가 장해되기 때문에 죽음에 직결되기 쉬운 것이다. 그 이외에도 피부, 장상피, 수정체도 비교적 빠른 시기에 장해가 되기 쉽기 때문에 기억해 두자(그림 1-12).
- 또, 낮은 선량의 피폭인 경우, 급성의 영향은 아니어도 몇 년인가 지나서 발암의 위험이 높아지게 된다. 주의하지 않으면 안 되는 것은 골수(백혈병), 폐, 대장, 유선, 위의 피폭이다. 재해는 잊을 때 쯤 찾아오는 것이다.
- 또 아이를 가질 수 있는 젊은 사람에 대한 피폭은 태어나는 아이의 기형과 유전병이 걱정

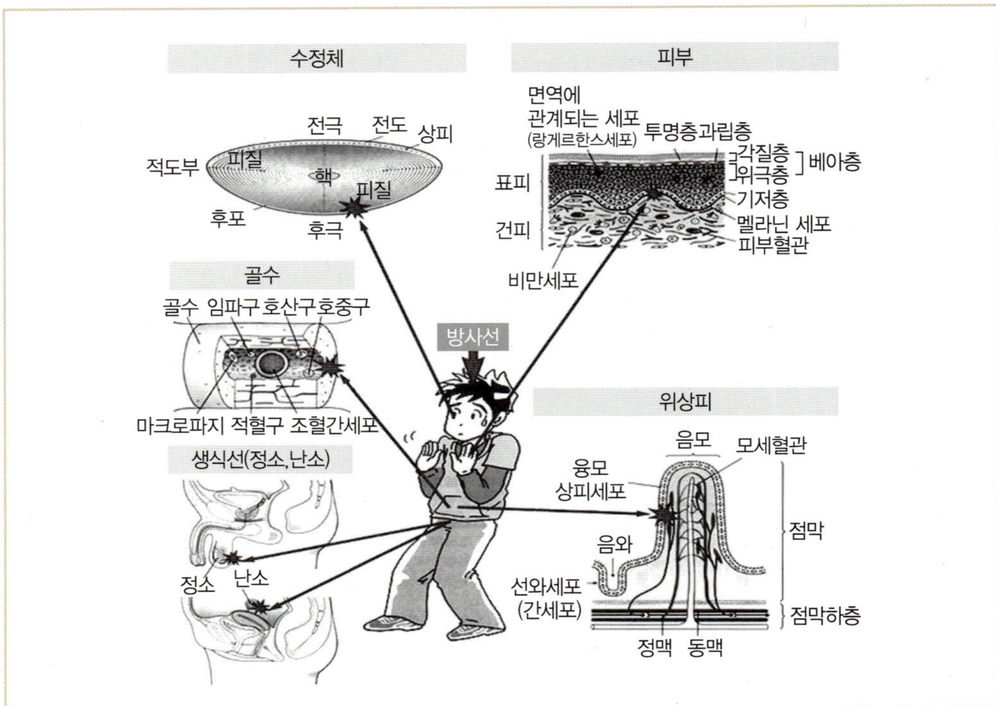

그림 1-12 방사선장해를 받기 쉬운 부위(분열이 활발한 장기 · 조직)

이다. 이것을 유전적 영향이라고 하는데, 쥐에서는 확실히 증명되었으나 사람에서는 아직 확실하게 증명되지 않았다.

7. 방사선장해의 2분류와 방사선작용의 3과정

- 방사선장해는 크게 나누어 급성장해와 만발장해의 두 가지로 구별된다(그림 1-13).
- ① 급성장해 : 비교적 단기간에 대량의 방사선을 피폭한 때에, 피폭 후 2~3개월 이내에 증상이 나타나는 것을 가리킨다. 감염과 출혈, 설사, 피부염 등이다.
- ② 만발장해 : 급성장해로부터 회복 후 또는 저선량조사를 받은 후에 장기간의 잠복기를 거쳐 나타나는 것을 가리킨다. 암과 백내장이 그 예이다.
- 또, 방호의 관점에서는 확정적 영향과 확률적 영향으로 나눌 수 있다.
- ① 확정적 영향 : 낮은 선량으로는 영향이 없는 것처럼 보이나, 어떤 일정선량(역치) 이상을

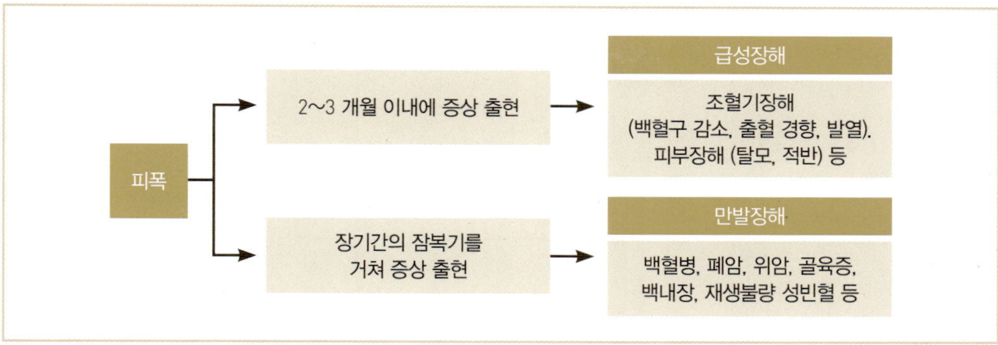

그림 1-13 급성장해와 만발장해

피폭하면 나타나는 영향. 임신, 피부의 홍반, 백내장, 조혈장해 등.

- ② 확률적 영향 : 낮은 선량으로도 영향이 발생하고, 역치값이 없는 직선관계가 있다고 가정. 발암과 자손에게 유전적 영향.
- 또 피폭한 본인에 나타나는 신체적 영향과 생식세포의 손상이 자손에게 나타나는 유전적 영향으로 구별할 수도 있다.
- 그리고 방사선의 작용은 분자수준에서는 직접 DNA에 손상을 주는 직접작용과 물의 전리작용으로 생성된 라디칼에 의한 간접작용이다.
- 방사선이 인체를 투과하여 장해가 나타나는 과정을 시간의 경과에 따라 보면, 그 방사선의 작용에 의해 물리학적 과정, 화학적 과정, 생물학적 과정의 세 과정으로 나눌 수 있다(그림 1-15). 그리고 엄밀하게는 여기에 생화학적 과정이 포함된다.
- 그림 1-15는 장해가 나타나는 세 과정과 방사선 작용에 대해 경시적으로 나타낸 것이다. 각각 다음 과정에 이행하는 단계에서 중복하는 시기도 있고, 방사선 작용도 전리 · 여기, 라디칼형성, 라디칼 · 분자반응, DNA 손상, DNA 수복, 염색체 이상, 세포사, 조직장해, 고체사, 발암, 유전적 영향 등과 같이 여러 가지이고, 장해가 나타나는 세 과정에 대해 한 가지 면에서 취급하는 것은 공평하지 못한 것이다. 결국 분자(유전자, DNA) · 세포, 장기수준에서 고체수준까지를 종합적으로 취급해 보는 것이 필요하다는 것을 잘 알 수 있을 것이다(그림 1-16).
- 방사선의 생물영향을 정하는 것은 선량의 크기이지만, 이 이외에 선질(α선, γ선, 중성자선 등의 종류), 선량률, 분할조사, 조직의 산소농도 등의 물질요인과 세포의 증식 정도와 DNA 수복능력의 크기 등 생물학적 요인도 중요하다.

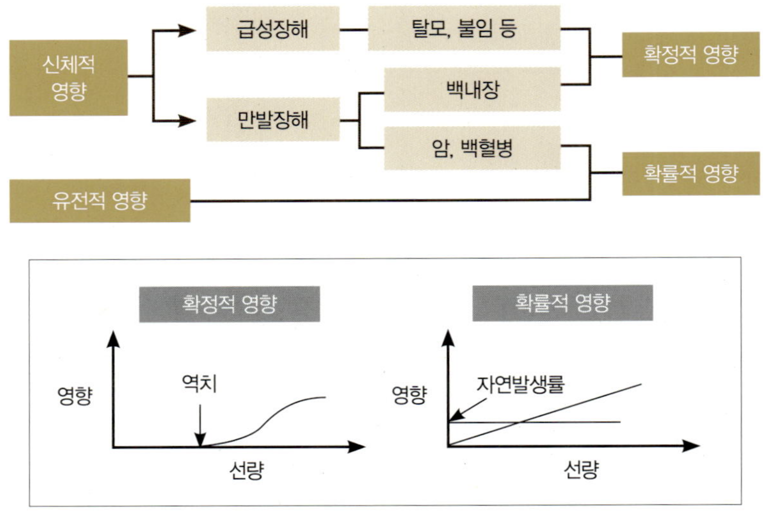

영향은 여러 가지 관점에서 분류할 수 있다. 각각의 분류 기준을 생각해 보자.

그림 1-14 방사선 영향의 분류

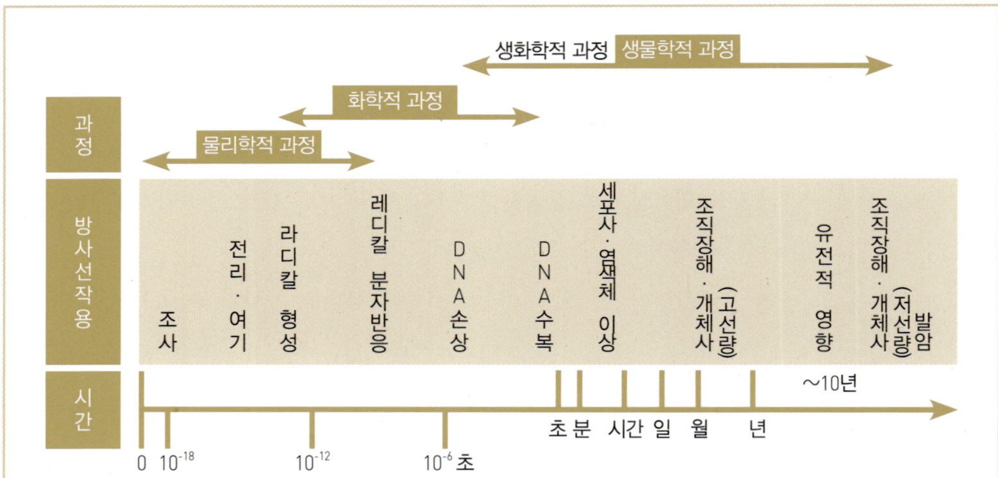

그림 1-15 방사선작용의 세 과정

● 여기까지 방사선에 대하여 간단히 알아 보았다. 정리해 보면 다음과 같다.

지구는 약 20억 년에 걸쳐 물과 자기를 형성하고 유해한 우주선의 진입을 막는 환경을 만들어 주었다. 그 덕분으로 생물은 생존 지역을 넓히고, 다양하게 진화하고, 인류도 탄생할 수 있었다. 방사선은 생명의 질서와 양립하지 않는 것이다. 그러한 방사선을 내고, 핵에너지를 사용하여 대

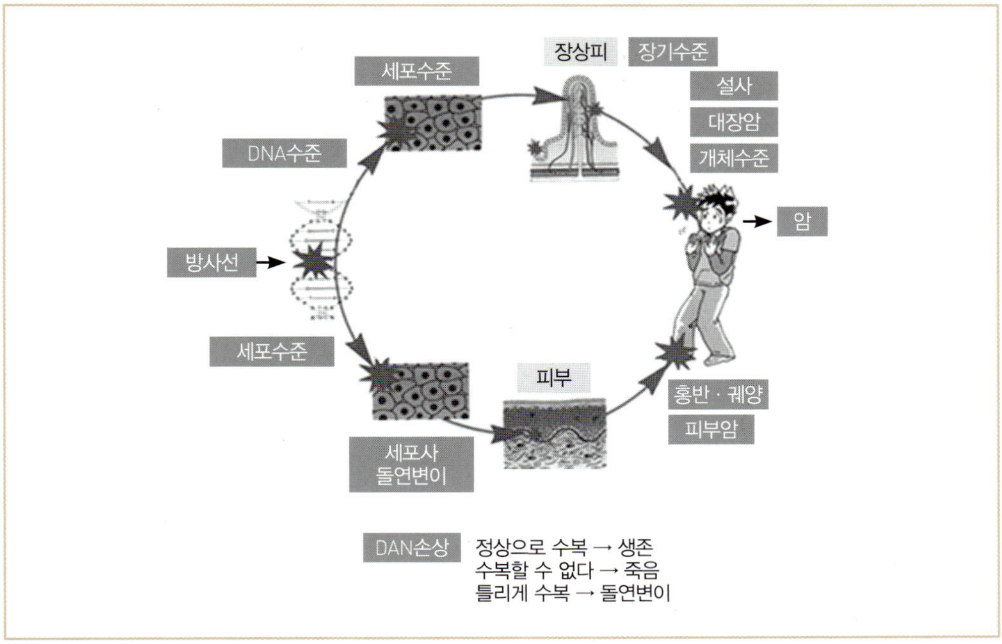

그림 1-16 방사선에 의한 암발생 과정

규모 발전을 하는 것은 생명의 질서에 반하는 것으로, 처음부터 잘못되었다고 말할 수 있다. 이것을 기회로, 자연의 섭리로 되돌아가는 에너지를 생각해야 할 것이다.

표 1-2 방사선의 검출방법과 검출기

검출방법		검출기명	주요 측정대상 방사선
전리작용을 이용하는 것	기체	전리상	α선, β선, γ선
		GM계수관	β선, γ선
		비례계수관	중성자선
		가스플로우형 계수관	α선, β선
	고체	반도체검출기	α선, γ(X)선
여기작용(형광)을 이용하는 것		NaI(Tl)*신틸레이션 검출기	γ선
		ZnS(Ag)*신틸레이션 검출기	α선
		플라스틱신틸레이션 검출기	β선
		열형광선량계(TLD)	γ(X)선
		형광유리선량계	γ(X)선, β선, 중성자선
사진작용을 이용하는 것		필름배지	γ(X)선, β선, 중성자선

* NaI(Tl) : 탈륨 활성화 나트륨, 본문 중에서는 NaI로 생략한다. ZnS(Ag) : 은 활성화 황화아연, ZnS로 약기.

정리

- 방사선의 개발 ⇒ 뢴트겐
- 방사선생물학 ⇒ X선 발견 후 피부장해에서 시작
- 방사선의 단위 ⇒ Sv(시버트)와 Gy(그레이)
- 치사선량(LD) ⇒ 반치사선량(LD_{50})
- 피폭의 표준 ⇒ $LD_{50/60}$ (인간)
  ⇒ $LD_{50/30}$ (인간 이외의 동물)
- 방사선장해를 받기 쉬운 부위 ⇒ 조혈장기, 생식선, 피부, 장상피, 수정체
- 방사선에 의한 발암위험이 큰 부위 ⇒ 골수, 폐, 유선, 대장, 위
- 방사선장해의 두 가지 분류 방법 ⇒ ①급성장해와 만발장해
  ② 확정적 영향과 확률적 영향
  ③ 신체적 영향과 유전적 영향
- 방사선작용의 세 과정 ⇒ ① 물리학적 과정
  ② 화학적 과정(생화학적 과정)
  ③ 생물학적 과정
- 방사선의 영향을 좌우하는 요인 ⇒ 선량
  ⇒ 선량률
  ⇒ 선질(종류)
  ⇒ 산소농도
  ⇒ 증식활성
  ⇒ DNA 수복력

Chapter
02

세포에 대한 방사선의 물리학적 과정

1. 물리학적 과정과 전자파

생체에 조사된 방사선이 생체 내의 원자 · 분자와 상호작용한 결과로 전리 및 여기가 발생하는 현상을 물리학적 과정이라고 한다.

생체가 방사선에 피폭된다 ⇒ 물리학적 과정

전자파*1는 영어로 electromagnetic waves라 하며, electro=전(기), magnetic=자(기), waves=파(장)으로 분해해서 나타내면 잘 이해가 될 것이다. 결국 전자파는 전기, 자기의 합성어인 것이다(그림 2-1).

전장(전계)은 전기의 영향이 미치는 범위이고, 마찬가지로 자장(자계)은 자기의 영향이 미치는 범위를 가리킨다. 전자파는 전자장이라고 하는 전장과 자장이 상호 영향을 미칠 수 있는 장소에 생기고 물에 돌을 던져 넣었을 때 보이는 파문과 같이 진행하는 것으로 알려져 있다(그림 2-2).

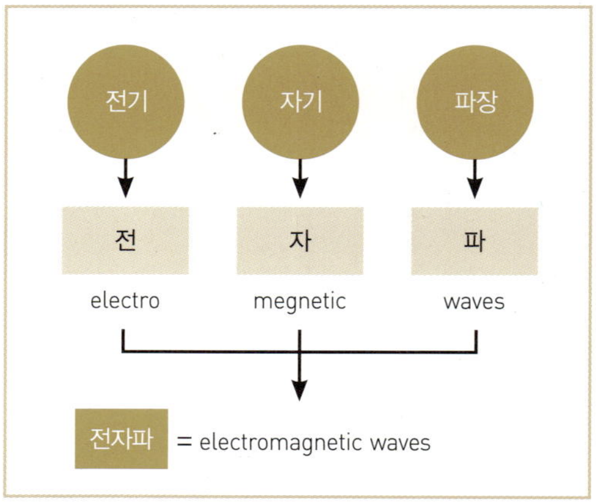

그림 2-1 전자파

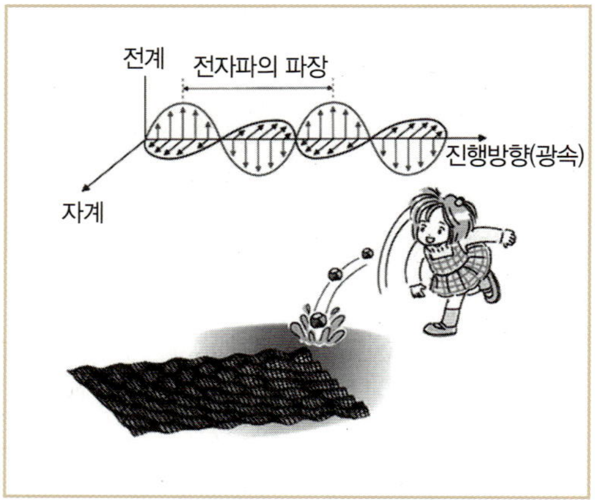

그림 2-2 전자파 진행의 모양

전자파는 광(가시광선)뿐만 아니라 여러 가지가 알려져 있다.

X선, γ(감마)선, 전파, 또는 자외선, 적외선 등도 모두 공간에 전해지는 전자파의 한 무리이다. 공간에 전해지는 파동의 산과 산의 간격은 파장(wave length), 또 1초 동안 진행하는 파동의 수는 주파수(frequency)라고 정의된다(그림 2-3).

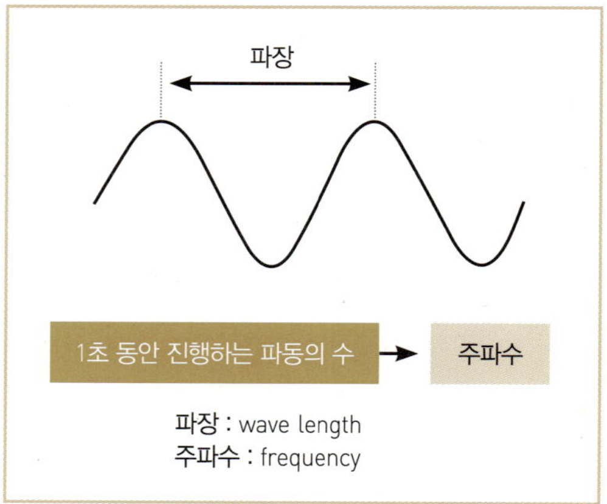

그림 2-3 파장과 주파수

전문용어

* 1 **전자파**
* 전자파 : 공간을 통해 전해지는 파동. 전자파의 속도는 모두 30만킬로/초이다.
* 파장 × 주파수 = 전자파의 속도 = 광속
• 전리방사선 : X선, γ선, β선, 전자선, 하전입자선 → 전리작용 있음
• 비전리방사선 : 자외선, 가시광선, 적외선, 전파 → 전리작용 없음
※ 법령에서는 비전리방사선은 방사선으로 분류되지 않는다.

그렇다면 전자파가 진행하는 속도는 어느 정도일까?

일반적으로 어느 전자파도 속도는 모두 같다고 하며, 그 속도는 약 30만km/s, 다시 말하면 1초 동안에 약 30만 킬로미터를 진행한다라고 할 수 있다.

전자파가 진행하는 속도와 파장 및 주파수와의 사이에는 밀접한 관계가 있고, 파장이 길수록

주파수는 낮고, 또 파장이 길수록 파동의 에너지량은 적게 된다.

파장 × 주파수 = 전자파의 속도 = 광속

또 전자파는 파장 또는 주파수에 의해 다른 성질을 가지고 있는 것도 알려져 있는데, 다음에 전자파의 종류와 특징을 기술한다.

2. 전리방사선과 비전리방사선

방사선과 자외선은 전자파의 하나로, 전자파는 파장의 차이에 따라 아래와 같이 여러 가지 종류가 존재한다(표 2-1).

표 2-1 전자파의 종류와 특징

<table>
<tr><th colspan="2">주파수(Hz : 헤르츠)</th><th colspan="4">종 류</th><th>용 도</th></tr>
<tr><td rowspan="16">10^{22}
10^{20}
10^{18}
10^{16}
10^{14}
10^{12}
10^{10}
10^{8}
10^{8}
10^{6}
10^{4}
10^{2}
10</td><td rowspan="16">전자파</td><td colspan="2" rowspan="2">전리방사선</td><td colspan="2">감마선(γ)</td><td>의료 · 재료검사</td></tr>
<tr><td colspan="2">엑스선(X선)</td><td>의료 · X선검사
재료검사</td></tr>
<tr><td rowspan="14">비전리방사선</td><td rowspan="4">빛</td><td colspan="2">자외선</td><td></td></tr>
<tr><td colspan="2">가시광선</td><td>일광</td></tr>
<tr><td colspan="2">적외선</td><td>적외선치료</td></tr>
<tr><td colspan="2">원적외선</td><td></td></tr>
<tr><td rowspan="10">전파</td><td rowspan="4">마이크로파</td><td>서브밀리파(submillimeter wave)</td><td></td></tr>
<tr><td>밀리파(millimeter wave)</td><td>레이더</td></tr>
<tr><td>센티파(centimeter wave)</td><td>위성방송</td></tr>
<tr><td>극초단파(micro wave)</td><td>텔레비전 · 전자레인지</td></tr>
<tr><td colspan="2">초단파(very high frequency)</td><td>FM라디오 · 텔레비전</td></tr>
<tr><td colspan="2">단파(short wave)</td><td>단파라디오</td></tr>
<tr><td colspan="2">중파(medium wave)</td><td>AM라디오</td></tr>
<tr><td colspan="2">장파(long wave)</td><td>IH조리기 · 항공통신</td></tr>
<tr><td colspan="2">초장파(very low frequency)</td><td></td></tr>
<tr><td colspan="2">극저주파(extremely low frequency)</td><td>50/60Hz
가정전화제품
송전선</td></tr>
</table>

※(사)일본전기공업회에서 인용

또, 전자파는 전리방사선과 비전리방사선의 두 종류로 크게 나눌 수 있다(그림 2-4).

1) 전리방사선(ionizing radiation)

전리방사선은 파장이 짧고, 강력한 에너지를 가지며, 전리작용(즉, 원자에서 전자를 떼어내는 능력)을 갖고, 인체에 조사되면 악영향을 끼친다.

지금부터 기술하는 방사선은 원칙적으로 전리방사선으로 한다.

방사선은, 엄밀하게는 고에너지 광자의 흐름으로, 광자선(전자파)이라고도 한다. 또 미립자의 고속 흐름이므로 입자선이라고도 한다.

2) 비전리방사선(nonionizing radiation)

비전리방사선은 파장이 길고, 에너지도 작으며, 전리작용도 없고, 인체에 조사되어도 그다지 악영향을 미치지 않는다. 가시광선, 자외선, 적외선 등이 이에 해당한다. 태양광선과 전파도 비전리방사선의 일종이다.

전파는 주파수가 3kHz~3THz로 광범위하게 미치고, 주파수 차이에 의해 극초단파, 초단파, 단파, 중파, 장파 등의 여러 가지 종류가 존재한다(표 2-1).

자외선도 광자의 흐름이라고 하는 점에서 방사선이라 말할 수 있으나, 법령에서는 방사선으로는 분류되지 않는다.
방사선은 전자파 또는 입자선 가운데 직접 또는 간접으로 공기를 전리하는 능력을 갖는 것을 말한다.

(1) α선, 중립자선, 양자선, 그 외의 중하전입자선 및 β선
(2) 중성자선
(3) γ선 및 특정 X선(궤도전자 포획에 따라 발생하는 특정 X선에 한함).
(4) 1메가전자볼트 이상의 에너지를 갖는 전자선 및 X선

표 2-2 자외선과 X선의 차이

	X선(전리방사선)	자외선(비전리방사선)
물리작용	전리+여기	여기
주요 표적분자	DNA	DNA
인체에 대한 투과성	높다	낮다
인체에 영향을 받는 부위	신체 전체	피부만

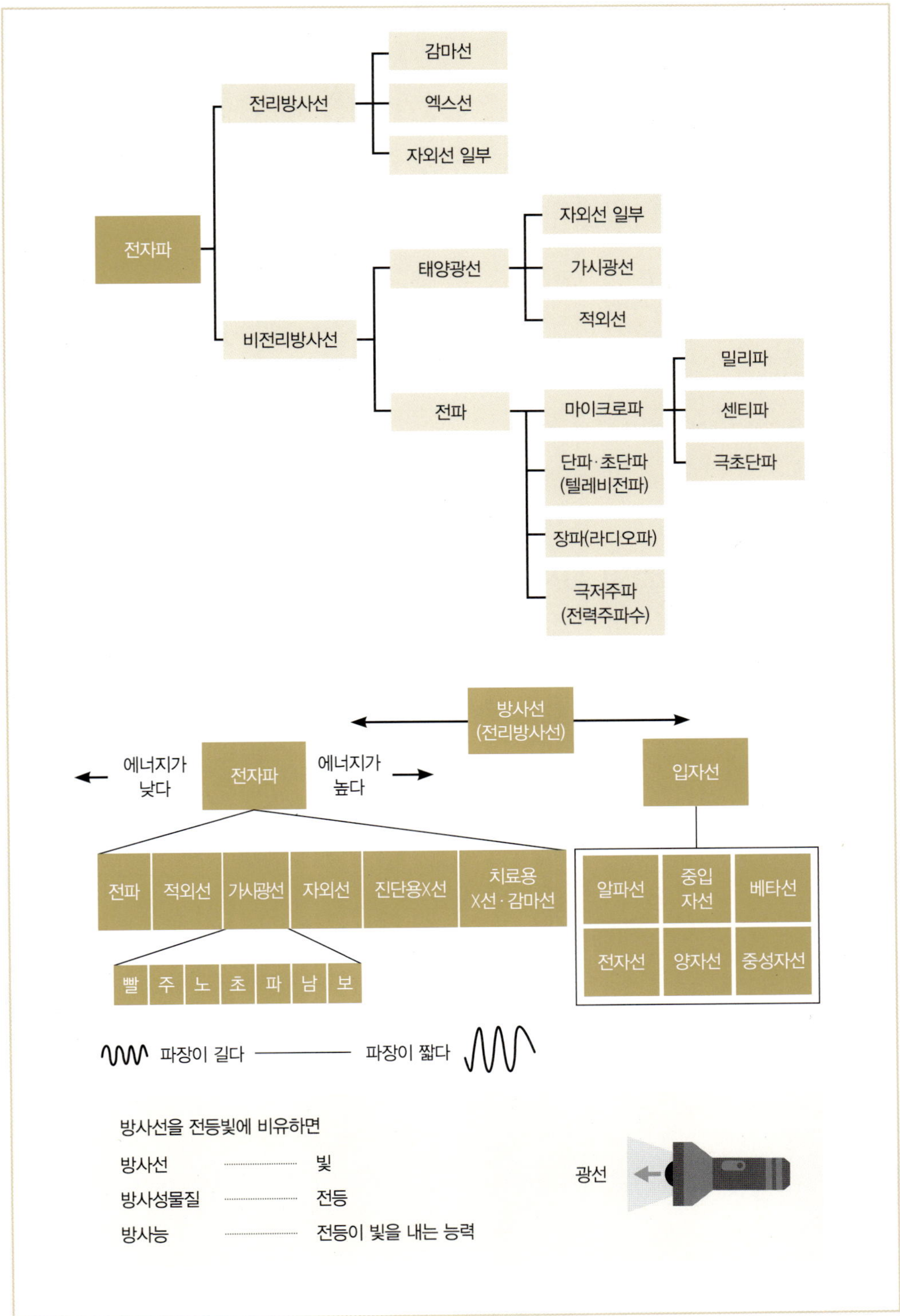
전자파
전리방사선
감마선
엑스선
자외선 일부
비전리방사선
태양광선
자외선 일부
가시광선
적외선
전파
마이크로파
밀리파
센티파
극초단파
단파·초단파
(텔레비전파)
장파(라디오파)
극저주파
(전력주파수)
방사선
(전리방사선)
에너지가
낮다
전자파
에너지가
높다
입자선
전파
적외선
가시광선
자외선
진단용X선
치료용
X선·감마선
빨
주
노
초
파
남
보
알파선
중입
자선
베타선
전자선
양자선
중성자선
파장이 길다
파장이 짧다
방사선을 전등빛에 비유하면
방사선
빛
방사성물질
전등
방사능
전등이 빛을 내는 능력
광선

그림 2-4 전자파의 분류

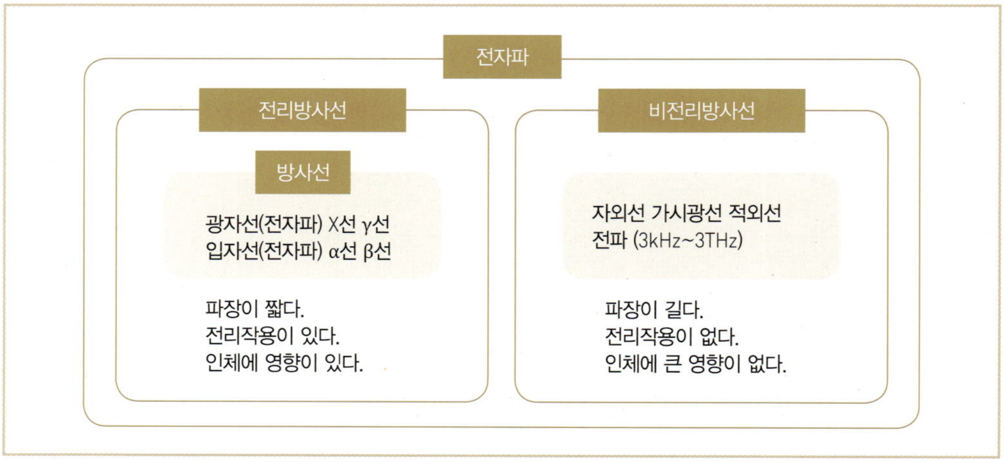

그림 2-5 전리방사선과 비전리방사선과의 차이

3. 방사선과 자외선이 인체에 주는 영향의 차이

방사선이 우리의 신체에 조사되면 생체를 구성하고 있는 원자 및 분자와의 사이에 광전효과, 콤프턴효과, 전자쌍 생성 등의 상호작용이 일어나고, 나아가 전리, 여기를 일으킨다. 이와 같이 전리+여기를 일으키는 방사선(X선과 γ선 등)을 전리방사선[*2]이라고 한다. 또 여기만을 일으키는 자외선 등을 비전리방사선[*2]이라고 한다. 방사선은 이 두 개의 경로를 거쳐 간다는 것이 알려져 있다(그림 2-6). 전리방사선, 비전리방사선 모두 여기현상이 일어나므로, 이 두 가지 경로의 차이는 전리를 일으키는지 아닌지의 차이에 의해 결과적으로 다른 호칭이 있다는 것을 마지막에 생각하게 된다. 다시 말하면 전리방사선은 전리를 일으키는 방사선(X선, γ선 등), 비전리방사선은 전리를 일으키지 않는 방사선(자외선 등)이다.

전문용어

- * **전리방사선, 비전리방사선**
- * **전리방사선**(방사선피폭) → 전리 및 여기 ⇒ 생물작용
- * **비전리방사선**(자외선피폭) → 여기 ⇒ 생물작용

방사선과 자외선의 차이는 전리를 일으키는지 일으키지 않는지의 차이에 의하며, 사실은 이 전리야말로 인체에 영향을 주는 것으로 알려져 있다. 결국 전리를 일으키는 X선, γ선 등은 인체

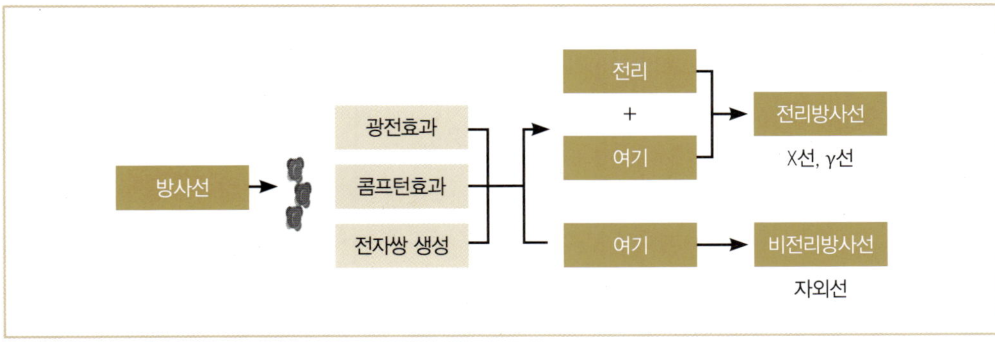

그림 2-6 피폭 시의 물리적 현상

에 악영향을 미치는 것이다.

자외선은 X선, γ선 등과 비교하면 그다지 인체에 영향이 없다고 할 수 있지만, 실제로는 피부암을 일으키는 원인이라고 할 수 있다.

4. 전리와 여기

방사선이 우리의 신체와 여러 물질을 통과하면 무슨 일이 일어날까?

방사선과 생체를 구성하는 세포와, 또한 세포를 구성하는 원자와 분자는 서로 영향을 주는 것으로 알려져 있다. 이것을 방사선과 물질의 상호작용이라고 한다. 먼저 생체 내에서 방사선이 부딪힌 후 원자와 분자가 어떠한 경로를 거치는지를 살펴보자(그림 2-8).

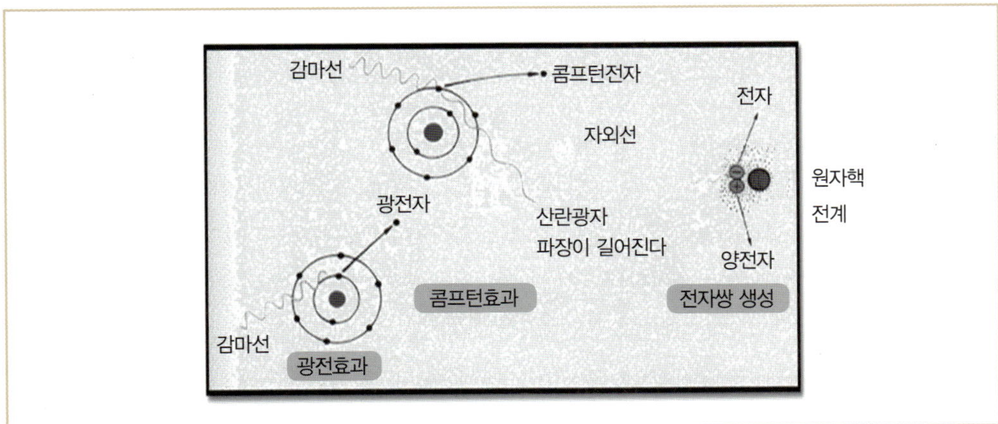

그림 2-7 광전효과, 콤프턴효과, 전자쌍 생성

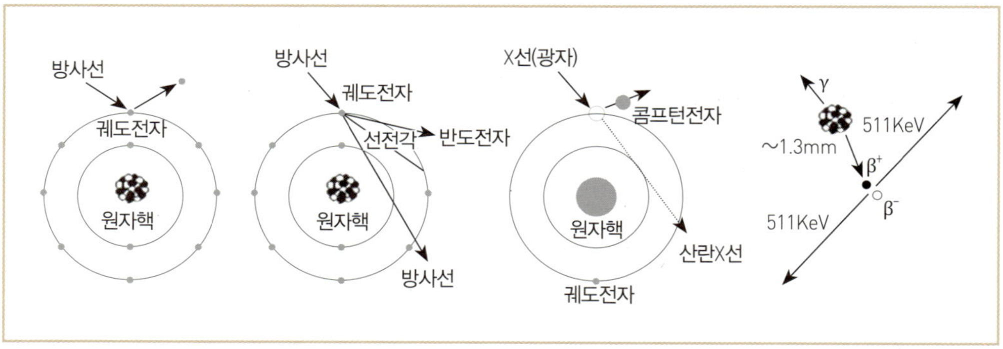

그림 2-8 방사선의 발생

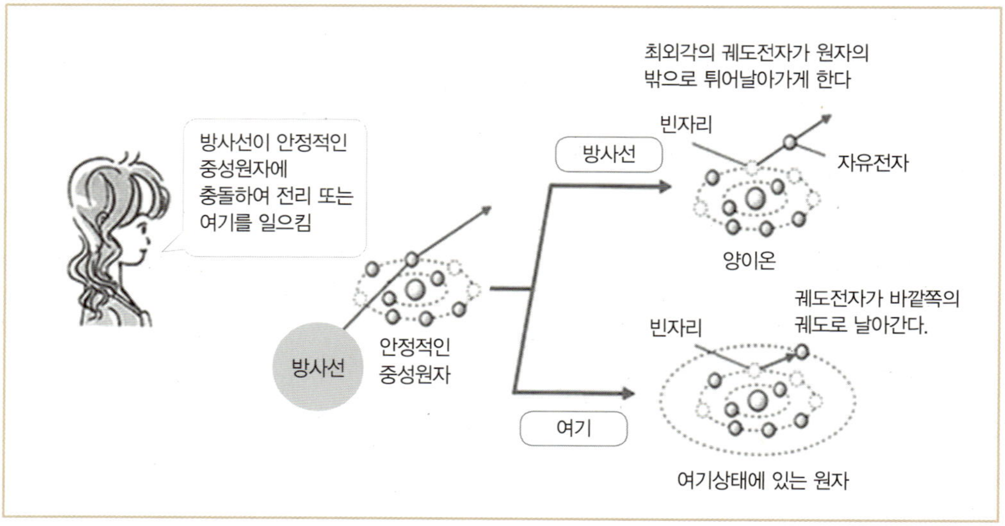

그림 2-9 전리와 여기

방사선이 원자에 부딪히면 원자의 가장 바깥쪽의 궤도전자, 즉 최외각전자가 튀어오른다. 이것을 전리라고 한다. 최외각전자를 잃은 원자는 양전하를 띠어 양이온이 되고, 또 튀어오른 전자는 자유전자가 되어 다른 양이온의 원자에 포획되어 안정화되어 간다(그림 2-9).

다음으로, 원자의 안쪽 궤도전자는 어떠한 영향을 받는 것일까? 이것도 역시 궤도전자가 튀어오르지만, 원자의 바깥까지 튀어나오지 않고 바깥의 궤도에 날아 옮겨 간다. 이것을 여기라고 한다(그림 2-9). 전리와 여기의 차이는, 전리에서는 원자는 양이온이 되지만 여기에서는 원자는 중성 그대로이다.

전리를 일으킨 원자에서 튀어오른 자유전자는 다른 불안정한 양이온의 원자에 포획되어 안정

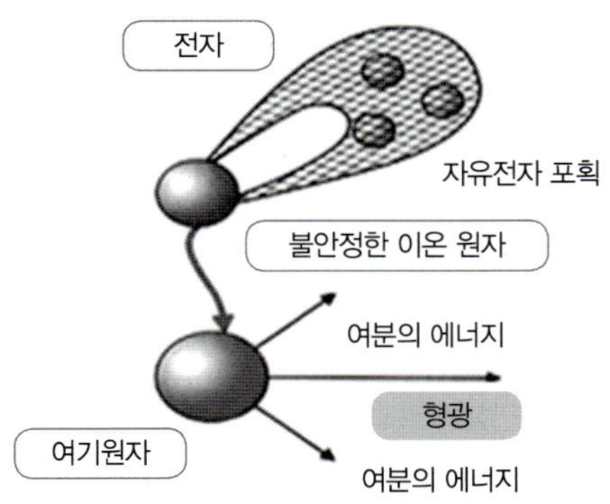

그림 2-10 방사선이 원자에 충돌했을 때의 여러 가지 현상

화되어 간다고 기술했지만, 포획된 전자는 즉각 최외각전자궤도에 잠시 파고 들어가고(이 불안정한 상태를 여기전자라고 한다), 다시 안쪽의 빈 궤도에 이동하여 안정화한다.

대체로 전자가 갖는 에너지량은 바깥쪽의 궤도전자보다 안쪽의 궤도전자 쪽이 작기 때문에 포획된 전자는 안쪽의 빈 궤도로 이동할 때는 여분의 에너지를 방출할 필요가 있다. 바깥쪽의 궤도에서 안쪽의 궤도로 옮아갈 때 방출된 여분의 에너지는 형광이라 하는 빛에너지이다(그림 2-10 참조).

5. 방사선의 분류

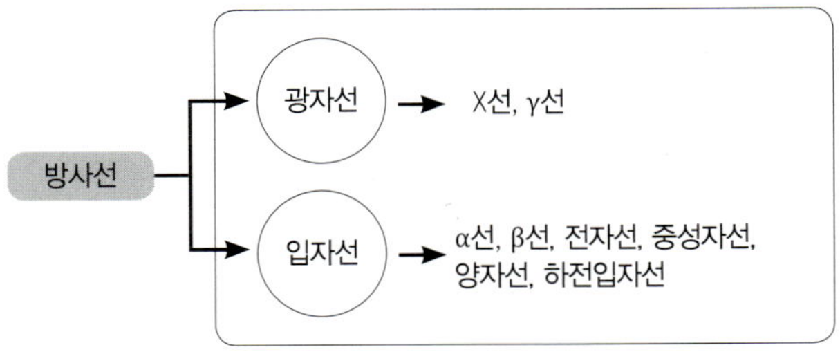

그림 2-11 주요 방사선의 분류

6. 방사선의 투과력

방사선은 고에너지광자의 흐름으로, 광자선(전자파)이라고도 한다. 또 미립자의 고속흐름이므로 입자선이라고도 한다.

현재는 광자선과 입자선의 투과력의 차이를 이용하여 여러 가지 형태로 의료용에 응용되고 있다.

그러면 의료에서 사용되는 광자선에는 어떠한 것이 있을까? 그것은 X선, γ선 등이다. X선을 사용한 의료용 장치로는 X선 촬영장치, 컴퓨터단층촬영장치, 맘모그래피장치 등이 있다. γ선을 사용한 의료용 장치로는 γ나이프 장치, 코발트60 원격치료장치, 근접치료장치 등이 있다.

다음에 의료용으로 사용되는 입자선에는 어떠한 것이 있을까?

그것은 α선, β선, 전자선, 양자선, 중성자선, 중하전입자선 등이다. 특히 양자선은 암의 치료용으로서 의료용 양자선 조사장치 등이 실용화되고 있다.

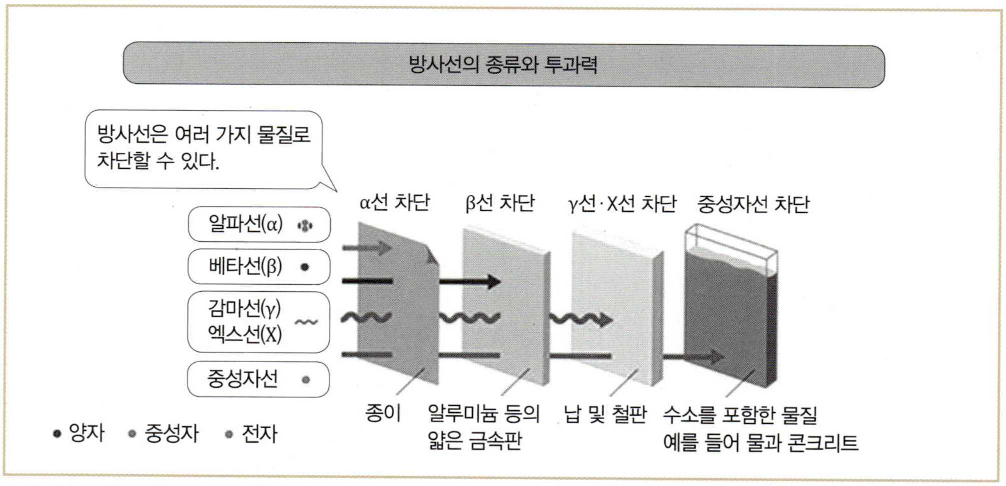

그림 2-12 방사선의 투과력 차이

7. 전리작용과 생물작용

방사선생물작용은 전부 전리에서 시작한다고 해도 과언이 아니다.

생체에 조사된 방사선은 생체를 구성하고 있는 세포, 엄밀하게는 세포를 구성하고 있는 원자 · 분자와의 상호작용의 결과로 전리를 일으킨다는 것을 이미 설명하였다(그림 2-7).

X선 및 γ선이 생체에 조사되면 광전효과*3, 콤프턴효과*4, 전자쌍 생성 등의 상호작용이 일어나서 전리를 일으킨다. 전리한 원자는 양전하를 띠어 양이온이 되고, 또 원자에서 해방된 전자는 (2차) 자유전자가 되어 다른 양이온의 원자에 포획되어 안정화되어 가는 것은 이미 기술하였다. 이 2차 자유전자는 원래 고에너지를 가지고 있으며, 고속전자라고도 하고, 천천히 전리를 유발해 간다. 그 결과 쥐(mouse)산식에 원자 · 분자의 전리와 2차 자유전자를 생성해 가는 것이다(그림 2-13). 이 반응은 2차 자유전자가 저에너지 상태가 될 때까지 계속된다. 사실은 이 연쇄야말로 방사선생물작용의 중요한 메커니즘을 푸는 열쇠이다. 즉, 방사선생물작용이라는 것은 2차 자유전자에 기인하는 생물작용이라고 말할 수 있다.

전문용어

*3 **광전효과** : 광자(X선, γ선)와 물질과 상호작용. 광자가 입자성을 갖는 현상을 말한다. 광자가 핵외전자(궤도전자)에 그 에너지의 전부를 전이하고, 광자 자신은 소멸하며, 핵외전자가 원자 바깥으로 튀어오르는 현상. 방출된 전자를 광전자라고 한다.

*4 **콤프턴효과** : 광자(X선, γ선)와 자유전자와의 상호작용의 결과. 전자에 광자에너지의 일부가 주어져 자신은 에너지를 잃고 산란되는 현상. 콤프턴산란이라고도 한다. 되튄 전자를 반도전자 또는 콤프턴전자라고도 한다.

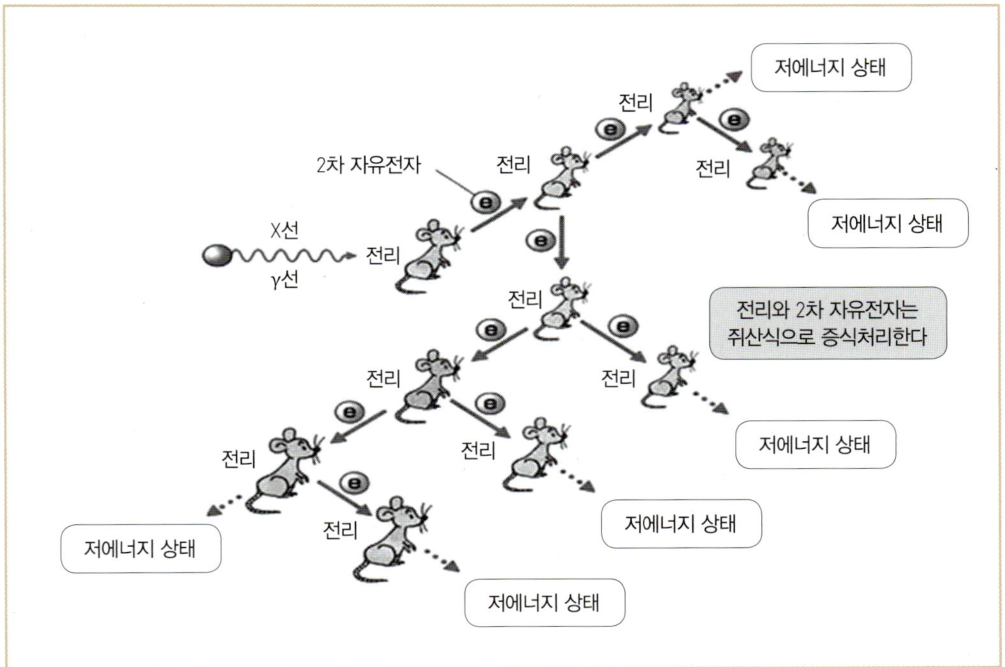

그림 2-13 쥐산식에 증식하는 전리와 2차 자유전자

8. 선량단위

방사선에 관하여 사용되는 단위는 용도에 맞게 퀴리(Ci), 베크렐(Bq), 그레이(Gy), 시버트(Sv), 전자볼트(ev), 쿨롬-킬로그램(C/kg), LET 등의 여러 가지가 있다.

베크렐(Bq)을 예로 들어 설명해 보자. 지구 상의 방사선원으로 방사성동위원소(RI)가 잘 알려져 있다. 여러분이 알고 있듯이, RI는 방사선인 α선, β선, γ선, 중성자선을 방출하면서 붕괴하고, 다른 안정한 원자핵으로 변화해 간다(그림 2-14). 이 단위시간당의 RI의 붕괴수를 방사능이라 하고, 단위는 베크렐(Bq)로 나타내고 있다.

- **방사능의 단위** : 방사성물질이 방사선을 내는 능력을 나타내는 단위 → 베크렐(Bq)
  : 퀴리(Ci)
  ⇒ $1Ci=3.7\times10^{10}Bq$
- **방사선 에너지의 단위** : 전자볼트(eV)
- **조사선량** : 표준상태에 있는 공기 1kg 중에 1쿨롬(coulomb)의 이온을 만들어 낼 수 있는 X선 또는 γ선의 양
  ⇒ 쿨롬/킬로그램(C/kg)
- **흡수선량** : 방사선 에너지가 얼마만큼 물질에 흡수되었는지를 나타내는 단위
  ⇒ 그레이(Gy)
- **등가선량** : 조직 · 장기에 평균한 방사선의 선질에 대해 하중한 흡수선량 ⇒ 시버트(Sv)
- **실효선량** : 조직 · 장기의 조직하중계수로 하중된 등가선량을 전신의 조직 · 장기에 대해 가산한 총합의 선량 ⇒ 시버트(Sv)
- **선 에너지 부여** : 방사선의 선질(종류)을 나타내는 양
  ⇒ LET

MEMO

- 최근에는 암의 조기발견 역할을 하는 것으로 알려진 PET(positron emission tomography)장치가 보급되었기 때문에, 물질을 체내에 투여할 기회가 늘어나고, RI물질을 체내에 투여한다는 것은 체내에 피폭하는, 즉 체내피폭이 일어난다고 하는 것을 쉽게 상상할 수 있을 것이다. 따라서 체내피폭한 경우의 생물작용을 말하는 것 이상으로 RI의 방사선량이 어느 정도인지 정확히 계측하고, 방사능을 내는 능력을 베크렐(Bq)량으로 나타낼 필요가 있다.
- RI로부터의 방사선량은 RI의 붕괴속도에 비례한다는 것이 알려져 있다. 또 붕괴속도를 나타내는 것으로서 붕괴정수 또는 반감기가 이용되고 있다.

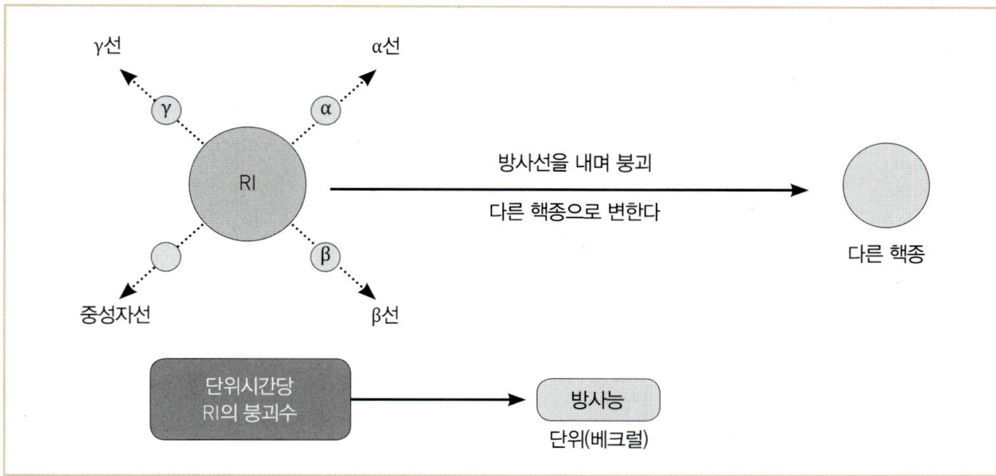

그림 2-14 RI가 각종 방사선을 방출해 붕괴해 가는 모습

방사능의 단위는 베크렐(Bq)이다.

붕괴 매 초(1초당 붕괴수)로, 베크렐(Becquerel : Bq)이라고 한다.

- 킬로베크렐(kBq : 10^3Bq)
- 메가베크렐(MBq : 10^6Bq)
- 기가베크렐(GBq : 10^9Bq)
- 테라베크렐(TBq : 10^{12}Bq)
- 페타베크렐(PBq : 10^{15}Bq)
- 엑사베크렐(EBq : 10^{18}Bq)

베크렐 이외에 옛날부터 사용되어 온 단위로, 370억 베크렐에 해당하는 퀴리(curie : 기호 Ci)가 있다.

$1Ci = 3.7 \times 10^{10}Bq$

$1Bq = (0.270270270\ldots) \times 10^{-10}Ci$

$= 0.270 \times 10^{-10}Ci \fallingdotseq 2.7 \times 10^{-11}Ci$

$= 27pCi$

1) RI에는 고유의 반감기가 있다

RI는 방사선인 α선, β선, γ선, 중성자선을 방출하면서 붕괴하고, 다른 안정된 원자핵으로 변화해 간다고 기술했으나, 붕괴의 과정에서 시간과 함께 원자핵이 감소해 가는 것으로 알려져 있다. 원자수가 붕괴하기 전 처음 수의 반이 되기까지의 시간은 반감기로 정의되며, 이것은 RI에 고유의

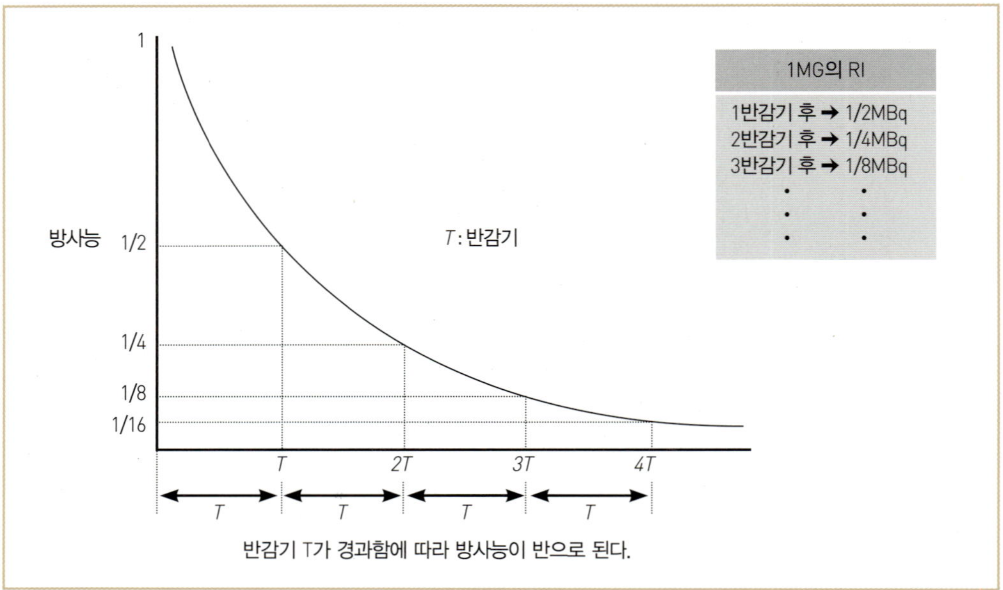

그림 2-15 방사능의 감소법

것이 있다. 반감기는 온도, 압력 등의 외계의 영향을 전혀 받지 않고, 100만분의 1초 이하의 짧은 것에서부터 긴 것은 수십억 년 이상의 것 까지 여러 가지가 존재하고 있다. 이 때문에 RI는 현재 반감기의 차이를 이용하여 여러 가지 용도로 이용되고 있다. 의료용으로는 비교적 반감기가 짧은 RI물질인 ^{18}F-FDG(fluorodeoxyglucose, 반감기 : 약 2시간)가 PET검사의 방사성 약제로 사용되고 있다. 방사능의 감소법에 대해서는 그림 2-15에 나타내었다.

방사선에너지의 단위 : 전자볼트(eV)

방사선 에너지량을 나타내는 단위로서 전자볼트(electron volt)가 알려져 있다. 전자가 1볼트의 전압으로 가속되어 얻는 운동에너지를 1eV로 하면 에너지 단위인 주울(joule)과의 관계는 다음 식으로 나타낼 수 있다.

$$1eV=1.60\times10^{-19}J$$

1×10^{3}eV는 1keV(킬로전자볼트), 1×10^{6}eV는 1MeV(메가전자볼트)라고 한다.

방사선의 기본단위는 국제방사선단위 · 측정위원회(International Commission on Radiation

Units and Measurements)에 의해 결정되고 있다.

MEMO

흡수선량과 비슷한 개념에 kerma라는 것이 있고, 단위는 그레이(Gy)이다. kerma는 어떤 물질에 전하를 갖지 않는 방사선(간접전리방사선 : X선, γ선, 중성자선 등)이 조사되었을 때, 그 물질의 단위질량당 발생하는 하전입자의 초기에너지의 총합으로 정의되고 있다. 조사된 물질이 공기인 경우에는 공기kerma라고 한다. 최근에는 공기kerma가 조사선량 대신에 이용되어 가고 있다.

① 조사선량(exposure dose) : D(C/kg : coulomb per kilogram)

$$D=\frac{dQ}{dm}$$

dm(kg) : 표준상태에 있는 공기의 질량

dQ(C) : 광자에 의해 전리가 일어나고, 전리에 의해 생긴 전체의 2차 자유전자가 공기 중에서 완전히 정지하기까지 공기 중에 생기는 이온대의 한 쪽의 기호 전체 전하의 절대값

조사선량은 C/kg이라는 단위로 나타낸다. C는 전하의 단위로 쿨롬(colomb)이라고 한다. 즉, 조사선량은 표준상태에 있는 공기 1kg 중에 1쿨롬의 이온을 만들어 내는 것이 가능한 X선량 또는 γ선량으로, X선, γ선 등의 전자파가 대상이 되는 기본단위이다.

② 흡수선량(absorbed dose) : D(Gy : 그레이)

$$D=\frac{d\bar{\varepsilon}}{dm}$$

Dm(kg) : 주목하는 용적요소 내의 물질의 질량

$d\varepsilon$: 용적요소 내의 물질에 방사선이 가한 평균에너지

흡수선량은 Gy라고 하는 단위로 표현한다. 물질 1kg당 1J의 에너지 흡수가 있을 때의 선량으로 정의된다. 흡수선량은 방사선의 종류, 물질의 종류에 관계없이 이용되고 있다.

Gy=J/kg

③ 등가선량(equivalent dose) : H_T(Sv : 시버트)

등가선량은 방사선방호에서 이용되고 있는 Sv로 나타내는 단위이다.

조직과 장기 전체에 평균한 방사선의 선질에 대해 하중한 흡수선량이라고 하는 것을 기억해 두길 바란다.

조직 · 장기 T와 등가선량 H_T와의 관계는 다음 식이 주어진다.

$H_T = \sum_R w_R D_{T,R}$(Sv, 시버트)
Sv=J/kg. 이 경우는 인체의 조직 장기에 대해서만 이용된다.

H_T : 등가선량

$D_{T,R}$: 조직 · 장기 T에 대해 평균된 방사선 R에 의한 흡수선량

w_R : 방사선 R에 대한 방사선 하중계수(ICRP에 의해 정해지고 있다)

ICRP에 의해 정해진 방사선 R에 대한 방사선 하중계수를 표 2-3에 실었다.

광자선, 전자선에 대해서는 표 2-3에서 알 수 있는 것처럼 w_R의 값이 1 이므로 다음 식처럼 된다.

등가선량(Sv)=흡수선량(Gy)

표 2-3 방사선하중계수(ICRP Publication 103, 국제방사선방호위원회 2007의 권고)

방사선의 형태	방사선하중계수(w_R)
광자	1
전자※와 뮤중간자	1
양자와 하전 파이중간자	2
α(알파)입자, 핵분열편, 중이온	20
중성자	중성자에너지의 연속 관수(2.5~20)

전체 수치는 신체에 입사하는 방사선 또는 내부방사선원에 관해서는, 섭취된 방사성핵종에서 방출된 방사선에 관계하는 것이다.
※ 오제 전자의 특수한 문제에는 주의가 필요하다. (ICRP Publ. 103에서 개변인용)

표 2-4 조직하중계수(ICRP Publication 103, 국제방사선방호위원회 2007의 권고)

조직 · 장기	w_T	$\sum w_T$
적색골수, 대장, 폐, 위, 유방 나머지 조직 (부신, 흉곽외부위, 담낭, 심장, 신장, 림프절, 근육, 구강점막, 췌장, 전립샘, 소장, 코, 흉선, 자궁/자궁경부), 생식선	0.12 0.08	0.72 0.08
방광, 식도, 담, 갑상샘 뼈표면, 뇌, 타액샘, 피부	0.04 0.01	0.16 0.04

④ 실효선량(effective dose) : E(Sv : 시버트)

실효선량 E는 Sv로 나타내는 단위이다. w_T 와 H_T와의 관계는 다음 식이 주어진다.

$$E = \sum_{T} w_T H_T$$

w_T : 조직 · 장기의 조직하중계수

H_T : w_T로 하중된 등가선량

ICRP Publication 103(2007년)에 권고되었다. 전신에 균등하게 조사를 받았을 때 생기는 확률적 영향의 위험을 예측하기 위해 이용되는 선량이다.

표 2-4에 각 장기의 조직하중계수를 실었으며, w_T는 국제방사선방호위원회(International Commission on Radiological Protection : ICRP)에 의해 정해져 있는 것을 기억해 두자.

방사선방호에는 등가선량과 실효선량이 주로 사용되며, 단위는 모두 Sv이다.

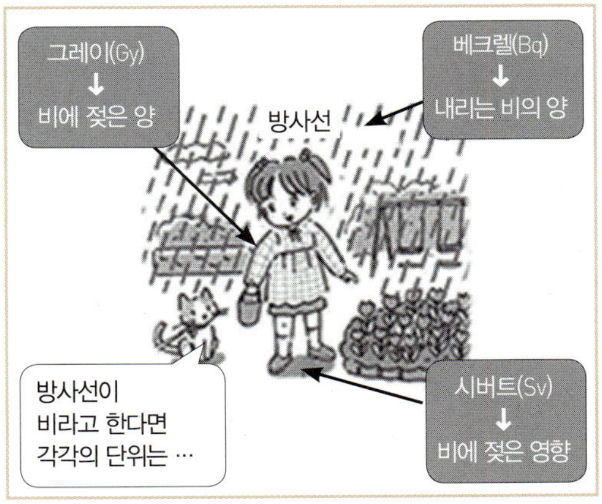
그레이(Gy)
↓
비에 젖은 양
베크렐(Bq)
↓
내리는 비의 양
방사선
방사선이
비라고 한다면
각각의 단위는 …
시버트(Sv)
↓
비에 젖은 영향

그림 2-16 Bq, Gy, Sv

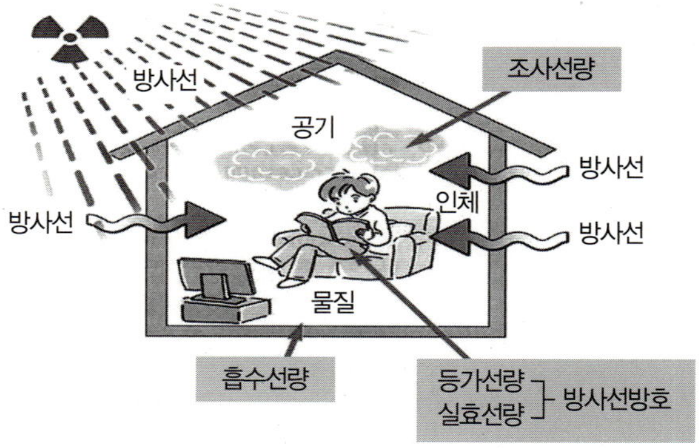

그림 2-17 조사선량, 흡수선량, 등가선량, 실효선량의 차이

- **조사선량** : 광자(X선 및 γ선)가 미치는 효과를 나타내는 양의 하나로, 공기의 전리의 하전입자가 공기 중에서 완전히 정지할 때까지 만드는 이온대의 한 쪽의 전체 전하의 절대값 dQ를 dm으로 나눈 양으로 정의된다. 조사선량의 단위는 C/kg이나, 옛날 단위는 뢴트겐(R;1R=2.58E−4C/kg)이다. 조사선량은 광자(X선 및 γ선)에만 적용되는 선량개념이다.
- **등가선량** : 인체 각 조직에 방사선이 피폭할 때, 그 조직에 대한 생물학적 효과를 감안한 방사선의 선량을 등가선량이라고 한다. 등가선량한도는 방사선의 확정적 영향을 고려하여 문턱값을 넘지 않는 선량으로서 ICRP(국제방사선방호위원회)가 권고하고 있다. 이것은 통상의 조직에 대해서는 직업인에 대해 500mSv/년으로 정해져 있다. 단 수정체에 대해서는 백내장의 발생을 고려하여 150mSv/년으로 정밀도에 기초하고 있다. 조사선량은 광자에 의해 선질 dm의 공기 중에서 발생한 전체로 정해져 있다. 일반인에 대한 ICRP의 1990년 권고에서는 수정체에 대하여 15mSv/년, 피부에 대해서는 50mSv/년으로 하고 있다.
- **실효선량** : 신체의 방사선피폭이 균일 또는 불균일하게 생겼을 때, 피폭한 장기 · 조직에 흡수된 등가선량을 상대적인 방사선 감수성의 상대치(조직하중계수)로 가중하여 전체를 가산한 것이다. 단위는 시버트(Sv)로 나타낸다. ICRP 1990년 권고에서 선량한도는 방사선 작업종사자에 대하여 연속해서 연간 50mSv, 5년간 100mSv, 일반인에 대해서는 1mSv/년으로 하고 있다.

⑤ 선 에너지 부여

선 에너지 부여(LET : Linear Energy Transfer)는 에너지를 갖는 입자 또는 하전한 입자가 물질을 통과할 때, 비적에 따라 단위길이당 잃은 에너지로, 단위는 keV/μm 등이 이용된다. 일반적으로 선 에너지 부여는 방사선 하중의 제곱에 비례하여 증가하고, 입자의 속도에 거의 반비례한다. X

하전입자선과 비하전입자선

입자선에는 하전입자선과 비하전입자선의 두 가지가 있고, 다음의 것이 알려져 있다.

- 하전입자선 : 양자선, 중이온선
- 비하전입자선 : 속중성자선, 열중성자선

의료용 방사선으로서 X선과 γ선 이외에도 입자선인 하전입자선과 비하전입자선이 암치료 등에 이용되고 있다.

선, 감마선과 같이 전자파로 물질과의 상호작용의 정도가 작고 LET가 작은 것을 저LET방사선이라 하고, 중성자선과 알파선과 같이 입자의 질량이 크고 물질과 상호작용하기 쉬운 LET가 큰 것을 고LET방사선이라고 한다. 저LET방사선에는 감마선, X선, 전자선 등이 있고, 고LET방사선에는 양자, 중양자, 아르곤과 네온 등의 중이온, π중간자, 중성자선 등이 있다.

X선, γ선, 중성자선 등의 비하전입자선의 LET는 무엇일까?

LET는 X선, γ선, 중성자선 등의 비하전입자에도 사용되고 있다고 기술하였으나, 비하전입자선의 LET는 무엇일까? 처음부터 X선, γ선, 중성자선 등에는 LET의 개념은 없지만, 전리에 의해 생긴 2차 자유전자에 대해서는 LET가 이용되고 있다. 이것이 비하전입자선의 LET이다.

ICRU Report에 게시되어 있는 전형적인 방사선의 LET의 값을 표 2-5에 실었다.

방사선의 선질을 나타내는 양인 LET가 낮은지(저LET방사선) 또는 높은지(고LET방사선)에 의해 다음과 같이 분류되고 있다.

- 저LET방사선 : X선, γ선, β선, 전자선, 양자선*1
- 고LET방사선 : α선, 중성자선*2, 중이온선

*1 양자선치료에 사용되는 가속기에서의 100수MeV의 양자선은 저LET에 분류되지만, 고LET 성분을 포함하는 수 10MeV양자수는 고LET와 같은 물리학적 특성을 보이므로 고LET로 분류된다.

*2 중성자선LET는 물질의 조성 등에서 크게 변하는 것으로 알려져 있다.

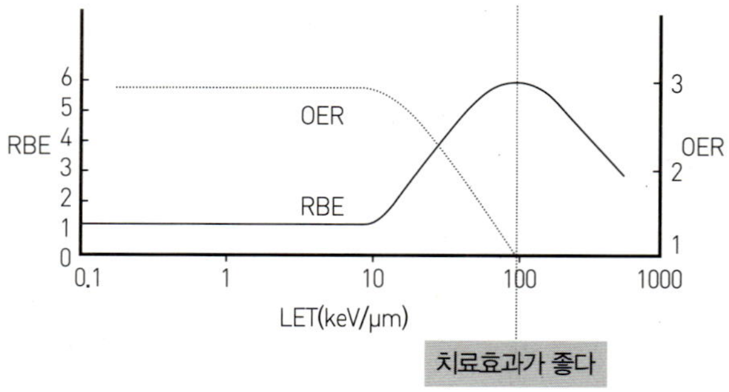

그림 2-18 LET에 의한 RBE와 OER의 관계

• 생물학적 효과비(RBE : Relative Biological Effectiveness)

생물학적 효과비는 방사선의 종류에 의해 생물에 주는 영향도를 나타내는 지표이다. 주목하고 있는 방사선과 기본이 되는 방사선이 같은 생물효과를 주는 데 필요로 하는 흡수선량의 비율이고, 다음과 같은 하의 계산식으로 구한다.

$$\text{RBE}=\frac{(\text{어떤 생물효과를 생기게 하는 데 필요한 기준 방사선의 흡수선량})}{(\text{같은 생물효과를 생기게 하는 데 필요한 해당 방사선의 흡수선량})}$$

기준방사선에는 통상 X선이 이용된다.

RBE는 각종 방사선에 대하여 그 값이 다르고, 대부분 선 에너지 부여(LET)에 의존하여 상승하며, LET가 대략 100(keV/μm)에서 피크를 보이고, 매우 높은 LET에서는 RBE가 오히려 감소한다. ICRP는 저선량에서 확률적 영향의 RBE에 기초하여 각종 방사선에 대한 방사선하중계수를 정하고 있다.

• 산소효과(OER : Oxygen Effect Ratio)

OER(산소효과)은 산소 중에서 물질을 조사한 것이 무산소 중에서 조사하는 것보다 방사선감수성이 높아지는 것을 말한다. 세포주변의 산소분압이 높을수록 세포에 주는 방사선의 생물학적 효과가 크게 된다. 조사 직전과 조사 직후에 산소를 주어도 산소효과는 발현하지 않는다. 이 구조의 상세한 것은 명확하지 않지만, 생체에 조사했을 때 생기는 유리기가 산소의 존재하에서 유기과산화물을 생성하고, 생체의 분자수준에서 수복 불능한 장해를 준다고 생각되고 있다. 예를 들어, 폐암 치료의 하나로 산소 흡입을 하면서 방사선의 조사에 의한 치료효과를 높이는 등에 응용된다.

$$\text{OER}=\frac{(\text{무산소하에서 생물효과를 생기게 하는 방사선 선량})}{(\text{무산소하에서와 같은 생물효과를 산소하에서 생기게 하는 선량})}$$

표 2-5 전형적인 LET값 (ICRU Report 16, Linear Energy Transfer. ICRU. 1970)

방사선	LET(keV/μm)
^{60}Co	0.2
250kV X선	2.0
10MeV 양자선	4.7
150MeV 양자선	0.5
2.5MeV α선	166
2GeV 철이온선	1,000

LET와 산소 증감비(OER) 및 생물적 효과비(RBE)와의 사이에는 밀접한 관계가 있다고 알려져 있다. LET와 RBE 및 OER의 관계를 그림 2-18에 나타내었다.

그림 2-18에서 알 수 있듯이 OER은 낮으면 낮을수록 또는 RBE가 크면 클수록 방사선치료효과는 좋아진다고 알려져 있다. 그러면 왜 방사선치료 효과가 좋아지는 것일까? 자세히 기술해 보자.

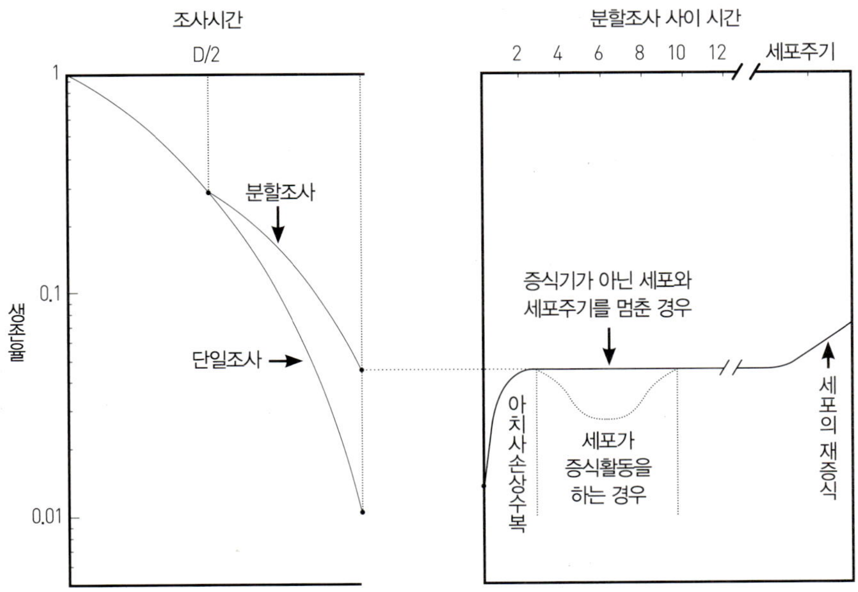

그림 2-19 분할조사실험에서 볼 수 있는 아치사장해의 수복

분할조사(왼쪽그림)에서는 미리 일정의 선량(D/2)을 조사한 후, 충분한 수복시간(t)를 두면 최초 손상은 수복되는 무상의 상태가 되기 때문에 연이은 조사(분할조사)에 대해 한 번에 조사(급성조사)한 경우와 같은 정도의 어깨를 갖는 생존율곡선을 보인다.
수복시간을 바꾼 실험(오른쪽그림)을 하면 최초 2~3시간에서 아치사손상수복이 보인다. 세포가 증식활동을 하고 있는 경우에는 세포주기의 동기가 일어나고 2회째의 조사가 감수성기에 해당하면 생존율이 내려간다. 증식기가 아닌 세포와 세포주기를 멈춘 경우에는 이 생존율의 저하는 볼 수 없다. 또, 분할간격이 세포주기보다 길어지면 세포의 재증식 때문에 겉보기의 생존율이 다시 상승한다.

2) 고LET방사선의 생물작용의 특징

① RBE가 크다

그림 2-18에서 알 수 있듯이 RBE는 LET의 값에 의해 변화한다. LET가 10keV/µm를 넘으면서부터 RBE의 값은 상승하고, 100~200keV/µm 부근에서 최대가 된다. 결국 이 LET값 100~200keV/µm 부근이 치료효과가 매우 좋다고 하는 것이다.

LET값 100~200keV/µm를 넘는 부근부터 RBE는 감소해 간다. 이것의 원인은 세포사에 필요한 에너지를 세포에 주기 때문에 필요 없는 것이 생겨 버리기 때문이라고 생각된다. 이 현상을 Overkill이라고 한다.

② OER이 작다

그림 2-18과 같이, OER은 저LET, 즉 LET값 10keV/µm를 지날 때 까지는 2.5~3.0의 값을 취하지만, 그 후 LET가 크게 됨에 따라 OER의 값은 하강선을 지나고, 100~200keV/µm 부근에서 OER는 1이 된다. LET값이 100~200keV/µm를 지나도 OER은 1 그대로 변화는 없다.

아치사손상회복(SLD : Sub Lethal Damage)과 선량률 효과

그림 2-19에서 보이는 것처럼 배양세포의 방사선효과는 증식능력의 있고 없음을 지표로하여 생존율곡선이라고 하는 선량효과관계를 나타낼 수 있고, 저LET방사선의 저선량영역에서는 치사몇번으로 효과가 나타나기 어렵고, 생존곡선에 어깨가 생긴다. 그러나 같은 선량을 몇 번으로 나누어 조사하면 생존율이 증가하고, 그 증가는 제1회 조사에 의해 생긴 SLD의 수복에 의한 것이 분명해진다. 이것은 방사선에 의해 세포 안에서 죽음에 이르지 않는 SLD가 야기되어 이것이 어느 수준까지 축적되면 치사손상에 전화하여 세포가 죽는 것을 가리킨다.

1회 선량을 작게 해서 분할 횟수를 많게 한 다분할조사와, 단위시간당의 조사선량을 작게 한 저선량률 조사에서는 급성조사의 생존율곡선의 초기 경사에 접근하는 생존율곡선이 되어 생존율은 상승한다. 이것은 선량률 효과의 원인이 되어 생존율은 아치사손상의 생성과 수복의 균형으로 결정된다. 또 암치료에서는 다분할조사가 이루어지고 있으므로 아치사손상수복은 임상적으로 중요하다.

잠재적 치사손상회복(PLD : Potentially Lethal Damage)

조사 후의 환경조건에 의해 생존율의 상승이 보이는 것을 잠재적 치사손상회복이라고 한다. 이 조건은 저영양, 저산소, 저pH, 접촉증식저해, 정상증식 등과 같이 세포의 증식억제가 일어나는 환경에서 증식억제에 의한 PLD를 수복하는 시간이 주어지는 것에 의존한다고 생각된다. 반대로 통상 수복된 PLD가 수복되지 않고 치사손상으로 고정되는 경우도 있다. 이 조건은 고 · 저조액, 카페인, β아라비노퓨라노실아데닌, 하이드록시우레아, 어떤 종의 항암제 등이 알려져 있다.

PLD의 고정은 세포핵 매트릭스 구조의 변화, 염색체 응축, 핵산합성저해 등에 의해 몇 개인가

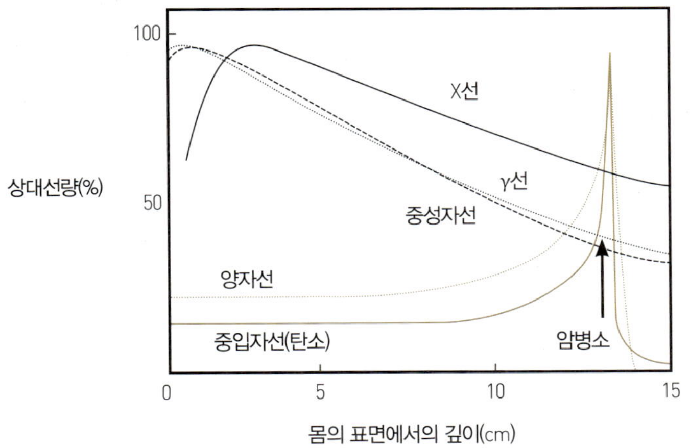

그림 2-20 각종 방사선의 생체 내의 선량분포

표 2-6 고LET방사선의 특징

	생물학적 특징	물리학적 특징(브래그 피크)
속중성자선	유	무
(양자선)	무	유
π 중간자	유	유
중이온선	유	유

주의 : 양자선은 고LET방사선에는 분류되지 않지만 브래그 피크를 가지고 있다(양전하를 가지고 있기 때문).

브래그 피크(Bragg peak)

체내에 입사한 중입자선은 어느 깊이까지는 그다지 에너지를 주지 않고 빠른 속도로 앞서 나가며 도중에 갑자기 속도를 떨어뜨려 많은 에너지를 주어 선량의 피크를 만들고, 그 후는 체내에 정지한다. 이 피크를 브래그 피크라 gk고, 그 깊이와 크기, 또는 중입자선을 멎게 하는 위치는 쐐기 모양의 필터 등을 이용하여 우리들이 자유로 조절하는 것이 가능하다. 따라서 이 피크를 표적이 되는 암의 부분에 조사하면, 암의 주위 정상조직에는 거의 중입자선을 조사하지 않고 겨냥하는 표적에만 높은 선량을 집중하여 조사하는 것이 가능하게 된다.

• 임상응용

고LET방사선의 특징의 하나로, 브래그 피크(bragg peak)라고 하는 물리학적 특징에 대해 간단히 기술한다. 양자선, 중이온선 등은 이 브래그 피크를 갖고 있기 때문에 방사선치료에 이용되고 있다.

브래그 피크라고 하는 물리학적 특징은 그림 2-20에 보이는 대로이다. 인체에 방사선을 조사했을 때에는 전리는 그다지 일어나지 않고, 따라서 체표부근에서는 저선량으로 입사한다. 똑같이 체표에서 암병소까지의 사이에도 저선량으로 진행해 간다. 방사선이 암병소에 머물게 되면 그곳에서 많은 전리가 생기고, 최대의 방사선흡수량이 되어 암세포에 위험을 준다. 브래그 피크의 위치는 자유로이 조절가능하므로 확실히 암병소를 겨냥하여 방사선으로 억제하는 것이 가능함과 동시에, 암병소 이외의 정상조직에의 장해를 최소한으로 하는 것이 가능한 것이다.

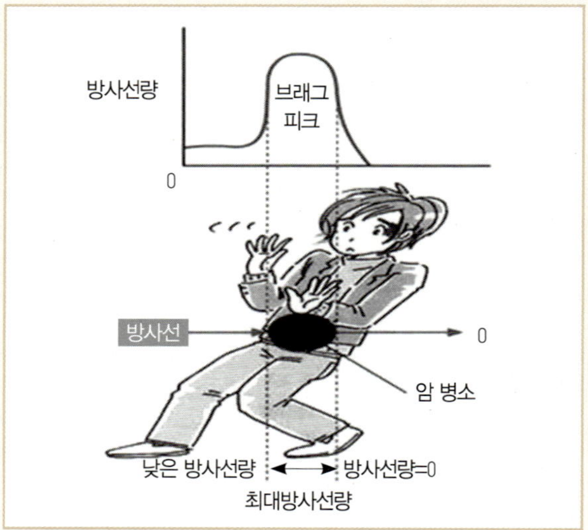

그림 2-21 최대방사선량

의 모델이 제창되고 있으나, 분자기구는 잘 모른다. 그러나 그 시간적 경과, 온도의존성, 핵산합성 저해제에 대한 감수성 등으로 판단하여 SLD와는 다른 것이라고 생각된다.

③ 고LET방사선치료

고LET방사선의 생물작용을 RBE, OER의 값에서 보아 왔지만, 여기서는 고LET방사선과 방사선치료에 대해 알아보자.

특히 특징적인 것은 브래그 피크(bragg peak)라 불리는 소위 전하를 갖는 입자선의 물리학적 특징이다. 상세한 것은 임상응용에서 자세히 기술하지만, 암치료에서 암 병소에서 최대의 방사선량을 조사할 수 있고, 정상조직에의 방사선장해를 있는 힘을 다해 억누를 수 있다고 하는 것은 매우 유용한 특징의 하나라고 말할 수 있다.

최근에는 X선, γ선, 중성자선 이외에도 중이온 방사선치료, 양자선치료 등, 여러 가지 방사선이 치료에 이용될 수 있게 되어 왔다. 각각의 방사선의 생체내의 선량분포와 생물학적 특징, 물리학적 특징은 그림 2-20과 표 2-6을 참고하기 바란다.

정리

- 생물학적 과정 ⇒ 생체에 조사된 방사선과 생체 내의 원자 · 분자와의 상호작용에 의해 분리 · 여기가 생기는 현상
- 전자파 ⇒ electro=전(기), magnetic=자(기) waves=파(장)의 합성어
- 전장 ⇒ 전기의 영향이 미치는 범위
- 자장 ⇒ 자기의 영향이 미치는 범위
- 전자장 ⇒ 전장과 자장이 상호 영향으로 생기는 곳
- 파장 ⇒ 공간에 퍼져 있는 파동의 산과 산의 간격
- 주파수 ⇒ 1초 동안 진행하는 파동의 수
- 전자파의 진행하는 빠르기 ⇒ 1초 동안 약 30만 킬로미터 나아간다(약 30만 km/s)
  ⇒ 파장×주파수
- 파장이 긴 정도 ⇒ 주파수는 낮다
- 파장이 긴 정도 ⇒ 파동 에너지량은 작다
- 전자파 ⇒ 전리방사선과 비전리방사선의 두 종류로 나누어진다
- 전리방사선 ⇒ 파장이 짧다
  ⇒ 강력한 에너지를 갖고 있다
  ⇒ 전리작용(원자에서 전자를 잡아 떼는 능력)을 갖고 있다
  ⇒ 인체에 조사되면 악영향을 미친다
  ⇒ 전리 및 여기
  ⇒ 광자선(전자파), 입자선
- 비전리방사선 ⇒ 파장이 길다

⇒ 에너지가 작다
⇒ 전리작용을 갖고 있지 않다
⇒ 인체에 조사되어도 악영향을 미치지 않는다
⇒ 여기만
⇒ 가시광선, 자외선, 적외선

- 전리 ⇒ 궤도전자가 원자 밖으로 쳐서 날아가게 한다
- 여기 ⇒ 바깥쪽의 궤도전자에 날아 옮겨 간다
- 자유전자 ⇒ 방사선이 원자에 부딪히는 것에 의해 날아간 최외각궤도전자
- 형광 ⇒ 바깥쪽의 전자궤도에서 안쪽의 전자궤도에 이동할 때 방출된 여분의 에너지
- 형광효과 ⇒ 광자(X선, γ선)와 물질과의 상호작용
- 콤프턴효과 ⇒ 광자(X선, γ선)와 자유전자와의 상호작용의 결과 에너지를 잃고 산란되는 현상
- 방사선량의 단위 ⇒ 그레이(Gy)
  ⇒ 시버트(Sv)
  ⇒ 쿨롬/킬로그램(C/kg)
- 방사선에너지의 단위 ⇒ 전자볼트(eV)
- 방사능의 단위 ⇒ 퀴리(Ci)
  ⇒ 베크렐(Bq)
- 반감기 ⇒ 원자수가 붕괴하기 전의 처음 수의 반이 되기까지의 시간
- 조사선량 ⇒ 표준상태가 되는 공기 1kg 중에 1쿨롬의 이온을 만들어 내는 것이 가능한 X선량 또는 γ선량
- 흡수선량 ⇒ 물질 1kg당 1J의 에너지 흡수가 있을 때의 선량
- 커마(kerma) ⇒ 어떤 물질에 전하를 갖지 않는 방사선이 조사되었을 때 그 물질의 단위질량당 발생하는 하전입자의 초기 에너지의 총합
- 등가선량 ⇒ 조직과 장기 전체에 평균한 방사선의 선질에 대해 하중한 흡수선량

- 하전입자선 ⇒ 양자선, 중이온선
- 비하전입자선 ⇒ 속중성자선, 열중성자선
- 저LET방사선 ⇒ X선, γ선, β선, 전자선, 양자선
- 고LET방사선 ⇒ α선, 중성자선, 중이온선
- 산소증감비(OER) ⇒ OER= (무산소하에서 생물효과를 생기게 하는 방사선 선량)/(무산소하에서와 같은 생물효과를 산소하에서 생기게 하는 선량)
- 생물학적효과비(RBE) ⇒ RBE= (어떤 생물효과를 생기게 하는 데 필요한 기준 방사선의 흡수선량)/(같은 생물효과를 생기게 하는 데 필요한 해당 방사선의 흡수선량)
- 브래그 피크 ⇒ 전리의 피크(방사선 흡수량의 피크)

Chapter

03

세포에 대한 방사선의 화학적 과정

1. 화학적 과정과 유리기(free radical)

생체가 방사선에 피폭 ➡ 물리학적 과정 ➡ 화학적 과정

- 유리기(free radical) : 부대전자를 갖고 있다.

  ⇒ 자유롭고 과격한 분자(불안정하다)

  ⇒ 원자와 분자에서 전자를 탈취하여 상대 물질을 산화시킨다.

  ⇒ 활성산소가 유명

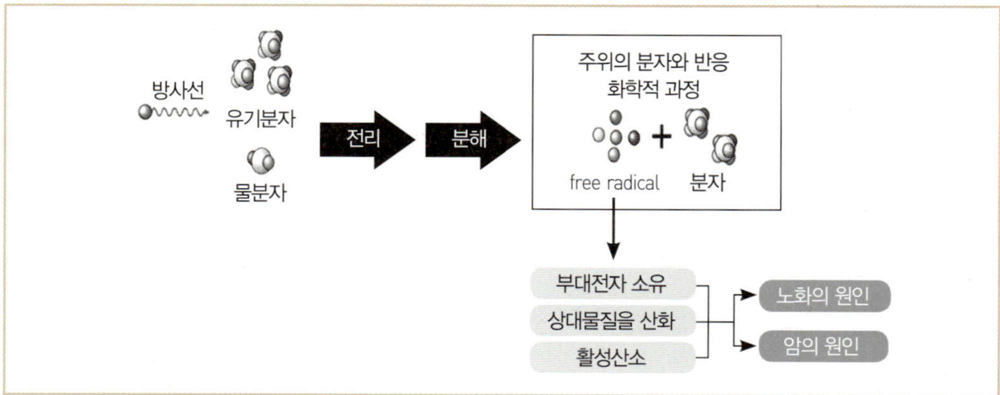

그림 3-1 물리학적 과정을 거쳐 발암 · 노화 등의 요인이 되는 화학적 과정으로 전이

- 산화 : 어떤 원자와 분자에서 전자를 1개 잃는 것
- 환원 : 어떤 원자와 분자에서 전자를 1개 얻는 것
- 담배, 배기가스, 자외선 등 : 활성산소와 유리기의 발생에 관계한다.
- 암 및 노화의 원인 : 유리기가 영향을 주고 있다.

방사선이 분자와 원자에 조사되면 전리가 일어나는 것은 물리학적 과정이며, 이미 기술한 바 있다. 그러면 전리가 생긴 후 분자는 대체 어떻게 되는가? 그림 3-1에 보이는 대로 유기분자와 물분자에 방사선이 조사되면 전리를 일으킨 후 분해되어 유리기(free radical)를 생기게 하는 것이 알려져 있다.

이 유리기는 활성이 매우 높고, 분자에서 전자를 탈취하고, 인체 내의 세포와 DNA를 장해하는 것으로 알려져 있다.

이러한 일련의 화학반응을 화학적 과정이라고 한다. 그림 3-1 유리기(free radical) : free(자유)로운 radical(과격한) 분자 · 원자, 즉 과격하고 자유로운 분자 또는 원자로 말할 수 있다.

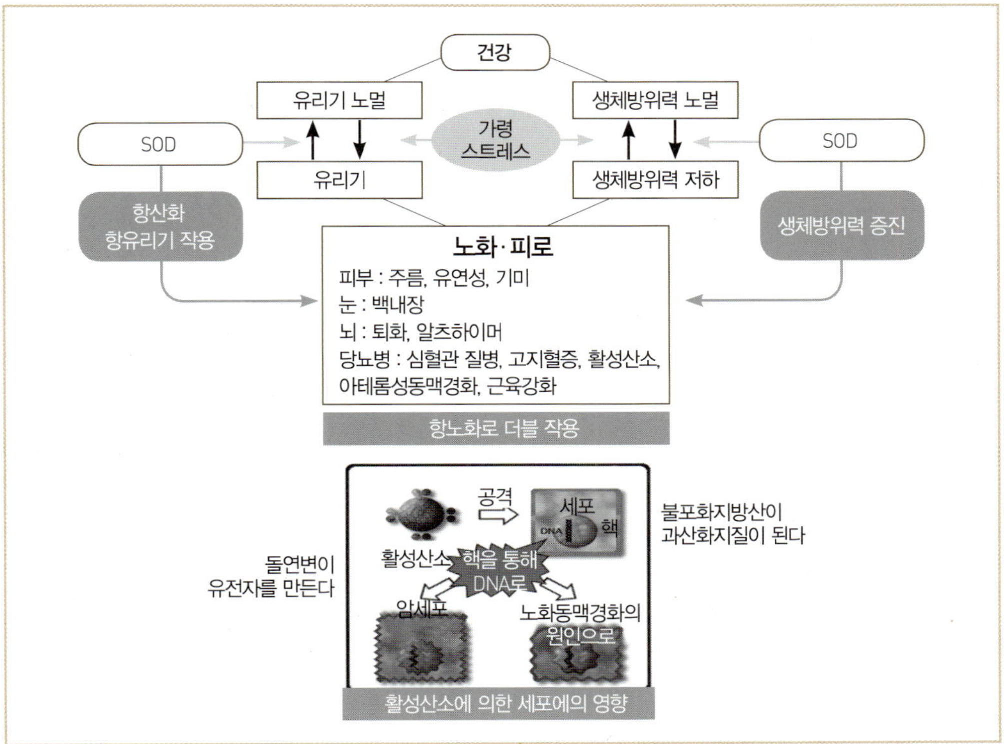

그림 3-2 유리기(free radical)

● 유리기(free radical)

유리기의 반응을 물분자를 예로 들어 좀 더 자세히 살펴보자.

물분자(H-O-H)는 산소(O)의 최외각궤도전자와 수소(H)의 최외각궤도전자가 서로 전자를 공유하는 공유결합을 형성하여 안정한 분자를 형성하고 있다(그림 3-3). 그러나 방사선에 의해 공

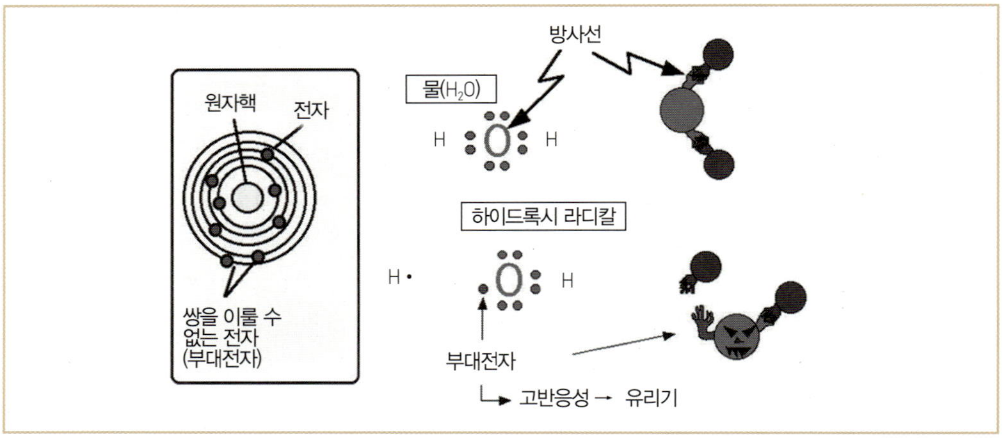

그림 3-3 물 분자의 유리기

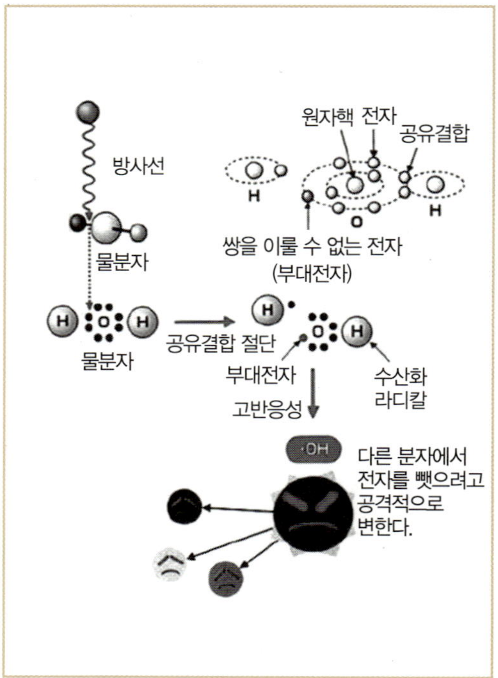

그림 3-4 유리기의 활용

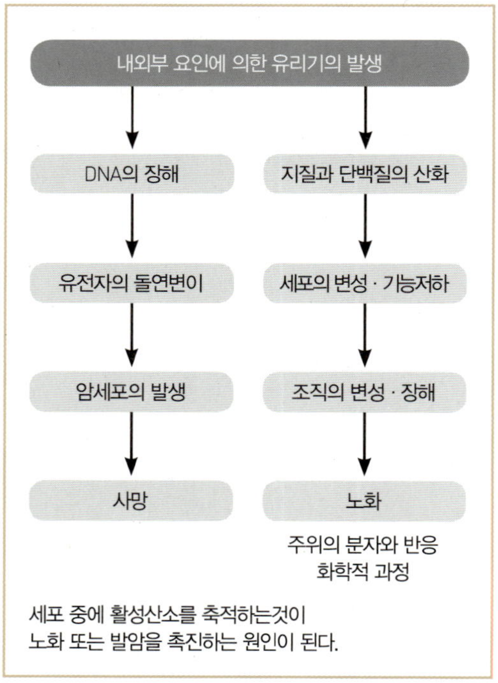

그림 3-5 유리기에 의한 발암과 노화의 원인

유결합 부분이 절단되면 1개의 수소원자가 산소원자에서 떨어지게 된다. 그 때문에 산소원자의 최외각전자궤도상에는 한 개의 전자를 잃은 것에 의해 쌍이 이루어지지 않는 부대전자라고 하는 전자가 생겨나게 된다〔수산화라디칼(하이드록시 라디칼) : ·OH〕. 이 부대전자를 갖는 분자 또

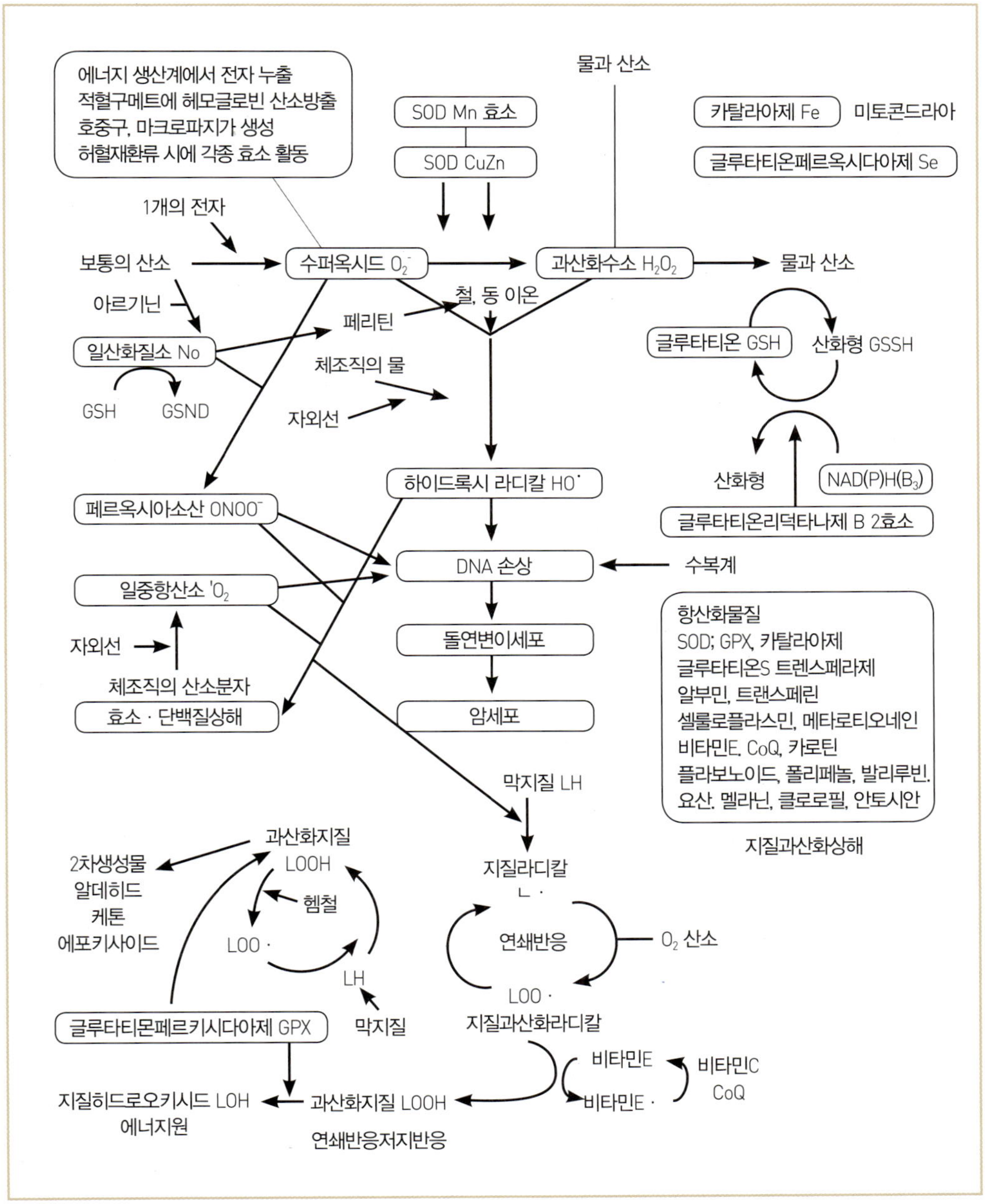

그림 3-6 활성산소의 생성과 소거

MEMO

- 유리기의 대표로서 활성산소가 유명하다.
- 유리기는 다른 원자와 분자에서 전자를 탈취하는 물질이기 때문에 산화력이 강한 분자라고 말할 수 있다.

◇산화 : 원자와 분자에서 전자 1개를 잃는 것

◇환원 : 원자와 분자에서 전자 1개를 얻는 것

- 우리들의 신변에도 유리기와 관계가 깊은 것이 많이 존재하고 있다. 예를 들어, 담배, 배기가스, 자외선, 식품첨가물, 화학합성의약품, 육체적 · 정신적 스트레스 등도 그 하나이다.
- 암과 노화도 유리기와 끊을래야 끊을 수 없는 관계가 된다. 결국 노화와 함께 산화력, 면역력, 나아가 유리기 소거 활성이 저하되고, 그것이 원인이 되어 암의 발생을 촉진하는 것이 된다.

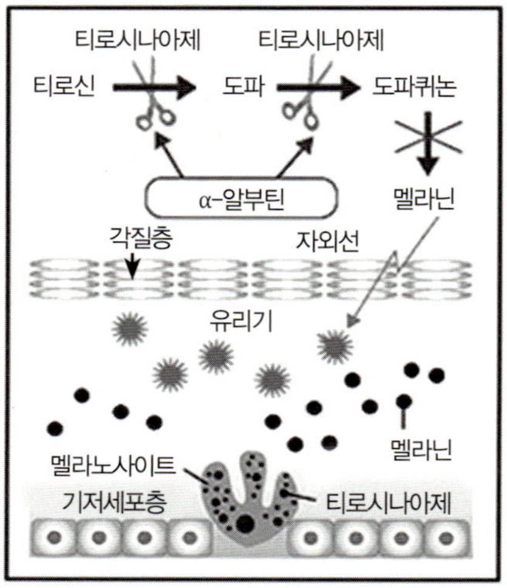

그림 3-7 유리기에 의한 피부장해의 원인

는 원자가 유리기인 것이다.

유리기는 부대전자를 가지고 있기 때문에 매우 불안정한데, 다른 분자나 원자에서 전자를 탈취하여 상을 만들고 안정화하기 위하여 공격성이 강해진다. 생체 내에서 생긴 유리기의 공격성이 강해진 결과 여러 가지 장해를 일으키고, 그림 3-4와 같은 경로를 거쳐 최종적으로 사망에까지 이르게 되는 경우도 있다.

2. 물의 방사선분해

방사선이 생체 내의 원자 근처를 통과할 때 전리가 생긴 원자의 최외각궤도전자가 튀어오른다. 또 여기가 일어나면 최외각전자궤도에 전자를 거두어들여 나아가 안쪽의 궤도에 이동해 간다. 이 전리와 여기에 의해 다른 분자 및 원자와 반응하고, 결과적으로 활성화 이온과 유리기를 생성하게 된다. 덧붙여 말하면 H_2O^+(물분자), 여기상태의 H_2O*는 매우 불안정하고, 1×10^{-11}초 이내에 다음 식과 같이 분해해 간다는 것이 알려져 있다. H_2O*는 최종적으로 수소라디칼(·H)과 수산화라디칼(·OH)의 두 개의 유리기로 분리된다. 역시 부대전자를 갖는 분자 또는 원자는 ·

표 3-1 저LET방사선에 의한 물의 방사선 분해의 초기수율과 최종수율

생성물	초기수율$(100eV)^{-1}$	최종수율$(100eV)^{-1}$
eaq^-	4.78	2.7
·OH	5.6	2.7
·H	0.62	0.45
H_2	---------	0.45
H_2O_2	---------	0.7

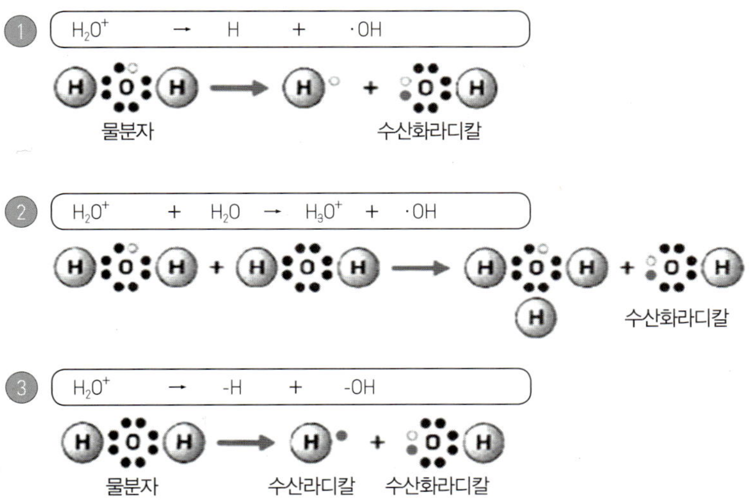

그림 3-8 방사선 조사에 의한 물분자의 이온과 유리기 생성

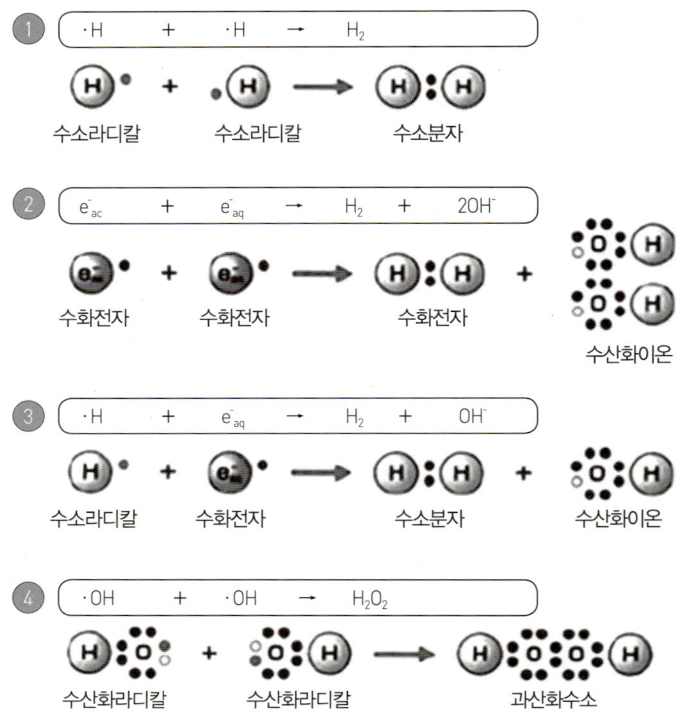

그림 3-8 방사선 조사에 의한 물분자의 이온과 유리기 생성(계속)

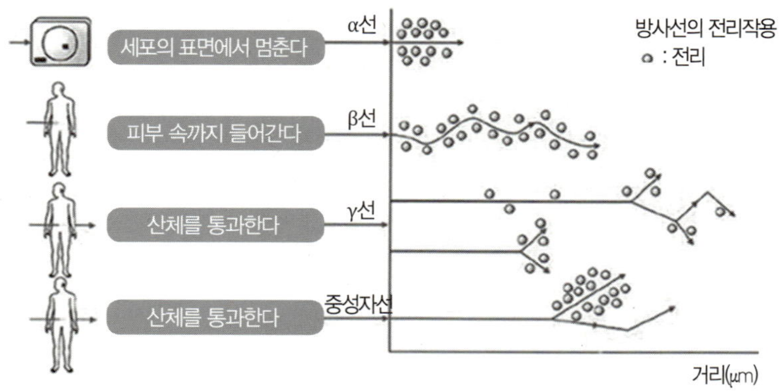

그림 3-9 각종 방사선의 전리의 모습

을 기호의 앞에 붙여 표현하는 것이 일반적이다. 다음에 ·OH와 ·OH는 반응하여 과산화수소(H_2O_2)를 만들고 안정화한다.

물의 방사선 분해에 있어 초기 생성물의 수율을 표 3-1에 실었다. 이와 관련하여 G값은 방사화학수율이라 하고, 흡수에너지 100eV당 생성된 분자수를 나타내고 있다.

각종 방사선의 전리 모습을 그림 3-9에 나타내었다.

신체의 약 60% 이상은 물이다. 여기에 방사선이 조사되면 물분자는 생체 내에서 전리를 반복해 가면서 여러 가지 화학반응을 일으킨다(그림 3-10). 이 전리와 화학반응을 원인으로 하여 신체 내에서 여러 가지 장해가 유발되는 것이다.

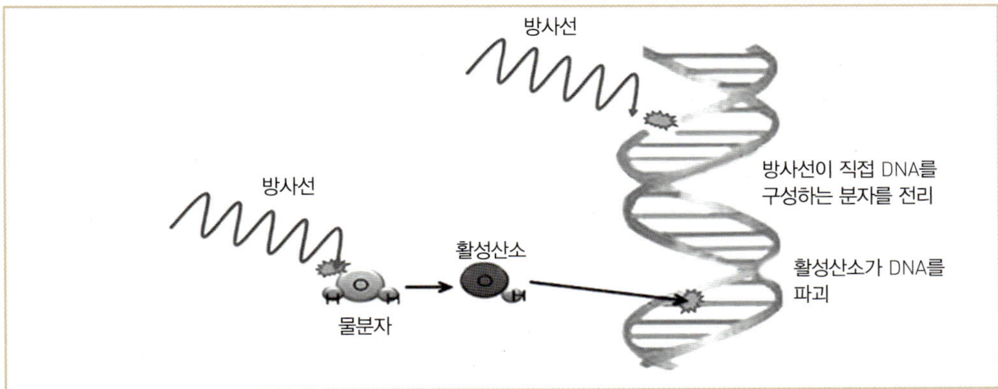

그림 3-10 전리와 화학반응

정리

- 유리기

(free radical)

⇒ free(자유)로 radical(과격한) 분자 · 원자(과격하고 자유로운 분자 또는 원자)

⇒ 수소라디칼(·H), 수산화라디칼(·OH)

⇒ 산화력이 강한 분자

- 부대전자 ⇒ 짝이 되지 않은 전자
- 활성산소 ⇒ 유리기의 대표적인 것

- 산화 ⇒ 원자와 분자에서 전자 1개를 잃는 것
- 환원 ⇒ 원자와 분자에서 전자 1개를 얻는 것
- 방사화학수율(G값) ⇒ 흡수에너지 100eV당 생성 분자수

Chapter

04

세포에 대한 방사선의 생화학적 과정

1. 생체고분자에 영향

생체가 방사선에 피폭 ⇒ 물리학적 과정 ⇒ 화학적 과정 ⇒ 생화학적 과정

- 생화학적 과정 ⇒ DNA, RNA, 탄수화물, 생체고분자, 단백질, 지질에 손상을 준다.
- DNA에 손상을 준다 ⇒ DNA 손상이 가벼운 경우는 수복된다. 수복되지 않은 경우는 세포사 또는 암화한다.

방사선의 조사에 의해 전리와 화학반응이 일어나는 것을 화학적 과정이라고 하는 것은 이미 기술한 대로이나, 이 반응에 의해 생물학적으로 중요한 DNA, RNA, 단백질, 지질, 탄수화물 또는 생체고분자 등에 장해를 주는 것을 생화학적 과정이라고 한다. 생체에 있어서는 특히 DNA가 중요하다고 생각되고 있다. 생화학적 과정에서는 DNA에 주목해서 알아보자.

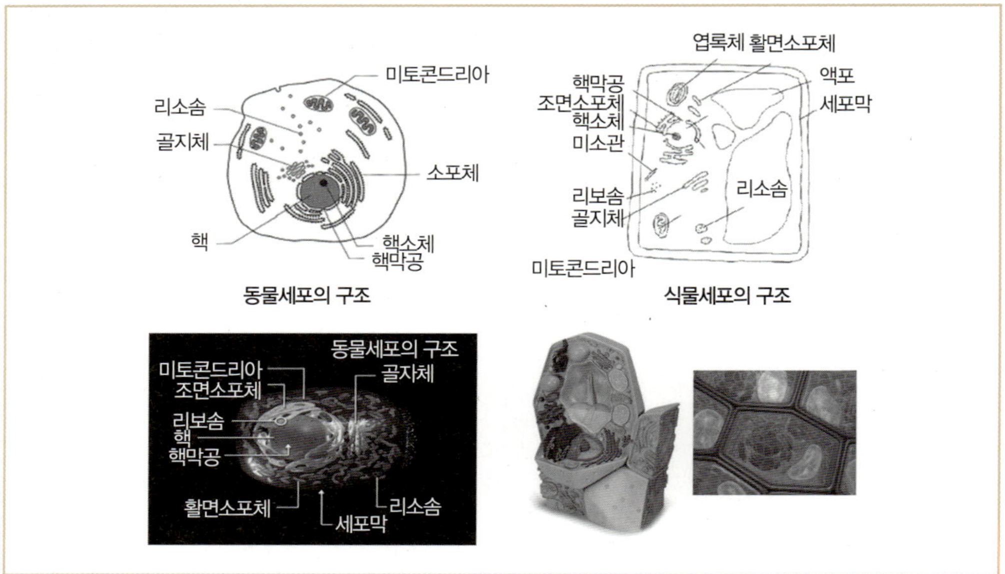

그림 4-1 세포의 구조

MEMO

DNA 손상의 각종 원인
DNA는 여러 가지 것이 원인이 되어 장해를 입는다.

- X선, γ선
- 자외선
- 독물
- 담배연기
- 암의 화학요법, 방사선요법

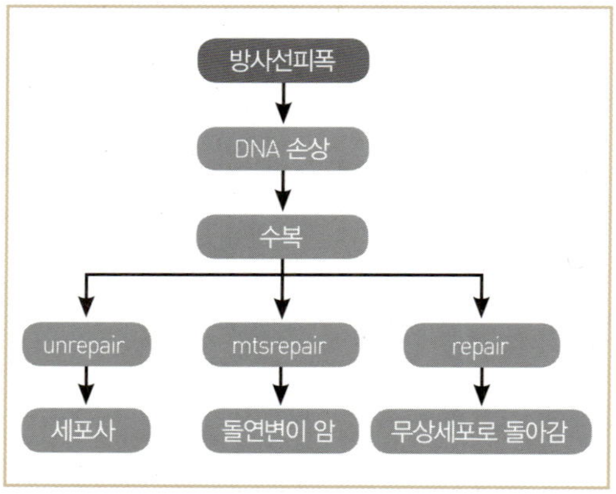

그림 4-2 DNA 손상과 그 후의 진로

DNA(deoxyribonucleic acid : 데옥시리보핵산)는 유전정보를 담당하는 핵산의 하나이다. 아데닌(A), 티민(T), 구아닌(G), 시토신(C)의 4개의 염기가 A와 T, G와 C의 쌍으로 이어져 이중나선 구조를 하고 있다.

방사선에 피폭되면 DNA가 손상을 받지만, 세포 자체에는 손상을 받은 DNA를 스스로 수복하는 능력이 갖추어져 있다는 것이 알려져 있다. 이것을 DNA의 수복이라 하고, 수복효소가 그 역할을 맡고 있다(그림 4-2).

어느 정도 DNA가 수복할 수 있으면 세포 자체는 원래의 상태로 돌아온다. 그러나 세포자체에

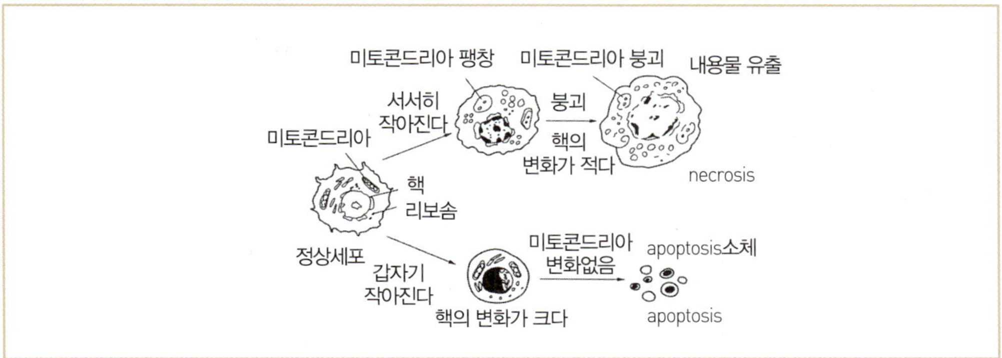

그림 4-3 apoptosis와 necrosis의 형태 비교

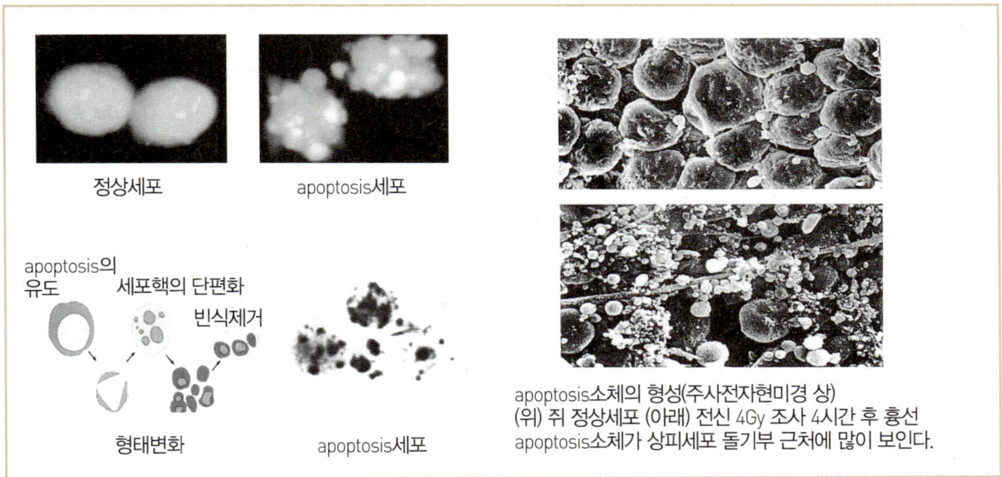

그림 4-4 세포사

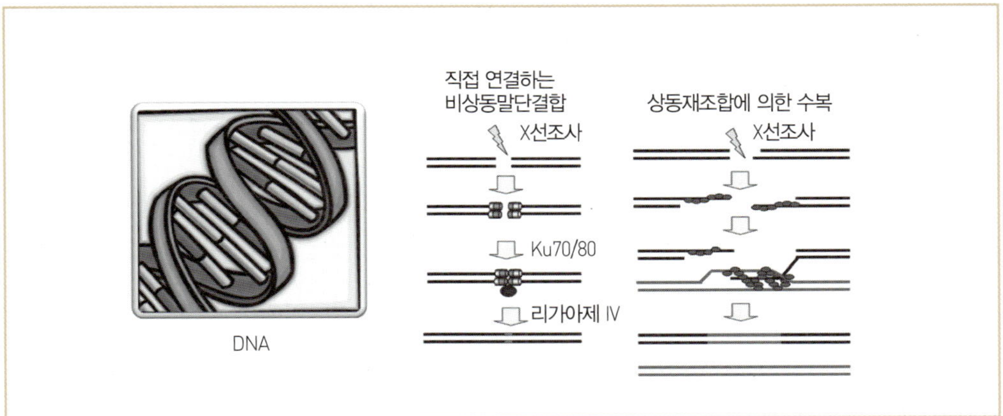

그림 4-5 방사선에 의한 DNA 사슬의 절단 및 수복

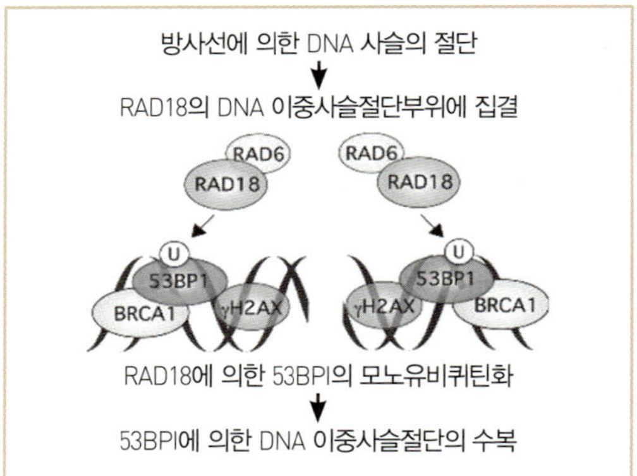

그림 4-6 방사선에 의한 DNA 사슬절단

DNA 수복능력이 갖추어져 있다고는 해도 DNA의 장해가 수복작업을 빨리 따라가지 못할 때는 DNA는 돌연변이를 일으켜 암이 되기도 하고, 세포 자신이 자살해 버린다(apoptosis, 세포사).

DNA의 장해는 이중 나선구조에 손상을 입는 한 줄 사슬절단과 두 줄 사슬절단이 알려져 있다. 한 줄 사슬절단은 비교적 경상으로, 여러 가지 DNA 수복이 존재하고 있다.

반대로 두 줄 사슬절단은 중상으로 DNA 수복으로는 상동재조합(homologous recombination : HR)과 비상동말단재결합(non-homologous end-joining : NHEJ)의 두 종류밖에 존재하지 않는다.

2. 직접작용과 간접작용

- **직접작용** ⇒ ① 방사선과 표적분자가 직접적으로 상호작용한다
  ② 고LET방사선의 주요 작용양식
- **간접작용** ⇒ ① 방사선은 세포 내의 물에 작용하고 생긴 라디칼[*1]과 표적분자가 상호작용한다.

방사선의 장해에는 직접작용과 간접작용의 두 종류가 알려져 있다. 전리 또는 여기에 의해 세포 중의 DNA에 직접 장해를 주는 것을 직접작용이라고 한다. 세포 중의 물이 방사선에 의해 전리하고, 화학반응을 일으켜서 유리기를 나오고, 그 유리기가 DNA에 장해를 주는 것을 간접작용이라고 한다. 이 두 개의 작용에 대해서도 좀 더 자세히 알아보자.

전문용어

*1 **라디칼** : 대조가 되는 전자를 잃은 부대전자를 갖는 원자, 분자, 이온을 라디칼이라 하고, 유리기라고도 한다. 화학식의 앞에 · 을 붙여 표시한다. 주로 물분자의 분해에 의해 발생한다. 반응성이 매우 풍부한 이 라디칼이 세포의 핵뿐만 아니라, 세포막, 미토콘드리아 등을 장해하고, 세포사에 이르게 한다. 덧붙여 말하면 부대전자는 분자와 원자의 외각궤도에 위치하는 대조가 되지 않는 전자이다.

1) 직접작용

세포에 방사선이 조사되면 잇따라 전리가 일어나고, 그 결과 2차 자유전자와 양이온이 수많이 생성되며, 이것이 DNA를 직접 공격한다(그림 4-7a).

이때 DNA 사슬의 여러 군데에 손상이 생기는 것도 있다. 이렇게 수복하기 어려운 손상을 클러스터 손상이라고 한다.

고LET방사선(α선, 중이온선)은 주로 직접작용을 일으키는 것으로 알려져 있다.

2) 간접작용

세포에 방사선이 조사되면 잇따라 전리가 일어나고, 그 결과 2차 자유전자가 생성되며, 이 2차 자유전자가 세포 중의 물과 반응하여 여러 가지 유리기를 생성한다. 이 유리기가 DNA를 직접 공격하는 것이다(그림 4-7b). 직접작용과는 달리 유리기라고 하는 악역을 개입시켜 DNA에 장해를 주기 때문에 직접작용에 대하여 간접작용이라 불리고 있다.

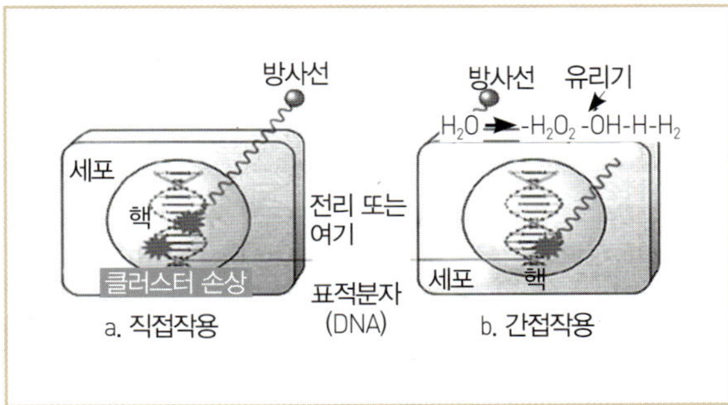

그림 4-7 직접작용과 간접작용의 차이점

저 LET방사선(X선, γ선)의 효과 가운데 약 2/3는 간접작용이다.

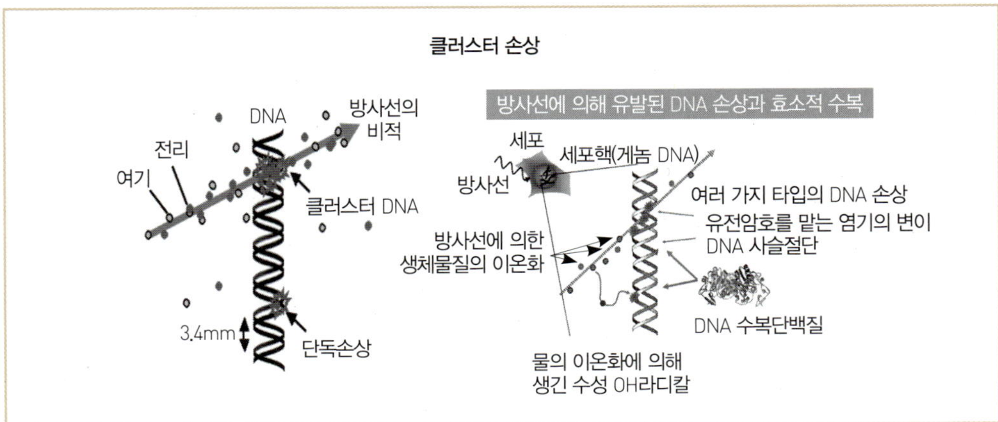

그림 4-8 클러스터 손상

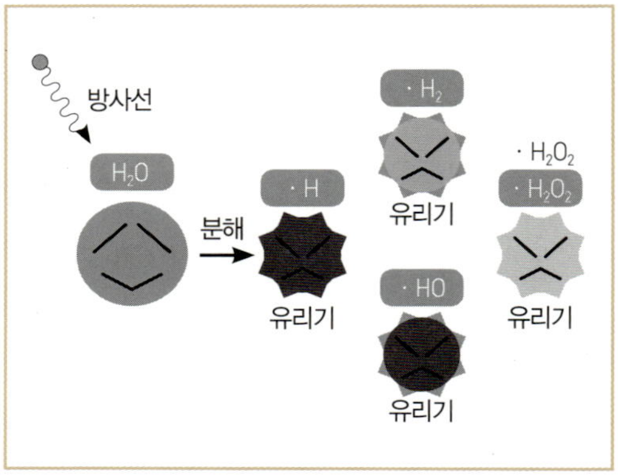

그림 4-9 유리기의 생성

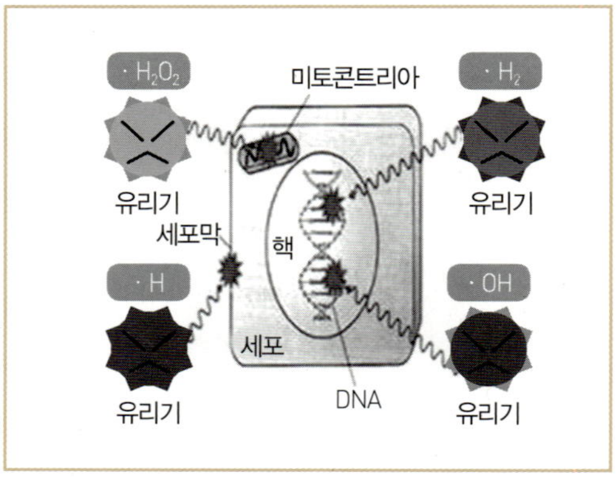

그림 4-10 유리기에 의한 공격

간접작용의 구조

그러면, 직접작용에 비해 조금 더 복잡한 간접작용에 대해 좀 더 자세히 알아보자. 인간의 신체를 구성하는 성분 가운데 가장 많은 것은? 독자 여러분도 잘 알고 있듯이 물이다. 따라서 세포 중에도 물이 대량 존재하고 있다. 방사선을 조사하면 여러 가지 유리기가 생성된다는 것이 알려져 있으나, 세포 중의 물이 방사선에 의해 분해되면 이미 기술한 것처럼 · OH, · H, · H_2, · H_2O_2 등의 유리기가 생성된다(그림 4-9). 이 악역인 유리기야말로 세포의 핵뿐 아니라 세포막, 미토콘드리아 등을 공격하여 장해를 일으키고, 최종적으로는 세포사에 이르게 하는 여러 악의 근원이 되는 것이다(그림 4-11). 간접작용에 대해 화학식을 사용하여 좀 더 자세히 알아보자.

방사선이 조사되면 물분자(H_2O)는 전리되어 양이온라디칼(· H_2O^+)이 생긴다.

생긴 양온라디칼은 불안정하기 때문에 분해되어 수산화라디칼(· OH)을 생성한다.

다음에 생긴 H_3O · 는 전자와 반응하여 수소라디칼(· H)을 생성한다.

전자(e^-)는 그 주위에 물분자가 배열되어 수화전자(e^-_{aq})를 만들고, 그 수화전자는 물(H_2O) 또는 H^+와 반응하여 수소라디칼(· H)과 수산화라디칼(· OH)을 만든다.

이 · OH, · H, e^-_{aq}를 물라디칼이라고 한다. 사실은 물라디칼 가운데 방사선의 생물학적 영향에 가장 관여하고 있는 것은 수산화라디칼(· OH)이다.

물라디칼은 생체고분자에서 수소(H)를 떼어내어 생체고분자 라디칼(· R)을 만든다. 이것이 다시 다른 생체고분자와 천천히 2차 반응을 일으키며, 최종적으로 표적분자에 큰 손상을 주게 된다.

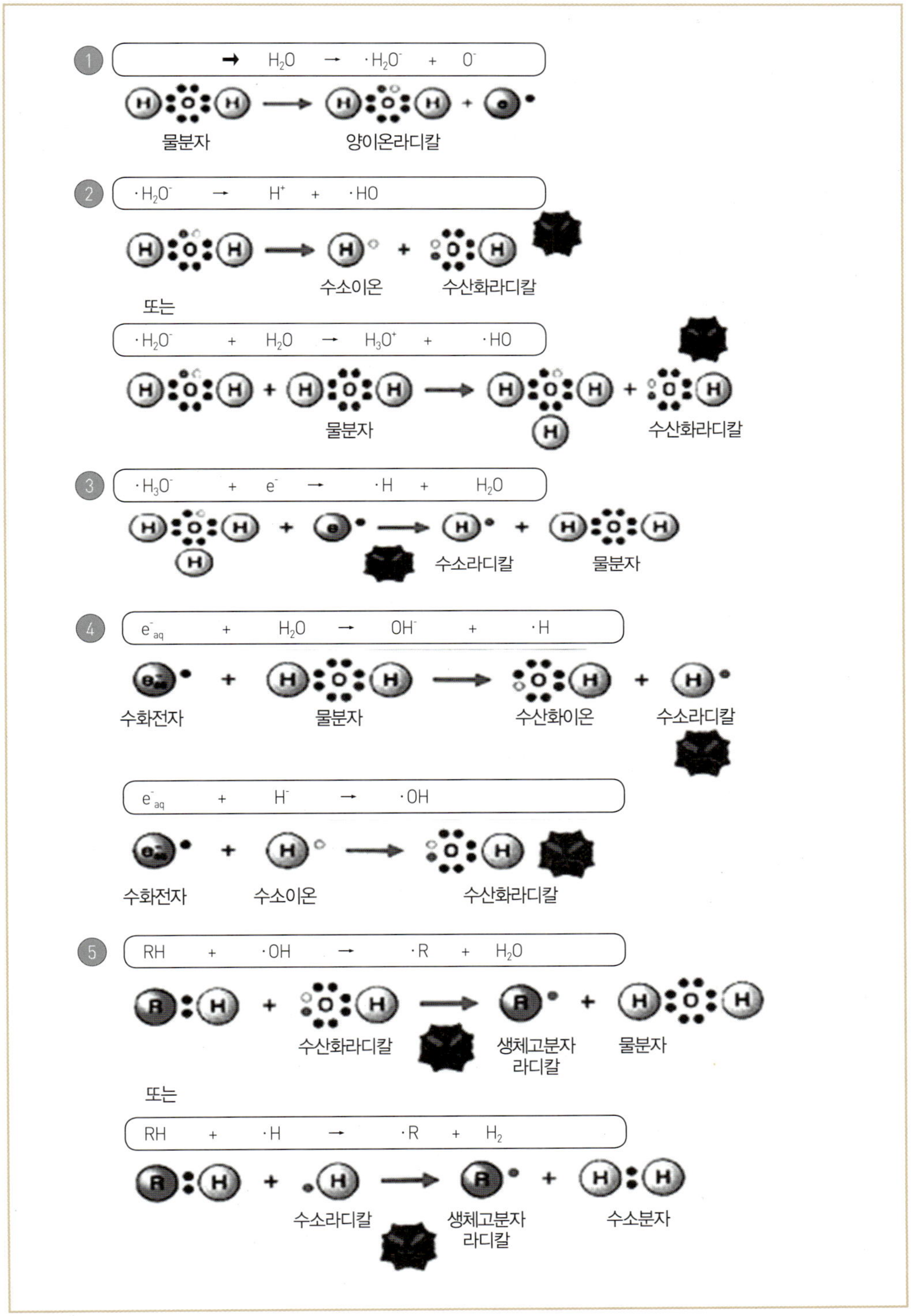

그림 4-11 물분자의 유리기 생성 과정

3. 방사선방호제와 방사선증감제

이상 기술해 온 것처럼, 간접작용에 있어서는 세포 중에 물이 있기 때문에 유리기가 생겨 세포가 장해를 받게 되는 것이다. 결국 세포 중에 물만 없으면 간접작용은 애초에 일어나지 않는 것이다.

방사선방호제와 방사선증감제

방사선장해(간접작용)의 초기 단계가 유리기 생성인 것은 지금까지 기술한 대로이다. 사실은 이 초기반응 단계에서 어떤 물질이 유리기와 반응하는 것에 의해 최종적으로 방사선의 생물작용이 경감되기도 하고, 촉진되기도 하는 것으로 알려져 있다. 방사선작용을 경감시키는 것은 방사선방호제, 방사선 작용을 촉진하는 것을 방사선증감제라고 한다(그림 4-12).

그러면 방사선방호제와 방사선증감제에 대해 자세히 알아보자.

① 방사선방호제

방사선에 의해 생긴 유리기는 SH기를 갖는 화합물과 반응하기 쉽다고 하는 것이 알려져 있다. 이 화합물은, SH기가 갖는 수소를 유리기에 주는 것에 의해 생체내의 유리기를 제거하는 작용을 하는 것이다. 유리기가 제거되면 세포와 DNA는 장해에서 벗어날 수 있게 된다는 의미이다. 이 화합물을 라디칼 스캐빈저[*2]라고 하며, 라디칼의 청소부라고도 한다.

실제로 방사선방호제에 대해서는 핵전쟁에 대비하여 연구가 계속되고 있으나, 최근에는 가까

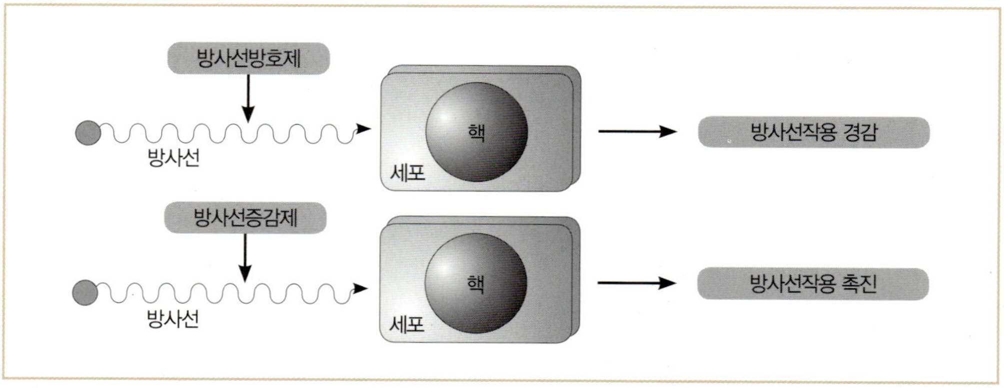

그림 4-12 방사선방호제와 방사선증감제의 작용

운 장래에 실현될 우주여행 때에 우주선의 피폭을 어떻게 방호할까라는 목적으로도 연구가 진행되고 있다. 또한 의료 현장에 있어서는 방사선치료를 할 때 정상세포의 방호목적을 위한 연구가 계속되고 있다.

전문용어

*2 **라디칼 스캐빈저**

SH기를 갖는 화합물로, 다음의 것이 유명하다.

· 시스테인
· 시스테아민
· 글루타티온
· 아미호스틴

방사선방호제로서 수많이 개발되어 오고 있다. 알코올과 글리세린 등도 같은 작용이 있다고 하여 이것을 총칭해서 라디칼을 제거하기 때문에 라디칼의 청소부라고도 말한다.

② 방사선증감제

방사선 방호제와는 반대의 작용으로, 결국 방사선작용을 촉진하는 것이 방사선증감제이지만, 사실은 촉진물질은 산소(O_2)이다. 간접작용 때 생긴 수화전자(e^-_{aq})와 수소라디칼(·H)이 산소(O_2)와 반응하여 수퍼옥시드(활성산소)와 과산화수소(H_2O_2)가 되고, 유리기 생성을 촉진하고 있는 것이다. 역시 세포 내에는 수퍼옥시드와 과산화수소를 무독화하는 수퍼옥시드 디스무타아제(super-oxide dismutase : SOD)와 카탈라아제라고 하는 효소가 존재하고, 세포를 지키고 있다.

방사선 방호제와 방사선 증감제에 대해 간단히 설명해 왔지만, 방사선 방호제는 피폭 후에 투여되어도 전혀 효과는 없다. 또 방사선 증감제인 효소(O_2)도, 방사선 조사 후에 산소 분압을 높여도 역시 전혀 효과가 없다는 것이다.

4. 고LET방사선과 저LET방사선의 작용양식

직접작용과 간접작용에 대해서 기술해 왔지만, LET방사선의 작용양식에서 분류하는 것도 가능하다.

그러면, LET란 무엇인가? liner energy transfer의 약자로, 선 에너지 부여라고 한다. 이것은 하전입자가 통과한 비적을 따라 단위길이당 국소적으로 부여되는 에너지량을 표시한 것이다. 좀 더 이해하기 쉽게 말하면 하전입자는 그 무게와 전하의 크기의 차이에 의해 진행방향이 다르므로 비적도 당연이 다르다. 따라서 하전입자가 통과한 비적을 따라 물질에 얼마만큼의 에너지를 주었는가를 단위길이당으로 표현한 에너지량을 LET라고 한다라고 하면 좀 더 이해하기 쉽다. 단위로는 keV/μm 등이 사용된다.

여러분이 알고 있는 α선과 γ(X)선을 예로 들면, α선은 고LET방사선, γ(X)선은 저LET방사선이라고 하므로 기억해 두자.

직접작용, 간접작용과 LET방사선과의 관계를 살펴보면, 직접작용은 고LET방사선의 주된 작용양식, 간접작용은 저LET방사선의 주된 작용양식이라고 할 수 있다(그림 4-13).

이상과 같이 직접작용, 간접작용에 대해 상세하게 설명해 왔으나, 다시 간접작용을 말하는 것에 더하여 희석효과[*4], 온도효과[*5] 등도 중요한 항목이다.

여기까지, 생화학 과정에 대하여, 방사선의 직접작용, 간접작용에 대해 간단히 설명하였다. 정리해 보면 다음과 같다.

전문용어

- *4 **희석효과** : 용액 또는 현탁액에 있는 일정선량의 방사선을 조사하면 용질의 농도와는 관계없이 일정한 라디칼이 생성되어, 장해된 용질의 분자수는 일정해진다. 따라서 희석한 농도가 낮게 되면 방사선의 용질분자에 대한 변화의 비율이 커진다. 그 효과를 희석효과라고 한다.
- *5 **온도효과** : 저온 또는 동결한 상태로 세포에 방사선을 조사하면 간접작용이 감소하고, 치사작용이 감소하는 것으로 알려져 있다. 이것은 라디칼의 확산을 방지함과 동시에 혈류저하가 일어나서 조직이 저산소상태에 되기 때문이라고 생각된다. 이 효과를 온도효과라고 한다.

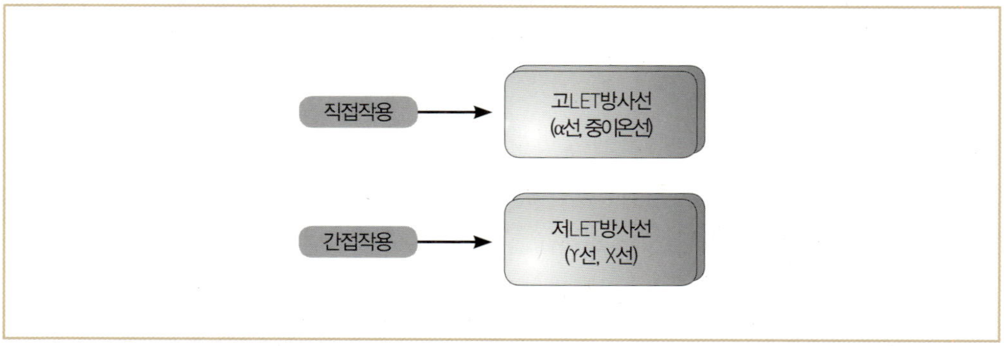

그림 4-13 직접작용, 간접작용과 고LET방사선, 저LET방사선과의 관계(단, 중성자선은 고LET이지만 간접작용이다.)

정리

- 직접작용 ⇒ 방사선과 표적분자와의 직접적 상호작용
- 간접작용 ⇒ 방사선과 물과의 반응에 의해 생긴 유리기와 표적분자와의 상호 작용
- 방사선방호제 ⇒ 방사선작용 경감
- 방사선증감제 ⇒ 방사선작용 촉진
- 고LET방사선 ⇒ 직접작용(α선, 중이온선)(단, 중성자선은 고LET이지만 간접작용이다.)
- 저LET방사선 ⇒ 간접작용(γ선, X선)

Chapter

05

세포에 대한 방사선의 생물학적 과정

1. 생물학적 과정과 유전적 영향

생체가 방사선에 피폭 ⇒ 생리학적 과정 ⇒ 화학적 과정 ⇒ 생화학적 과정 ⇒ 생물학적 과정

- DNA ⇒ 4종의 염기〔아데닌(A), 티민(T), 구아닌(G), 시토신(C)〕로 구성되어 사람의 유전정보는 전체 DNA 염기배열 위에 기입되고 있다.
  ⇒ 매우 긴 사슬로, 여러 가지 종류의 단백질의 설계도(유전자)를 갖는다.
  DNA는 일반적으로 핵산이라고 하는 물질의 집단이다.
  ⇒ 핵산은 크게 나누어 데옥시리보핵산(deoxyribonucleic acid : DNA)과 리보핵산(ribonucleic acid : RNA)으로 나눈다.
- RNA ⇒ 4종의 염기〔아데닌(A), 우라실(U), 구아닌(G), 시토신(C)〕로 구성되어 있다.
  ⇒ 1개의 설계도(유전자)를 복사만 한 것이다.
  RNA도 같은 핵산이지만, 당의 부분이 다르기 때문에 다른 분류로 되어 있다.

생물학적 과정을 설명한 것보다 중요한 것은 유전적 영향이며, 유전적 영향을 설명한 것보다

중요한 것은 DNA이다. 이 장에서는 DNA를 중심으로 한 생물학적 과정에 대하여 알아보자.

2. 염색체와 DNA

사람의 세포 중의 핵 가운데에는 염색체라는 것이 있는데, 1842년에 네겔리(Nageli)에 의해 발견되었으며, 그 후 1888년에 발도이어(Waldeyer)에 의해 크로모좀(Chromosome)이라 명명되었다.

염색체는 DNA라고 하는 핵산의 1종과 히스톤(histone)이라고 하는 단백질로 구성되어 있다.

DNA는 여러분도 알고 있는 대로 유전정보를 담당하고 있고 아데닌(A), 티민(T), 구아닌(G), 시토신(C)이라고 하는 4종류의 염기가 항상 A와 T, G와 C로 쌍을 이룬 이중나선구조를 이루고 있다(그림 5-2, 5-3).

사람의 유전정보는 전부 이 4개의 염기 배열로 정해져 있다. 이상하게도 정상의 DNA는 아데닌(A)은 티민(T)과 구아닌(G)은 시토신(C)과 반드시 쌍을 이루고, 방사선 손상 후 분열 시의 복제 실수와 DNA수복 시의 에러가 원인으로 이 관계가 붕괴되면 유전병이라고 하는 질병을 발병하게 되는 것이다.

DNA는 핵산이라고 하는 산성 물질로, 염기성의 히스톤이라고 하는 단백질이 같은 간격으로

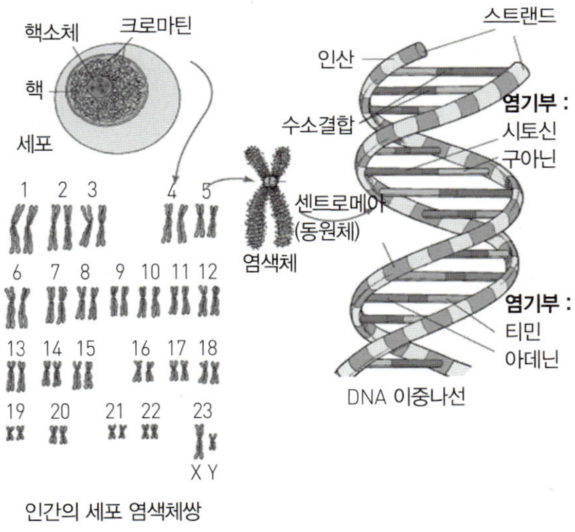

그림 5-1 염색체와 DNA

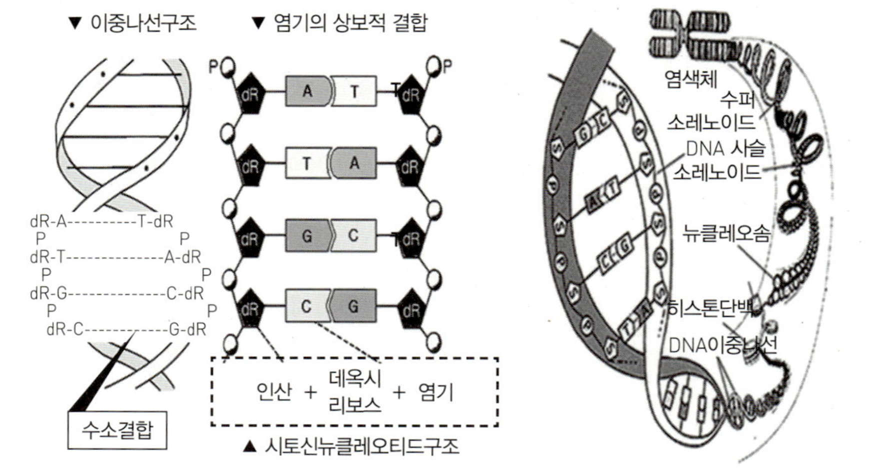

DNA 염기의 상보적 결합 - 아데닌, 티민, 시토신, 구아닌 사이에서만 일어나고, 한쪽의 염기배열이 정해지면 상대 염기배열이 정해진다.

그림 5-2 DNA의 이중나선구조

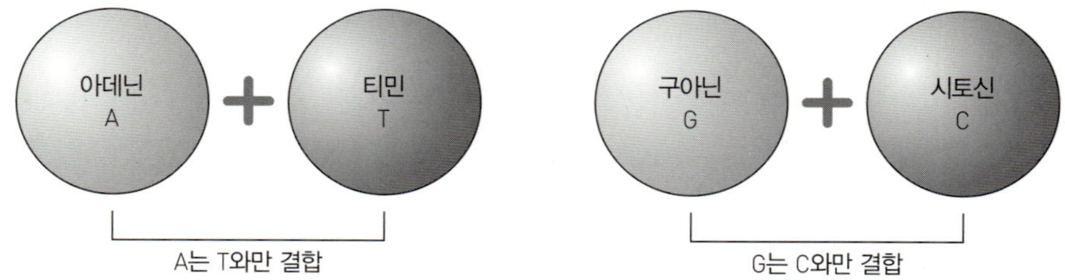

그림 5-3 DNA : 아데닌(A), 티민(T), 구아닌(G), 시토신(C)의 짝짓기

감겨 긴 사슬로 이어진 이중나선구조를 이루고, 그 긴 사슬을 바른 상태로 접어 염색체를 형성하고 있다.

DNA 외에 핵 가운데에는 RNA라고 하는 다른 염기가 존재하고 있는 것이 알려져 있다. DNA는 유전정보를 담당하는 물질인데, 그렇다면 RNA는 어떠한 역할을 담당하는 물질일까?

한마디로 말하면 RNA는 DNA의 유전정보를 모사하는 역할을 맡는 물질이다. 구조적으로 RNA는 아데닌(A), 우라실(U), 구아닌(G), 시토신(C)이라는 4종류의 염기에서 생긴 물질이다(그림 5-4, 5-5). 여기서 DNA의 티민(T)이라는 염기가 RNA에서는 우라실(U)로 바뀌어 있는 것을 알 수 있다.

또 DNA는 2줄의 사슬이 이중나선구조를 이루고 있으나, RNA는 1줄의 사슬만이 입체적인 구조를 이루고 있다(그림 5-4).

그러나 엄밀히 말하면 RNA는 부분적으로 2줄 사슬이 되어 있는 곳도 존재하고 있다.

또 DNA는 긴 사슬에 연결되어 있으나, RNA는 DNA와 비교해도 매우 짧은 사슬 모양의 물질인 것으로도 알려져 있다.

염색체의 수는 생물종마다 수가 다르고, 덧붙여 말하면 사람은 46개라는 것이 알려져 있다. 46줄 염색체의 내역은 22쌍(44개 : 전부 XX)의 상염색체와 1쌍(2개 : XX와 XY)의 성염색체이다.

1쌍(2개)의 성염색체에서 여성은 2개 모두 X염색체(XX)인 것에 비해 남성은 1개는 X염색체이고 나머지 1개가 Y염색체(XY)이다.

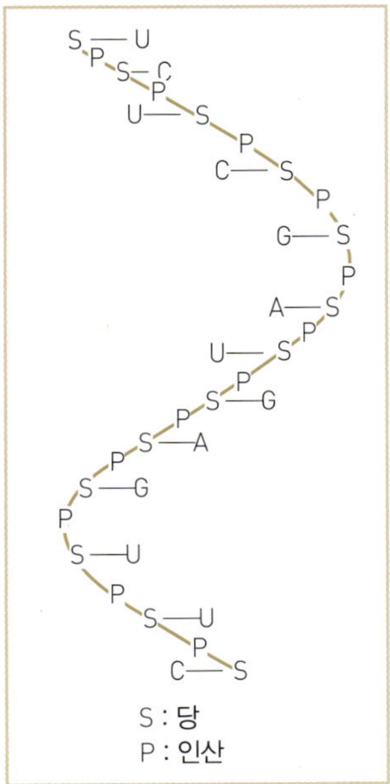

그림 5-4 RNA의 구조

상염색체는 2개씩 쌍을 이루는데, 이것을 상동염색체라고 한다.

46개의 염색체 중에서 절반인 23개(염색체에는 번호가 붙여져 있는데, 1~22번 상동염색체에 각 1개씩 계 22개와 성염색체 1개를 합하여 23개)는 아버지에게서, 나머지 23개는 어머니에게서 이어받아 모두 46개가 된다. 이 세트를 게놈이라고 한다.

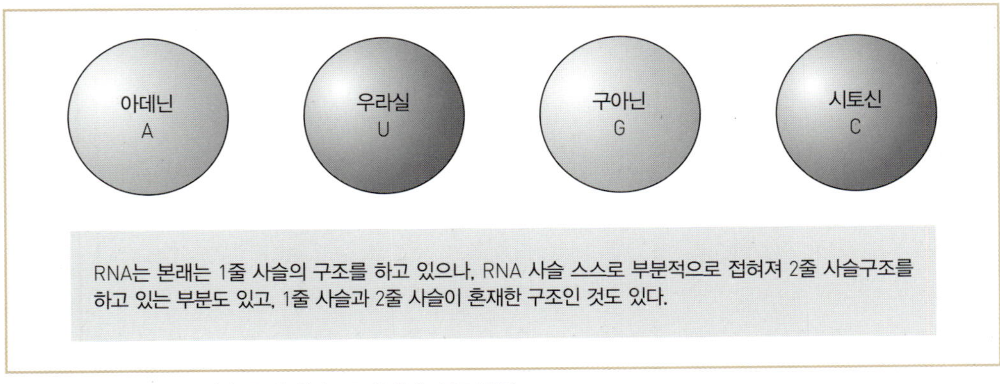

그림 5-5 RNA : 아데닌(A), 우라실(U), 구아닌(G), 시토신(C)

Topics

1990년에 미국에서 시작한 인간 유전정보(게놈)의 전체 염기배열을 해석하는 프로젝트인 인간게놈계획이 세계 각국의 협력 아래 추진되어 왔으며, 2003년 4월 14일에 해석불가능한 영역(약 1%)을 제외한 거의 대부분이 해명되었다. 이후 해명된 데이터를 기초로 사람의 성립, 발생, 질병 등에 대해 한층 더 연구가 진행되고 있다.

이제 DNA에 대해 좀 더 자세히 알아보자. 당과 염기가 결합한 것을 뉴클레오시드라 하고, 또 뉴클레오시드에 인산기가 결합한 것을 뉴클레오티드라고 한다. 이 뉴클레오티드가 중합한 중합체(폴리머), 즉 폴리뉴클레오티드를 DNA라고 하는 것이다(그림 5-6). 결국 DNA의 기본 단위는 뉴클레오티드이다. 뉴클레오시드와 뉴클레오티드는 혼동하기 쉽기 때문에 여기에서 확실히 기억해 두자. 사실은 RNA도 DNA와 같이 뉴클레오티드가 기본 단위이지만, 당의 종류가 DNA와는 다르다. 다음에 RNA에 대해 좀 더 자세히 알아보기로 하자. 일반적으로 DNA 가운데 기입된 유전정보는 어떻게 해서 전달되는 것일까? 사실은 핵 내의 메신저 RNA(mRNA : messenger RNA)가 관여하고 있다. mRNA는 DNA의 유전정보를 모사하는 것이라는 것은 이미 기술한 대로이지만, 이 모사한 정보(설계도)에 따라 이번에는 단백질이 합성되는 것이다(그림 5-7). 이 과정은 다음과 같은 경로를 거쳐 진행된다.

전사(transcription) ⇒ 인트론 정보의 삭제(splicling) ⇒ 번역(translation) ⇒ 단백질합성

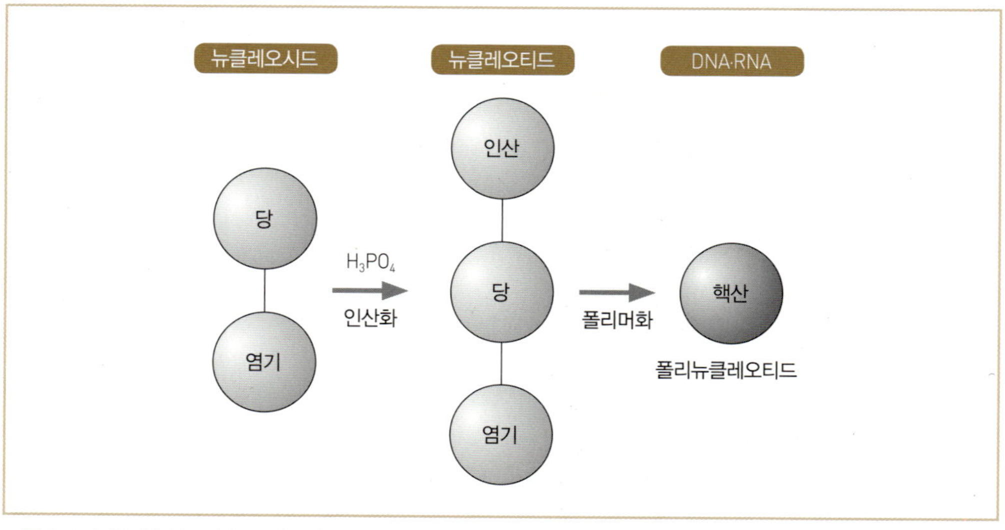

그림 5-6 뉴클레오시드와 뉴클레오티드의 관계

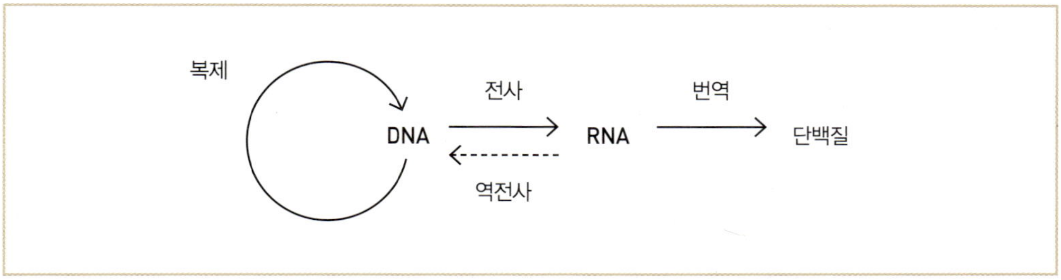

그림 5-7 유전정보의 흐름

위에 보인 형질이 나타내는 과정을 발현 또는 복제라고 한다.

1956년에 크릭(Francis Crick)이 유전정보의 흐름에 관한 경로를 센트럴 도그마(중심교의)로 명명하였다. 그림 5-7에서 화살표는 유전정보가 전달되는 방향을 가리킨다. DNA를 둘러싼 화살표는 자기복제의 주형이 되는 것을 가리키고 있다. DNA에서 RNA로의 화살표는 RNA 분자가 전부 DNA를 주형으로 만들어지는 것을 가리키고 있다. 이 과정을 전사라고 한다. 이와 같이 단백질은 RNA를 주형으로 그 아미노산 배열이 결정된다. 이 과정을 번역이라고 한다. 여기서 가장 중요한 것은, 뒤 2개의 화살표는 한쪽 방향을 보고 있다는 것이다. 즉, RNA의 염기배열은 단백질을 주형으로 결정되는 것이 아니고, DNA가 RNA를 주형으로 해서 합성되는 것도 아니라는 것이다. 단백질이 RNA 합성의 주형이 되지 않는다는 생각에는 지금까지 모순이 발견되지 않았지만, RNA를 주형으로 해서 DNA를 만드는 역전사효소를 갖는 레테로 바이러스가 발견되어, 오랫동안 절대적으로 옳다고 한 센트럴 도그마에도 잘못이 있다는 것을 알게 되었다.

3. DNA 손상

- 자외선에 의한 DNA 손상
  ⇒ 피리미딘이량체
- 방사선에 의한 DNA 손상
  ⇒ 염기손상, 염기유리, 가교형성, 사슬절단이 있다.
  ⇒ 방사선의 생물학적 영향에 가장 크게 관여하는 것은 사슬절단이다.
- DNA 2줄 사슬절단
  ⇒ 상동재조합수복과 비상동말단결합수복으로 수복된다.

여기까지 DNA의 구조에 대해 해설했으며, 다음에 DNA의 손상과 세포의 영향에 대하여 알아보자. DNA는 방사선에 의해 직접적 또는 간접적으로 장해를 받는다. 또한 DNA는 방사선 이외에도 자외선, 전자파, 유리기 등에 의해서도 장해를 받는 것으로 알려져 있다.

DNA의 손상은 수복이 곤란한 DNA 사슬의 절단과 비교적 수복가능한 염기의 손상으로 구별할 수 있다. 그러면 염기의 손상에 대해 좀 더 자세히 알아보자.

염기의 손상에는 다음과 같은 원인들이 알려져 있다.

1. **염기의 유리** : 뉴클레오티드의 당과 염기와의 사이에 글루코시드 결합이 절단되어, 염기가 유리된다.
2. **아미노기(-NH_2)의 유리** : 염기의 아미노기가 유리한다.
3. **염기의 산화** : 유리기가 원인으로 염기를 산화한다.
4. **염기의 수식** : 알킬화제에 의해 염기가 수식된다.

이상으로부터 염기의 손상은 염기의 유리·산화·수식에 기인하고 있다는 것을 알게 되었을 것이다.

이러한 손상을 받은 염기는, 염기제거수복과 알킬구아닌 알킬트랜스퍼라아제에 의해 처음으로 돌아간다는 것이 알려져 있다.

그러면 DNA 사슬의 절단과 염기의 손상은 어떤 경우에 어떻게 일어나는 것일까?

그것은 방사선의 경우에는 방사선량과 수복효소의 활성 수준의 차이에 의한다고 알려져 있다. 결국 방사선량이 적을 때에는 염기의 손상이 일어나고, 역으로 방사선량이 많으면 DNA 사슬의 절단이 일어나는 것이다. 대량의 방사선을 받으면 DNA 사슬의 절단이 일어나고, DNA는 수복할 수 없게 되고, 세포는 사멸하여 장기의 기능을 잃어 사람이 죽음에 이르게 되는 것이다.

4. 자외선에 의한 DNA 손상과 수복

DNA의 손상은 중증인 동시에 수복이 어려운 DNA 사슬의 절단과 비교적 경증으로 수복가능한 염기의 손상으로 구별할 수 있다는 것은 이미 기술한 대로이다. 여기서는 자외선에 의한 DNA의 손상과 수복에 대하여 알아보자.

자외선은 방사선과 같이 DNA를 손상하는 것으로 알려져 있다. 단, 방사선과 같이 전리라고 하는 반응이 일어나는 것은 아니다. DNA상에 인접하고 있는 4개의 염기 가운데 티민(T)이 피리미딘 이량체를 형성하는 것에 의해 DNA가 손상되고 있는 것으로 알려져 있다. 이 반응은 아래와 같다.

티민(T) ⇒ 피리미딘 이량체 + 광산물

결국 티민(T)이 다른 물질로 변해 버리고(그림 5-8), 바른 유전정보가 전달되지 않고, 최종적으로 피부암 등을 유발하는 것이다. 피부암 이외에도 예를 들어, 유전병으로서 색소성건피증(XP : Xeroderma pigmentosum) 등도 발병하는데, 이 환자의 DNA를 조사해 보면 역시 티민이 피리미딘 이량체를 형성하고, DNA가 손상되고 있는 것이 판명되었다.

이것으로부터 자외선에 의한 DNA 손상은 염기의 손상이라고 하는 것을 알 수 있다.

DNA는 손상되면 세포 자신이 수복을 시험한다라고 하는 것은 이미 기술한 대로이다. 비교적 경증인 염기의 손상은 수복 후에 세포의 기능을 회복시키지만, DNA 사슬의 절단은 극히 중증으로 수복도 어렵고, 회복이 불가능하다고 판단하면 세포 자신은 스스로 죽어버린다. 이것을 아포토시스(apoptosis : 자살사)라고 한다(뒤에서 자세하게 설명한다).

MEMO

자외선이 원인이 되어 DNA 사슬 내에서 티민이 이량체를 형성하는 반응이 일어나면 DNA의 본래의 기능인 복제와 전사가 지장을 받아 돌연변이를 일으키기도 하고, 최종적으로는 세포사에 이르는 것도 있다.

색소성건피증 환자는 DNA의 염기가 손상되기 어렵다고 생각되지만 사실은 원래 DNA의 수복기능이 유전적으로 결손되어 있는 것으로 판명되었고, 피부암을 유발하기 쉽다고 한다.

통상적으로 정상인 세포는 뉴클레오티드 제거수복(Nucleotide excision repair : NER)[*1]의 구조가 갖추어져 있기 때문에 세포사가 되기도 하고, 암화하는 것을 피하여 정상인 DNA로 수복되지만(그림 5-9), 색소성건피증 환자는 DNA가 수복되지 않고, 머지않아 피부암으로 이행해 가는 것이다.

이상으로부터 뉴클레오티드제거수복(NER) 기구는 우리들을 유전병과 암 등의 공포에서 지켜주는 매우 중요한 기능을 담당하고 있다고 할 수 있다.

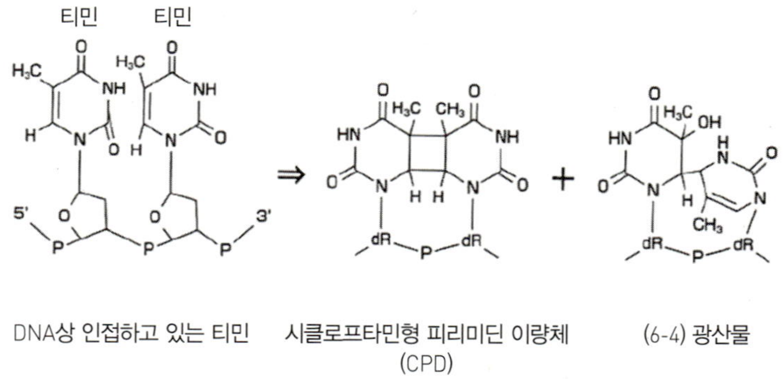

그림 5-8 자외선에 의해 발생하는 대표적인 DNA 손상

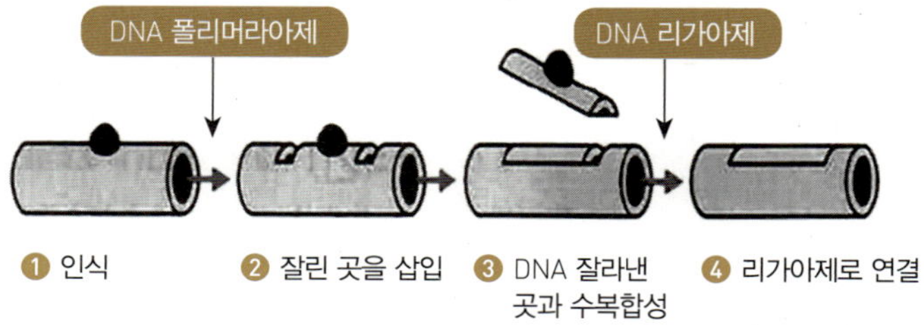

그림 5-9 뉴클레오티드 제거수복반응 기구의 모델

5. 방사선에 의한 DNA

- 방사선에 의한 DNA 손상

⇒ 염기손상*2 : 티민 → 티민글리콜의 형성

: 아데닌 → FaPy*3 아데닌

→ 8-하이드록시아데닌의 형성

: 구아닌 → FaPy 구아닌, 8-옥소구아닌의 형성

⇒ 염기의 유리 : DNA 사슬에서 유리하여 염기가 빠진 부위에 생긴 손상

⇒ AP site

⇒ 가교형성 : 염기 라디칼이 생기고, 염기 간에 공유결합을 형성

⇒ DNA 사슬절단 : 1줄 사슬절단 → 수복하기 쉽다.

: 2줄 사슬절단 → 1/40(1줄 사슬절단과의 비)

→ 세포사와 염색체 이상

전문용어

* 1 **뉴클레오티드 제거수복(Nucleotide excision repair)** : 생체에 갖추어져 있는 DNA 수복기구의 하나로, 자외선에 의해 생긴 티민다이머와 각종의 화학물질에 의해 DNA 중에 생긴 손상을 수복한다. 염기제거수복(BER)보다 큰 DNA 손상을 인식하고, 제거·수복한다. 생략해서 NER이라고 한다.
  자외선에 의해 도입된 DNA 손상(티민다이머, 6-4 광산물)의 대다수가 NER에 의해 제거·수복되고, 세포에 돌연변이가 도입되는 것을 막고 있는 것을 보면 NER은 매우 중요한 수복기구라고 생각된다. NER의 중요성은 NER 단백질을 부족하게 하는 것에 의해 색소성건피증과 코카인증후군이라고 하는 심각한 사람 유전병이 되는 것으로부터도 알 수 있다. 염기제거수복에서는 DNA 중에 생긴 손상염기를 손상특이적인 DNA 글리코시라아제가 인식하지만, NER효소는 DNA의 이중나선구조의 큰 기울어짐을 인식한다. 그후 손상을 함유한 짧은 1줄 사슬 DNA 영역을 게놈 DNA에서 제거하고, 게놈 DNA에 1줄 사슬 틈새를 형성한다. 생긴 1줄 사슬 틈새는 DNA 폴리머라아제에 의해 동전 모양 사슬의 정보를 기본으로 합성하여 최후에 남은 움푹 패인 곳이 DNA 리가아제에 의해 메워져 수복이 완결된다. NER은 DNA 손상인식의 차이에 의해 전체 게놈 NER(Global genomic NER)과 전사와 공역한 NER(Transcription coupled NER, TCR 이라고도 한다)의 두 개의 서브패스웨이로 분류된다.
* 2 **염기손상** : 사람의 세포 1개를 보아도 그 세포 안에 DNA에서는 통상 1일에 약 1만 개의 염기를 잃고 있다고 생각된다. 왜 이렇게 간단하게 염기를 잃게 되는가를 말하자면, 사실은 DNA는 열적요동과 pH의 변화 등에 극히 민감하게 영향을 받기 때문이다. 그 대표적인 예로서 탈염기반응이 유명한데, 이 반응은 글리코시드결합의 절단반응에 의한 염기의 소실이라고 생각되고 있다. 탈염기반응은 pH가 산성일 때 일어나기 쉽고, 피리미딘염기보다 퓨린염기 쪽이 20배 이상 일어나기 쉽다고 말하고 있다.
* 3 **FaPy** : DNA 중의 염기에 있는 구아닌(G)은 산화되어 8-옥소구아닌이 된다. 이 8-옥소구아닌을 제거하는 효소 DNA 글리코시라아제를 사람에서는 OGG1이라 부르고 있다. 덧붙여 말하면 대장균에서 이 작용을 하는 효소로서 FaPy가 알려져 있다.

이제 방사선에 의한 DNA 손상에 대하여 알아보자. 손상의 종류는 아래와 같다.

① 염기손상

② 염기의 유리

③ 가교형성

④ DNA 사슬절단

1) 염기손상

먼저, 염기손상에 대해 살펴보자. 염기손상에는 각각의 염기에 유래하는 물질은 다음과 같다.

티민(T)에서 유래한다. ⇒ 티민글리콜의 형성

아데닌(A)에서 유래한다. ⇒ FaPy 아데닌, 8-하이드록시아데닌의 형성

구아닌(G)에서 유래한다. ⇒ FaPy 구아닌, 8-옥소구아닌의 형성

2) 염기의 유리

다음으로 염기의 유리를 살펴보자. 염기의 유리에는 뉴클레오티드의 당과 염기 사이의 글루코시드결합이 절단되어 염기를 유리하기도 하고, 염기의 아미노기가 유리하는 것은 이미 기술하였다. 염기가 유리되어 빠진 염기 결락부위는 AP site(apyrimidinic/apurinic site)라고 한다.

DNA 사슬상에 AP site가 생기면 이 장소에 DNA 복제의 저해가 일어나고, 최종적으로 세포에까지 장해가 생기게 된다.

MEMO

- 염기의 글리코시드결합은 매우 불안정하다. 따라서 방사선 등의 영향으로 간단히 유리한다고 알려져 있다.
- 가교의 하나로서, DNA 사슬상의 염기와 핵 가운데 단백질의 아미노산과의 사이에 반응이 일어나고, 가교가 형성되는 것이 있다. 이것을 DNA-protein cross link(DPC)라고 한다.

3) 가교형성

다음으로 가교형성을 살펴보자. DNA에 염기라디칼이 생기고, DNA 사슬상에 염기끼리의 공유결합이 생기는 것에 의해 손상이 일어난다. 가교형성은 1줄의 DNA 사슬상의 염기끼리의 공유결합이 2줄의 DNA 사슬상의 염기끼리의 공유결합에 의해 둘로 분류되고 있다.

1줄 DNA 사슬상 염기끼리의 공유결합이 형성되는 것을 intrastrand cross link라고 한다.

또, 2줄 DNA 사슬상 염기끼리의 공유결합이 형성되는 것을 interstrand cross link라고 한다. intra-인지 inter-인지가 혼동되기 쉬우므로, 여기서 확실하게 기억해 두자.

4) DNA 사슬절단

마지막으로 DNA 사슬절단(Strand Break)에 대해 알아보자. 방사선의 세포에 대한 생물학적 작용으로 가장 중요한 것은 DNA 사슬의 절단이다.

DNA 사슬의 절단은 수복이 어렵다는 사실은 이미 기술하였다.

DNA 사슬절단에서 뉴클레오티드의 당-인산의 결합부분이 절단된다고 알려져 있다.

DNA는 2줄의 사슬이 함께 염기에 의해 가교된 이중나선구조를 갖고, DNA 사슬절단에는 이 DNA 사슬 가운데 어디든지 한쪽 또는 양쪽이 절단되는 것에 의해 생기는 손상이고, 1줄 사슬절단(SSB, Single Strand Break), 2줄 사슬절단(DSB, Double Strand Break)의 두 종류로 분류되고 있다.

DNA의 한쪽의 사슬만 절단되는 경우를 1줄 사슬절단, 양쪽이 절단되는 경우를 2줄 사슬절단이라고 한다.

MEMO

- DNA의 2줄 사슬절단은 사람 등 생물에 있어서는 가장 치사적인 손상으로서 위치하고 있다. DNA의 재편성을 일으키기도 하고, 염색체 수준에는 변이와 결실을 일으키기도 한다.
- DNA의 2줄 사슬절단을 일으키는 직접적인 원인의 하나로서 방사선(X선과 γ선 등)이 있으나, 최근의 연구에서 DNA 손상과 복제 시에 생기는 DNA의 갈라진 부분에 있는 복제 포크의 충돌이 원인으로 DNA의 2줄 사슬절단이 생기기도 하고, DNA의 1줄 사슬영역의 확대가 생긴다는 것이 판명되고 있다.

1줄 사슬절단은 2줄 사슬절단과 비교하여 약 40배 이상의 빈도로 일어나고 있다고 한다. 쌍방 모두 DNA의 수복기구에서 수복되지만 2줄 사슬절단은 수복이 어려운 손상이기 때문에 수복되지 않고 남은 DNA 사슬이 있는데, 이것이 세포사와 염색체 이상을 유발한다.

저LET방사선과 고LET방사선을 비교한 경우, DNA 사슬절단의 빈도는 쌍방 모두 그다지 큰 차는 없다고 알려져 있으나, 수복하기 어려운 2줄 사슬절단이 많이 보이는 것은 고LET방사선 쪽이다. 따라서 더 많은 세포사가 일어나게 되는 것도 역시 고LET방사선쪽인 것을 알 수 있다.

이상과 같이 방사선의 세포 관여 중에서 가장 중요시하지 않으면 안 되는 생물학적 작용을 묻는다면 DNA 사슬의 절단이라 할 것이다.

6. 방사선에 의한 DNA 손상의 수복

방사선에 의한 DNA의 손상에 대해 설명했지만, 이 절에서는 손상된 DNA의 수복에 대하여 알아보자.

사람은 일상생활에 있어서 방사선, 자외선뿐만 아니라 화학변이물질 등으로부터의 위험에도 처해져 있다. 나아가 염기손상의 부분에서도 기술한 것처럼 매우 민감하게 영향을 받기 쉬운 DNA는 열적요동, pH 등에 의해서도 탈염기반응을 일으켜 손상시키는 것으로 알려져 있다.

그러면 대체 DNA는 어떻게 해서 자기수복기능을 익히게 된 것일까?

그 답은 세포 내의 대사과정에서 생긴 미토콘드리아 유래의 활성산소에 의한 DNA 손상에 있다. 결국 인류는 미토콘드리아 유래의 활성산소에 의한 DNA 손상을 수복하는 기능을 진화의 과정 안에서 자연히 익혀 오게 된 것이다.

DNA 손상 중 수복이 어려운 2줄 사슬절단은 1줄 사슬절단의 약 1/40의 빈도로 일어나고 있다고 하지만, 손상의 진행이 빨리 진행되지 않기도 하고, 수복의 과정에서 오류가 생기기도 한다면 유전자가 결실하여 세포사에 이르기도 하고 암억제유전자의 불활성화와 결실이 발암을 유발하기도 하게 되는 것이다. 염색체 수준에서도 잘못된 짜임이 생기면 염색체 이상을 일으키게 된다.

그러면 DNA 손상 가운데 치사의 주요 원인인 DNA의 2중 사슬절단에 대해 좀 더 자세히 알아보자.

DNA의 2중 사슬절단에 대한 수복의 첫 단계는 무엇일까?

그것은 손상부위를 먼저 인식하는 것이다. 여러분도 몸의 상태가 갑자기 무너져 병원에 가서 검사와 치료를 해야 하는 것은 아닐 것이다. 의사가 정확한 진단을 하기 위해서는 우선 병과 병소에 대한 정확한 검사를 해야 하는 것이다. DNA가 손상된 경우도 마찬가지로, 손상개소를 정확히 알지 못하면 수복효소가 어느 곳으로 가야 할지 혼동하게 된다.

손상개소의 인식기구는 아직 해명되지는 않았으나, 모세혈관확장성 운동실조증(ataxia-telangiectasia : AT)[*4]의 원인유전자인 ATM이 방사선에 대해 극히 고감수성인데, 이것이 DNA 손상의 센서로서 기능하고 있는 것으로 알려져 있다. 방사선에 피폭하면 세포 중의 ATM의 키나아제(단백질인산화효소[*5])활성이 높아지고, 그 결과 NBS1 단백질을 인산화하고, RAD50, MRE11, NBS1의 복합체가 형성되어 DNA의 절단부로 이동해 간다. 이 인산화가 손상개소의 인식기구의 수수께끼를 푸는 열쇠인 것이다.

DNA 손상 가운데에서도 DNA 사슬의 절단(그림 5-11)이 가장 중요한 것은 이미 기술했지만, DNA 사슬상에 손상개소가 1개소라도 남아버리면 그것이 원인으로 장래 암화할 우려가 있으므로 그대로 방치해 둘 수는 없다. 그래서 암화를 막는 방법으로서 인류는 진화의 과정에서 세포 자신을 자살시켜 버린다. 즉, 세포자살 프로그램[*9]을 짜 넣었다는 의미이다. 이 세포자살 프로그램에 의해 일어나는 세포사를 아포토시스라고 한다.

아포토시스는 암세포에서도 보이는 것으로, 어떠한 형태로 세포자살 프로그램을 기동시키면 인위적으로 암세포를 사멸시킬 수 있다고 생각된다.

DNA 2중 사슬절단에서 수복은 상동재조합수복[*10]과 비상동말단결합수복의 두 가지로 구별되고, 이것에 대해 알아보자.

DNA 2중 사슬절단의 수복을 그림 5-12과 그림 5-13에 실었다. 그림 5-13에서는 상동재조합수복과 비상동말단결합수복의 차이를 모식적으로 나타내었다. 또 UBC13에 의한 상동재조합수복

최신의 내용

'DNA 수복기구 발동의 메커니즘은 ATM(ataxia telangiectasia mutated)의 인산화가 발단이다' 라고 기술하였는데, 그 반응과 마찬가지로 UBC13(유비퀴틴[*6] 13)[*7]이라고 하는 단백질의 유비퀴틴화[*8] 반응도 일어난다는 것이 판명되고 있다. 이것은 UBC13을 결손시킨 세포에서는 상동재조합에 의한 DNA 사슬절단의 수복이 발동하지 않는 것으로부터 증명되고 있다.
UBC13에 대해서는 상동재조합수복의 부분에서 좀 더 자세히 설명하겠다.

전문용어

***4 모세혈관확장성 운동실조증(ataxia-tetangiectasia : AT)**
붉은 얼굴이라고 하며, 주위의 온도 상승, 사람 앞에서의 긴장, 화가 나서 흥분했을 때 등과 같이 조금의 자극으로도 얼굴이 다른 사람들보다 더 빨리 빨갛게 되는 증상을 나타내는 질환. 얼굴의 모세혈관의 확장에 따라 혈류량이 증가하는 것이 원인이다.

***5 키나아제(Kinase)**
인산화효소라고도 하며, 기질과 타깃 분자를 인산화하는 효소의 총칭을 의미한다.

***6 유비퀴틴**
76개의 아미노산에서 구성되고, 단백질분해, DNA 수복, 신호전달 등의 생명현상에 관한 단백질을 의미한다.

***7 UBC13**
유비퀴틴(E2)리가아제라고 하는 효소. 표적단백질 중 아미노산인 리딘에 유비퀴틴을 공유결합시켜 표적분자를 분해하기도 하고, 신호전달에도 관여하고 있다.

***8 유비퀴틴화**
표적단백질 중의 아미노산인 리딘에 유비퀴틴을 공유결합시킨 반응을 의미한다.

***9 세포자살 프로그램**
불필요한 세포의 제거를 목적으로 한 세포 자신의 자살 프로그램. 아포토시스(자연사), 네크로시스(괴사) 등.

***10 상동재조합수복**
DNA 사슬이 절단되면 수복기구가 작용하여 수복되지만, 그때 끊어진 DNA 사슬과 같은 염기배열을 갖는 DNA 사슬이 재조합되는 것을 상동재조합수복이라고 한다.

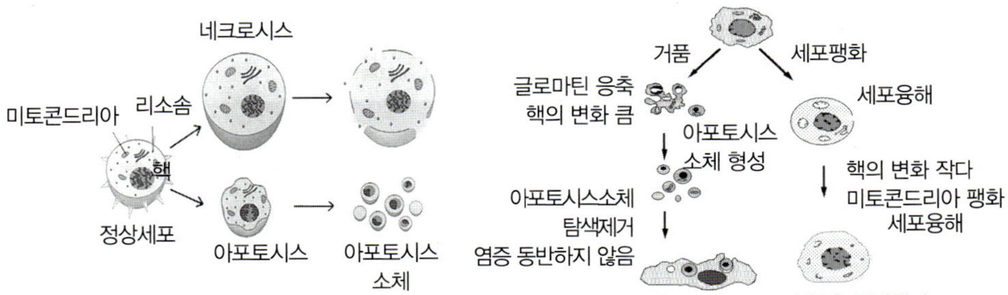

네크로시스는 먼저 세포 내의 미토콘드리아 등의 세포 내 소기관에서 시작하며, 핵에 큰 변화는 일어나지 않는다. 그것에 대해 아포토시스는 핵에 확실한 변화가 일어나서 세포의 축소화가 시작되고, 최후에 아포토시스소체가 된다.

그림 5-10 아포토시스와 네크로시스의 차이

을 그림 5-14에 실었다.

UBC13은 7단계의 상동재조합수복 가운데 2번째 단계에서 기능한 것으로 알려져 있다. 결국 UBC13이 존재하지 않은 상태를 만들어 낼지, 아니면 그 기능을 어떤 형태로 억제하면 상동재조합수복은 2번째 단계에서 반응이 정지해 버리게 된다. 결국 인위적으로 암세포를 사멸시키는 것에는 암세포의 DNA 2줄 사슬을 절단하고, 암세포가 갖는 UBC13의 기능을 빼앗아 버리면 되는

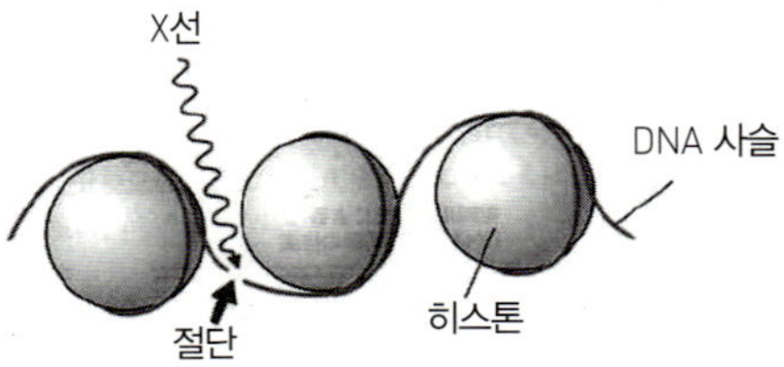

그림 5-11 DNA 사슬절단

상동재조합은 DNA 2줄 사슬절단의 수복반응

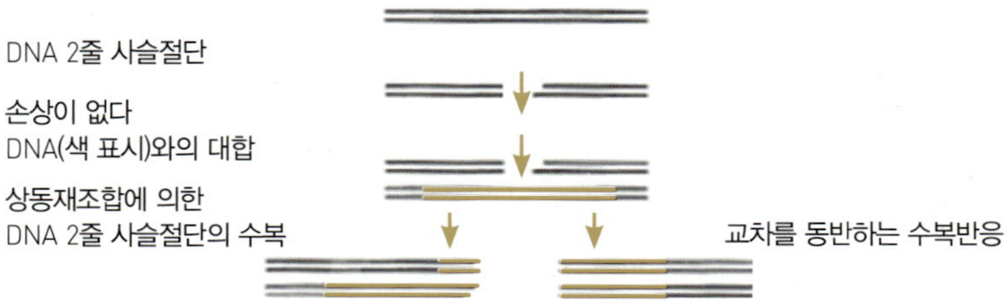

그림 5-12 염색체 DNA 2줄 사슬절단의 수복①(손상이 없는 DNA와 대합한다)

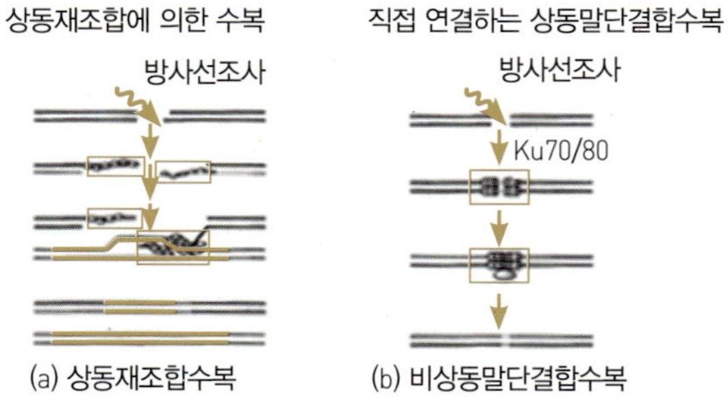

염색체의 DNA 단열은 상동재조합수복 혹은 비상동말단결합수복의 어느 것인가에 의해 수복된다.

그림 5-13 염색체 DNA 2줄 사슬절단의 수복②

것이다. 반응이 멈추어버리면 DNA 사슬은 수복되지 않고 세포자살 프로그램을 가동하고, 암세포는 아포토시스라고 하는 세포사를 일으키며 사멸해 버리게 된다.

이상에서와 같이 DNA 사슬의 수복에 있어 상동재조합수복을 시작하게 하기 위한 필수 아이템은 UBC13이다.

7단계로 되는 상동재조합에 의한 수복

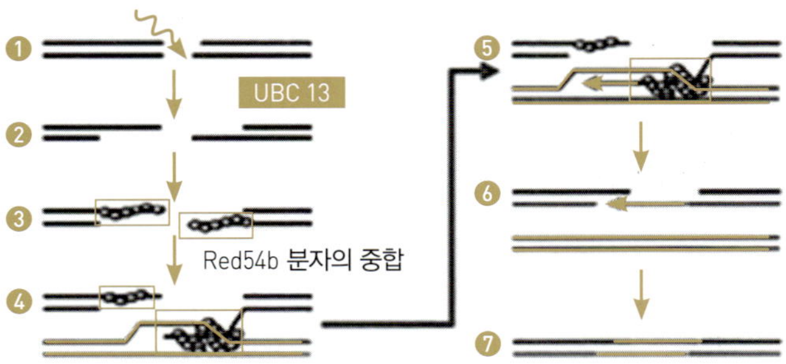

UBC13은 수복과정 7단계로 되는 상동재조합 가운데 제2단계에서 기능하고 있다.

그림 5-14 UBC13에 의한 상동재조합수복

7. 세포주기

생물학적 과정을 설명하는 중에 세포사라고 하는 용어가 여러 회 거론되고 있다. 결국 방사선 피폭에 있어 세포사는 생물학적으로도 매우 중요하다. 세포사를 이해하기 위해서는 먼저 세포주기에 대해 꼭 이해할 필요가 있다. 그러면 먼저 세포주기에 대해 알아보자(그림 5−15).

1) 세포주기

세포 자신은 어느 정도의 크기까지 성장하면 그 단계에서 성장을 멈추든지 아니면 분열한다고 알려져 있다. 덧붙여 말하면 적혈구, 신경세포, 골격근세포 등은 한 번 성숙해 버리면 분열하지 않는다.

세포는

염색체의 배가·성장 ⇒ 염색체분리 ⇒ 세포분열 ⇒ 낭세포

라고 하는 사이클을 거쳐 분열해 가지만, 어떤 분열에서 다음의 분열까지의 사이클을 세포주기(cell cycle)라 하고, 1사이클을 세대시간이라고 한다(그림 5-16).

세대시간은 생물종에 따라 다르다는 것이 알려져 있다. 또 세포분열은 유사분열(mitosis)과 세포질분열(cytokinesis)의 두 가지로 구별하고 있다. 유사분열에서 핵은 복잡한 과정을 거쳐 분열되고,

세포질분열에서는 세포질이 두 개로 나뉘어 세포질분열을 하고 있는 것으로 알려져 있다.

세포주기는 '간기(G_1, S, G_2기) ⇒ 유사분열기(M기) ⇒ 간기' 라는 사이클을 반복하는데, 유사분열의 시기를 M기라 하고, 대부분의 세포에서는 약 1시간 정도이다. 또 M기와 M기의 사이는 간기(interphase)라 하고, M기가 전체 세포주기의 극히 일부분인 것에 대해 이 간기는 매우 긴 기간을 차지하고 있다. 결국 이 긴 기간인 간기를 이용하여 세포는 분열에 필요한 단백질과 다른 물질을 합성하고 있는 것이다.

간기는 다시 G_1기, S기, G_2기의 3개의 시기로 나누어지고, G_1기 ⇒ S기 ⇒ G_2기의 순번으로 진행해 간다(그림 5-17). 이 중에서도 S기는 DNA의 복제가 행해지는 중요한 시기이다.

간기의 시작의 Gap기는 G_1기이고, DNA의 복제를 하는 S기에 이행하기 위한 효소가 활성화된다. 여기서 중요한 것은 이 효소가 활성화되면 G_1기에서 S기에 이행하고, 활성화하지 않으면 G_0기라고 하는 분화, 노화, 아포토시스에 관련한 정지기, 즉 세포주기의 밖으로 나오게 되는 것이다.

S기에서 DNA가 복제하면 2회째 간기인 G_2기에 이행해 간다. 이 시기는 분열의 최종단계로, 단백질 등의 합성이 활발히 이루어지고 있다.

M기는 전기(prophase), 중기(metaphase), 후기(anaphase), 종기(telephase)의 4기로 분류된다.

DNA 복제효소	활성화 - S기에 이행 비활성화 - G_0기에 이행

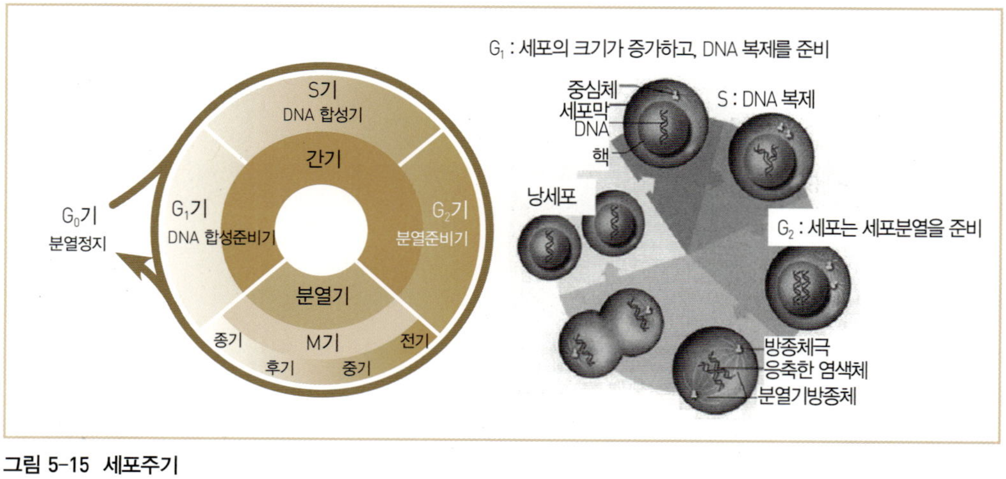

그림 5-15 세포주기

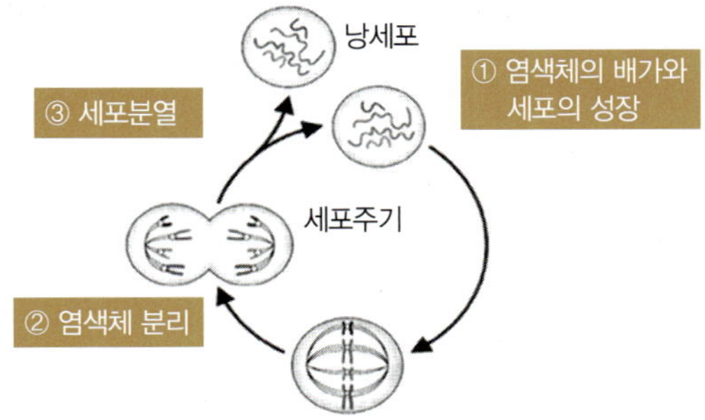

그림 5-16 세포주기

8. 증식사와 간기사

세포주기의 메커니즘에 대해서는 이미 기술했지만, 세포주기 사이에 세포가 죽어버리는 경우가 있다. 이것을 증식사와 간기사라고 한다. 먼저, 증식사부터 알아보자.

증식사란, 방사선조사가 원인으로 방사선조사 후 1~3회 분열한 부분에서 세포가 죽어버리는 현상이다. 정상세포와 암세포에서 모두 동일하게 일어나는 것으로 알려져 있다.

다음으로 간기사인데, 방사선조사가 원인으로 다음의 M기에 들어가지 못하고 세포가 죽어버리는 현상이다. 간기사에는 다음과 같은 세 종류의 양상이 알려져 있다.

간기사

1. 세포주기를 진행하고 있는 세포에 비교적 대선량의 방사선을 조사한 경우
2. 신경세포 및 골격근조직과 같이 세포주기의 진행이 멈추어있는 G_0기에 있는 세포에 대선량의 방사선이 조사된 경우
3. 임파구와 흉선세포에 저선량의 방사선이 조사된 경우

임파구는 저선량의 방사선피폭에서도 간기사를 일으키는 경우가 있고, 아포토시스(자연사)의 죽음의 메커니즘이 관여하고 있는 것으로 알려져 있다.

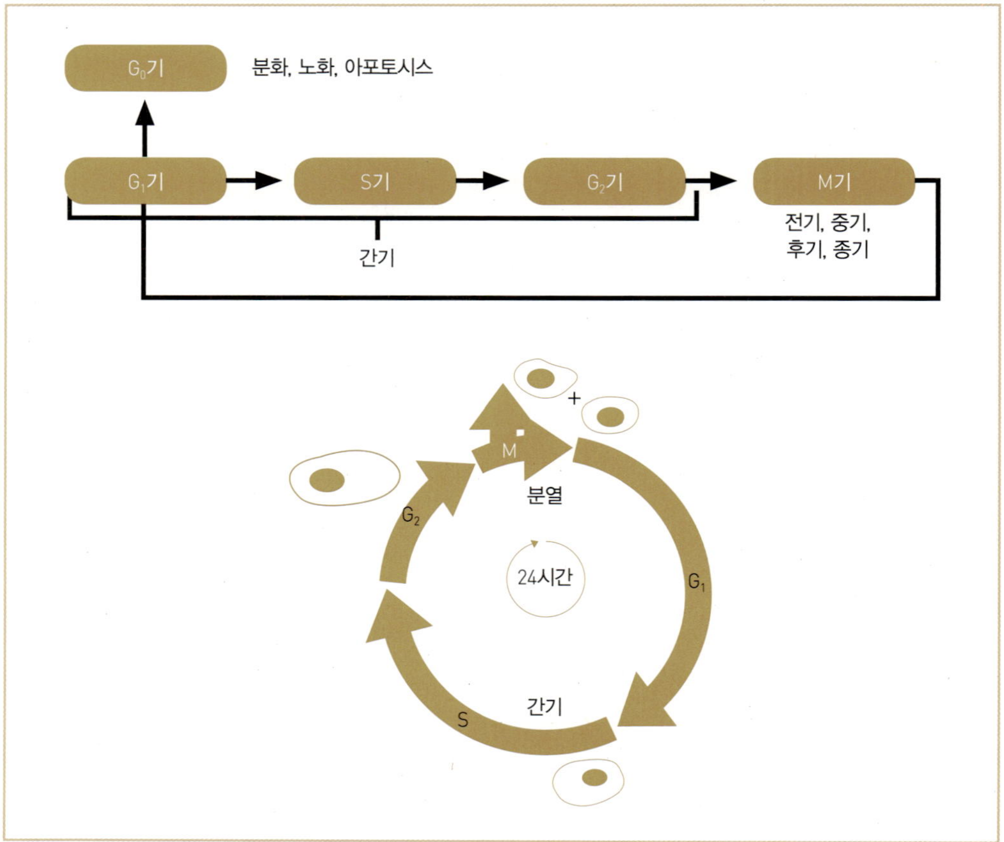

그림 5-17 세포주기의 간기

9. 세포의 괴사와 자연사(아포토시스와 네크로시스)

- 아포토시스 : 세포 내의 효소 등에 의해 세포가 능동적으로 죽음에 이른다.
  ⇒ 대식세포(마크로파지)가 관계한다.
- 네크로시스 : 자극에 의해 수동적으로 세포가 죽음에 이른다.
  ⇒ 염증반응 세포사

사람은 약 60조 개의 세포로 이루어져 있다. 그 세포도 항상 신진대사를 하고, 오래된 세포는 죽어가기도 하고, 새로운 세포가 다시 태어난다는 것을 계속하면서 건강을 유지하고 있다.

사람의 세포는 항상 여러 가지 자극을 받아 세포사에 이르는 것도 많으며, 세포사에는 다음과 같이 두 가지의 경우가 알려져 있다.

증식사와 간기사

1. 간기사형 아포토시스

조사를 받은 세포가 분열하지 않고 죽는다.
흉선세포, 소장크리프트세포의 일부, 임파종세포의 일부 등.
여러 기간에 일어나는 조발형과 G_2/M기에 정지 후 일어나는 지발형이 있다.

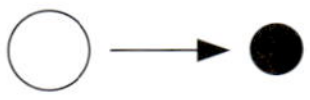

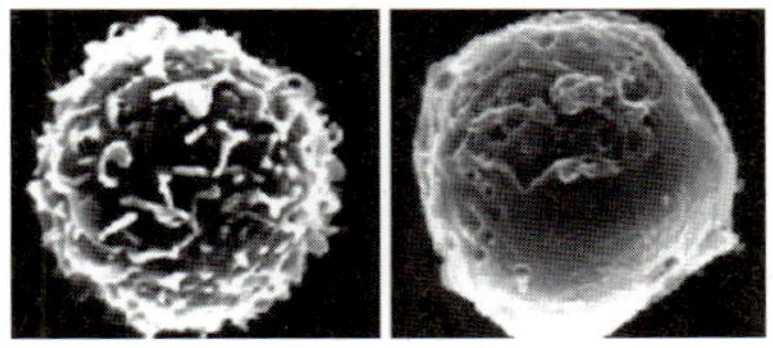

간기사 Interphase death　　생식치사 Reproductive death

2. 증식사형 아포토시스

조사 후 1회 이상의 세포분열을 거치고 난 후 아포토시스를 일으킨다.
많은 암세포로 인식되어, 장시간에 걸쳐 아포토시스세포가 출현한다.

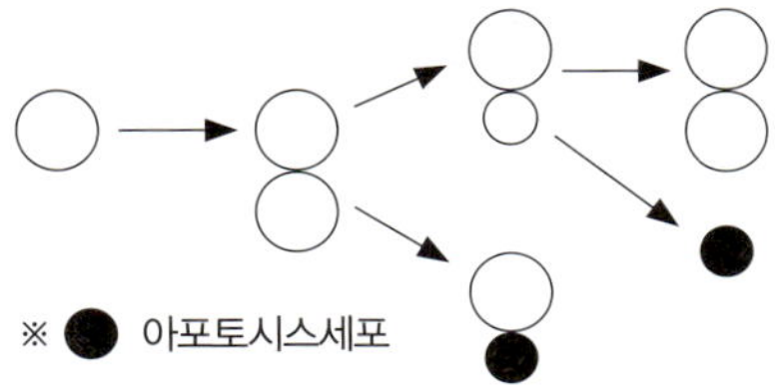

증식사와 간기사의 차이

	방사선에 의한 세포의 죽음		
	증식사(reproductive death) 분열을 거쳐 죽는다	간기사(interphase death) 분열을 거치지 않고 죽는다	
증식속도	빨리 증식한다	천천히 증식 또는 증식하지 않는다	
대표적인 세포의 종류	골수간세포, 장간세포, 종양세포, 배양세포 등	임파구	간장실질세포, 뇌(신경세포)
방사선감수성	높다(D0=0.5~2Gy)	높다(D0=0.05~1Gy)	낮다(수십Gy)
생존율곡선 (저LET방사선조사의 경우)	어깨 있음 (조혈계간세포 등에서는 어깨 없음)	어깨 없음 (아포토시스)	(네크로시스)
세포사까지의 시간	수시간~수일	수시간~1일	

① 세포 내의 효소 등에 의해 세포 자신이 능동적으로 죽음에 이르는 경우

② 자극에 의해 수동적으로 세포가 죽음에 이르는 경우

①은 아포토시스(자연사)(그림 5-18a)라고 하는 것으로, DNA 손상, 세포자살 프로그램, 간기사의 부분에서도 언급했지만, 세포자살 프로그램이 가동하면 세포는 스스로 죽어간다.

②는 네크로시스(괴사)(그림 5-18b)라고 하는 것으로, 세포 중에 있는 소포체, 미토콘드리아라고 하는 각 기관이 팽창하여 최후에는 붕괴해 죽어간다. 네크로시스가 원인으로 세포 내의 리소솜*[11] 등의 분해효소가 세포 외로 누출되고, 주위의 세포에도 장해를 주는 것으로 알려져 있다. 염증반응은 네크로시스(괴사)가 원인이 되고 있다.

전문용어

* 11 리소솜(lysosome)
라이소솜, 라이소좀 또는 수해소체라고도 한다. 생체막에 둘러싸인 구조체로 세포 내 소화의 장이다. 내부에 가수분해효소를 가지고, 엔도사이토시스와 오토파지에 의해 막 내에 거두어들여진 생체고분자가 여기서 가수분해된다. 분해된 물체 가운데 유용한 것은 세포질에 흡수된다. 불용물은 엑소사이토시스에 의해 세포 외로 폐기되든지 잔여소체(residual body)로서 세포 내에 머문다. 단세포생물에서는 리소솜이 소화기관으로 작용하고 있다. 또 식물세포에서는 액포가 리소솜에 해당하는 세포 내 기관이다.

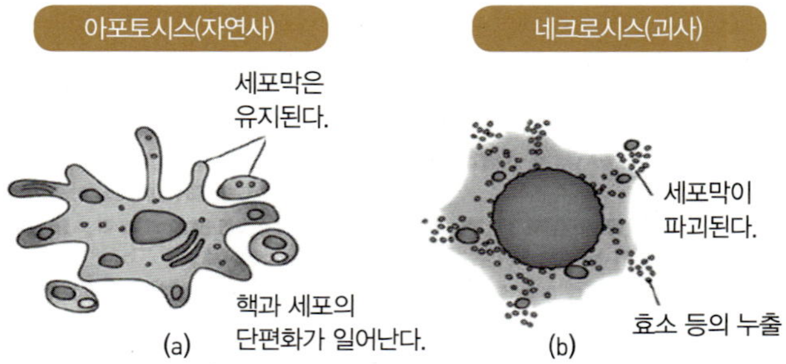

그림 5-18 아포토시스(자연사)와 네크로시스(괴사)

여기서 아포토시스와 네크로시스의 차이를 알아보자. 아포토시스는 네크로시스와 다르게 세포핵과 세포의 단편화는 일으키지만(그림 5-19), 세포막 자체는 유지되기 때문에, 세포 내의 분해효소 등은 세포 외로 누출되지 않고 주위의 세포를 장해하는 것이 없다. 따라서 염증반응도 일어나지 않는다.

아포토시스는 발생의 단계에서도 보여지는 현상으로, 올챙이의 꼬리가 성장과 함께 짧아져 가는 것은 아포토시스에 의한 것이다. 또한 임파구와 조직의 건세포, 또 어떤 종의 암세포가 방사

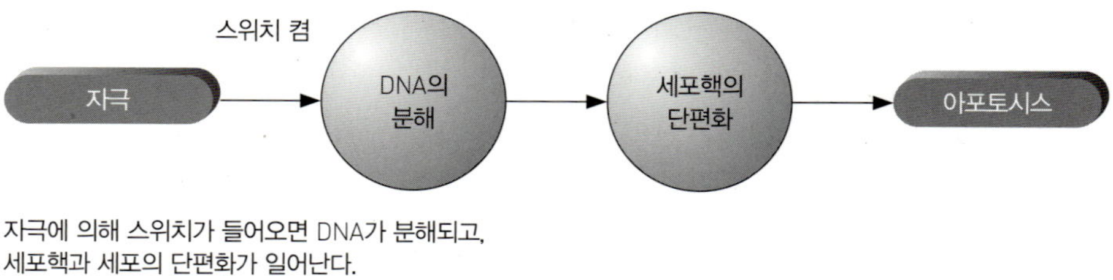

그림 5-19 핵과 세포의 단편화(아포토시스)

선 피폭 후에 죽는 것도 아포토시스에 의한 것이라고 말할 수 있다. 게다가 암세포를 배제하는 활동도 있다는 것이 알려져 있다. 아포토시스와 네크로시스의 요인, 과정, 특성에 대하여 비교한 것을 표 5-1에 실었으므로 그 차이에 대해 확실히 이해해 두자.

10. 세포의 표적이론(세포의 생존율곡선)

- 표적이론 ⇒ 세포 내에는 몇 개인가의 표적이 있고, 그 전부가 방사선에 의해 hit(불활성화) 되면 세포는 죽는다.
- D_0 ⇒ 방사선감수성(표적의 hit되기 쉬움, 되기 어려움)
- D_q ⇒ 아치사장해의 회복(SLD 회복)을 반영
- n ⇒ 외삽치(표적의 수)
- 직선–2차 곡선 모델
  ⇒ 두 개의 hit(예 : DNA의 2줄 사슬의 절단의 각각의 사슬의 절단을 1hit로 한다)로 세포는 죽는다.
- 하나의 방사선의 비적이 한 번에 2hit로 한다.
  ⇒ 그 확률은 선량에 비례(αD)
- 두 개의 방사선의 비적이 독립으로 2hit로 한다.
  ⇒ 그 확률은 선량의 제곱에 비례(βD^2)

세포사에 대해 여러 가지로 설명해 왔지만, 1Gy 이상의 고선량의 방사선피폭으로 문제가 되는

표 5-1 아포토시스와 네크로시스

	아포토시스	네크로시스
요인	생리적·병리적 호르몬 이상, 성장인자의 제거, 세포장해성 T세포의 공격, HIV감염, 방사선, 온열, 항암제	병리적, 비생리적, 화상, 독물, 허혈, 보체공격, 용해성 바이러스감염, 과잉약물투여와 방사선조사
과정	세포의 축소, 뉴클레오솜단위 DNA 단편화, 세포표면의 평활화, 세포의 단편화	미토콘드리아와 소포체의 팽윤, 이온수송계의 붕괴, 세포의 팽윤의 용해, 세포내용물의 유출
특성	세포 내에 산재적으로 발견, 단시간에 단계적으로 진행, 능동적 자괴과정	조직 내에 일제히 발견, 장시간에 점차 진행, 수동적 붕괴과정

생물학적 작용 가운데 가장 중요한 것은 역시 세포사이다.

고선량의 방사선피폭에서는 DNA 2줄 사슬이 절단되어 수복기구가 작동한다고 해도 세포는 머지않아 죽어버린다. 세포가 죽어버리면 생체를 구성하는 조직·장기에 영향이 크게 되고, 곧 사람이 죽음에 이르는 경우도 있다. 따라서 사람의 조직·장기에의 방사선 영향을 아는 것 이상으로 세포사를 이해하는 것은 필요불가결한 것이다.

그러면 세포의 생존율에 대하여 살펴 보자. 세포의 생존율은 다음의 식으로 나타낼 수 있다.

$$\text{세포의 생존율} = \frac{\text{조사군의 살아남은 세포수}}{\text{대조군의 세포수}}$$

조사군 : 방사선을 조사한 세포군

대조군 : 방사선을 조사하지 않은 세포군

세포의 생존율을 세로축, 선량(Gy)을 가로축으로 해서 나타낸 표유동물세포의 전형적인 선량-생존율곡선을 그림 5-21에 실었다.

그림 5-20에서 알 수 있듯이 α선과 X선이 선량(Gy)의 값이 크게 됨에 따라 세포의 생존율은 감소해 간다는 것을 마지막에 얻을 수 있을 것인가?

그림 5-20에 나타낸 α선과 X선의 2개의 생존곡선은 다음 식과 같이 나타낸다.

$$S=e^{\frac{-D}{D_0}} \quad \cdots\cdots (1)$$

$$S=1-(1-e^{\frac{-D}{D_0}})^n \quad \cdots\cdots (2)$$

S : 세포의 생존율

D : 흡수선량(Gy)

D_0 : 세포에 따라서 결정되는 정수

n : 방사선에 따라서 결정되는 정수(외삽치)

X : $\lim_{\infty}(1+1/X)^X=e \quad 1/e(37\%)$

(2)식 중에는 아니지만, 생존율곡선(그림 5-20)에 나타나는 어깨의 선량을 D_q선량이라 하고, 유역치선량이라고도 한다.

n은 방사선에 의해 정해지는 정수(외삽치)로, n과 D_q와 비례하고, n이 크면 D_q도 커지게 된다.

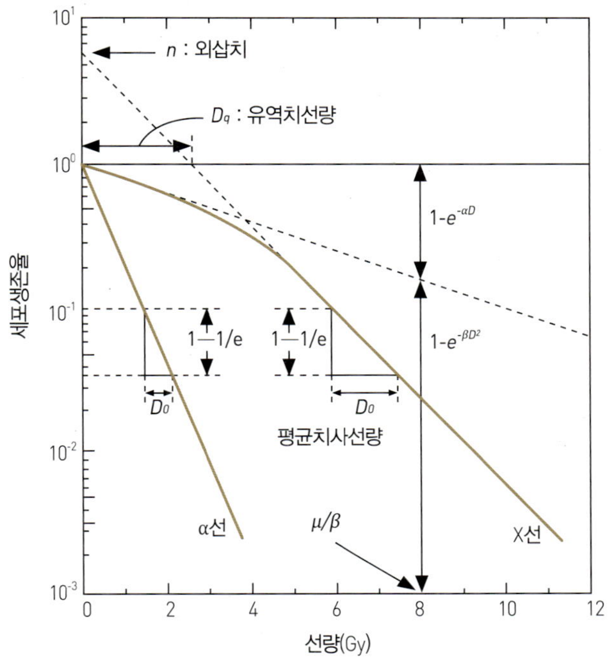

그림 5-20 포유동물세포의 전형적인 선량- 생존율곡선(실선)

D_0선량은 세포생존율곡선의 직선부분으로, 생존율이 37%인 선량이며, 평균치사선량이라고 한다.

D_0가 작을수록 세포는 방사선에 의해 죽음에 이르기 쉽게 된다. 그 때문에 각 세포의 방사선감수성의 지표로 사용되는 경우가 있다.

일반적으로 포유동물세포의 X선의 생존율곡선은 예외를 제외하고 D_0=1~3Gy, n=1.5~1.0이다.

D_0선량과 n의 값이 작을수록 세포의 방사선감수성은 높다. 서론에서도 기술했지만 사람은 방사선에 전신 조사되었을 경우 60일 후에는 생존율이 50%가 된다는 것이 알려져 있고, 이 선량을 반치사선량($LD_{50/60}$)이라고 하며, 그 값은 약 4Gy이다.

4Gy를 다른 열량으로 환산하면 어느 정도일까?

사람은 전신에 4Gy의 방사선을 받으면 60일 후에는 생존율이 50%가 된다는 것($LD_{50/60}$)은 이미 기술했고, 4Gy의 방사선량이라고 해도 와 닿지 않는 독자 여러분도 많다고 생각한다. 그래서 방사선의학자 홀(Hall)의 예를 기초로 잠시 생각해 보자(그림 5-21).

사람의 $LD_{50/60}$에 해당하는 4Gy의 방사선의 에너지를 열에너지(뜨거운 수프를 마신다)와 일에너지(무거운 물건을 선반에 올린다)로 환산해서 비교해 본다.

- 4Gy(LD50/60)의 방사선량을 전신에 피폭했을 때의 흡수된 에너지량은 1Gy=1J/kg, 체중=60kg일 때 57.4cal가 된다.
- 다음으로 65℃의 수프를 마실 때 4Gy($LD_{50/60}$)에 해당하는 수프의 양은 2.0ml가 된다. 체중=60kg의 사람이 마루 위 1.5m의 선반 위에 물건을 놓을 때 4Gy($LD_{50/60}$)에 해당하는 중량은 약 2.5kg이다. 이것으로부터 4Gy($LD_{50/60}$)를 다른 열에너지와 일에너지로 환산해도 사실은 대단한 양이 아니라는 것을 알게 될 것이다. 결국, 방사선은 매우 강한 살상력을 갖고 있는 것이다.
- 다음으로 세포 중에 1표적이 존재하고, 그 1표적이 방사선에 의해 1hit되는 것에 의해 세포사가 일어나는 경우를 생각해 보자.

전신피폭

- 1Gy=1J/kg
- 체중=60kg
- $LD_{50/60}$=4Gy
- 흡수된 에너지 = 60×4=240
  주울=240÷4.18 = 57.4cal

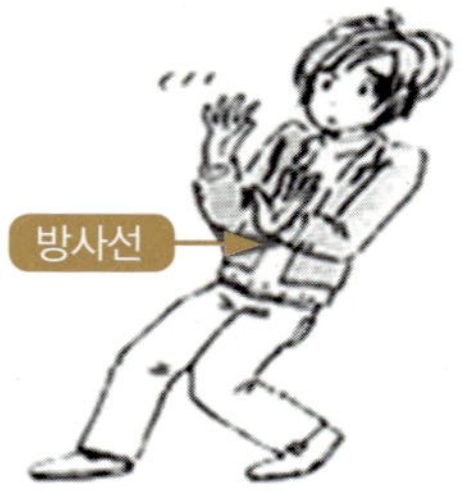

뜨거운 수프를 마신다

- 온도차 65℃-37℃=28℃
- $LD_{50/60}$ = 4Gy에 해당하는 수프량
  = 57.4cal÷28 = 2.05ml = 2.0ml

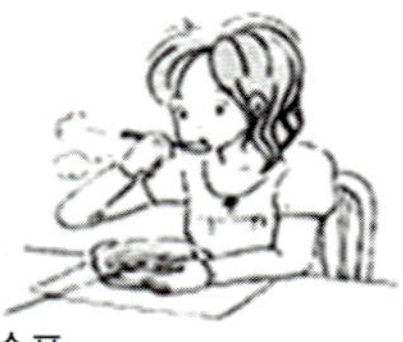

어떤 무게의 물질을 1.5m 높이의 선반에 놓을 때의 일의 양

- 240÷(x×0.0981)×x = 240/0.0981 = 2.446g
  x = 2.5kg인 무게의 물체를 놓을 때의 일의 양(에너지)

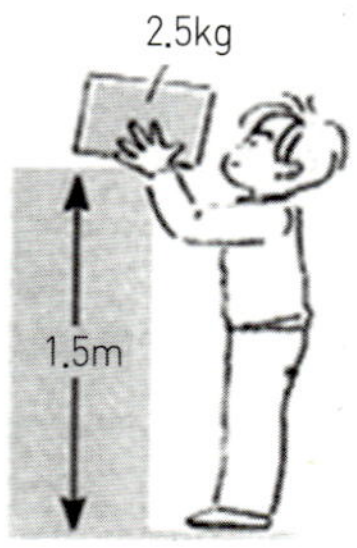

그림 5-21 방사선이 인체에 부여하는 에너지 환산

- 표적이 생기는 hit수의 평균값 λ는 선량 D에 비례한다.
- $\lambda = kD$ ……(3)
  - D : 선량
  - λ : 표적에 생긴 hit수의 평균값
  - k : 비례정수

λ는 매우 작은 값을 갖는다. 통계학상, 매우 작은 이산적인 일의 발생확률은 포아손분포(Poisson distribution)로 나타낸다. 선량 D일 때 표적에 n hit생기는 확률 (P(n)은 평균 λ를 부여하는 포아손 분포로 나타낸다.

$$P(n) = \frac{e^{-\lambda} \cdot \lambda^n}{n1}$$ ……(4)

$P(n)$: 선량 D 일 때 표적에 n hit 생길 확률

λ : 표적에 생긴 hit수의 평균값

세포 중에 1표적이 존재하고, 그 1표적에 hit가 생기는 것에 의해 세포사가 일어나는 경우 세포가 살아남을 확률 S는, 선량 D가 조사되어도 hit가 생기지 않은 확률 $P(0)$이다. 즉,

$$S = P(0) = e^{-\lambda} = e^{-kD}$$ ……(5)

$P(0)$: 선량 D가 조사되어도 hit가 생기지 않을 확률

S : 세포가 살아남을 확률

D : 선량

이다. 여기서 비례정수를 $k=1/D_0$로 하면, 이 생존율의 식은 (1)식이 된다.

$$S = e^{\frac{-D}{D0}}$$ ……(1)

λ : 표적에 생기는 hit수의 평균값

k : 비례정수

다음으로 세포 내에 표적이 n개 있고, 그것이 전부 1hit 이상 되었을 때 세포사가 일어날 경우

의 생존율을 생각해 보자. 먼저 표적이 1hit 이상 할 확률은 위 식을 사용하면 1-$P(0)$이다. N개의 표적 전체에 1hit할 확률은

$$(1-P(0))^n$$ 이다.

세포가 생존하기 위한 확률 s는 결국

$$\begin{aligned} S &= 1-(1-e^{-kD})^n \\ &= 1-(1-e^{\frac{-D}{D0}})^n \end{aligned} \quad \cdots\cdots(6)$$

으로, 이 식은 (2)식과 같다.

이상과 같이 방사선이 일으키는 세포사는 확률사상이라는 것을 마지막에 알 수 있다고 생각한다.

① 세포 내에 방사선에 매우 민감한 구조체(표적)가 존재한다.
② 이 표적에 방사선이 hit하고 상처를 만들면 표적은 기능을 잃는다.
③ 이 표적의 기능상실이 원인이 되어 세포의 죽음이 기인된다.

직선-이차곡선 모델(LQ모델)

- 선량과 불안정형 염색체 이상과의 관계를 설명 ⇒ LQ모델
- 1줄의 방사선으로 염색체가 2개소 절단 ⇒ 그 확률은 선량에 비례(αD)
- 복수의 방사선으로 염색체가 2개소 절단 ⇒ 그 확률은 선량의 2승에 비례(βD2)
- D=α/β ⇒ α에 의한 효과와 β에 의한 효과가 같게 되는 부분
- α/β의 값 ⇒ 곡선의 형태와 회복능력을 결정한다
- 선량-생존율곡선 ⇒ 저선량역 부분에서는 합쳐지는 부분이 있으나, 고선량역에서는 일치하지 않는다.
- 방사선치료에서 분할조사 ⇒ 관련 있음
- 백혈병의 발생에 관한 선량효과관계

- 직선-이차모델(Linear-Quadratic Model) : 일반적으로 방사선영향의 선량-반응관계는 직선-2차 곡선에 들어맞는 것이 많다.

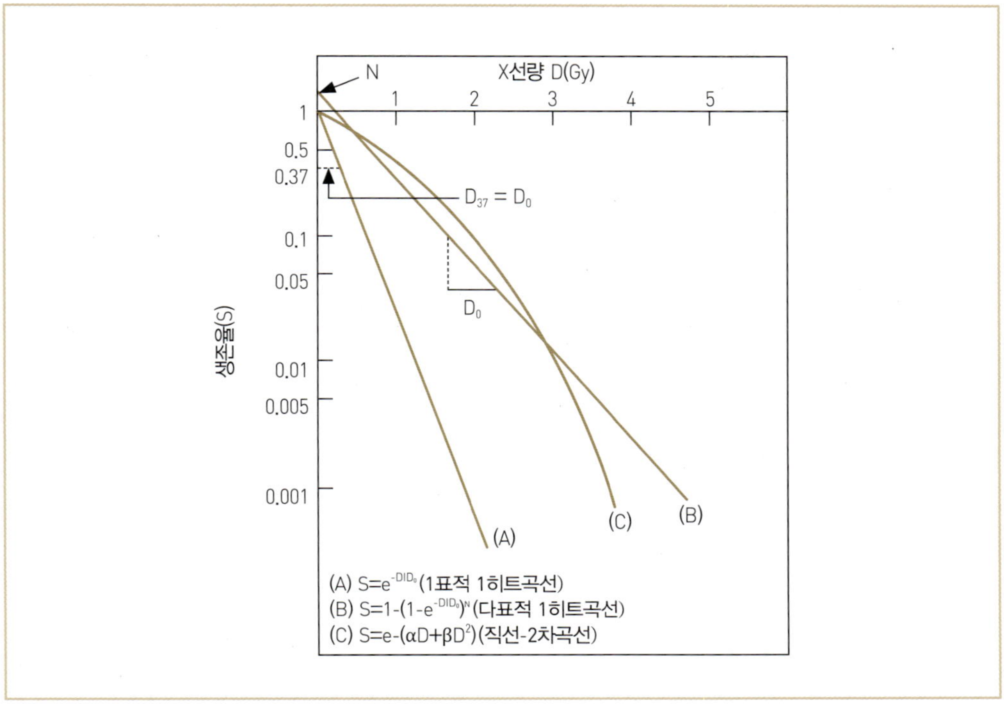

그림 5-22 1표적 1히트곡선과 다표적 1히트곡선의 생존율 그래프

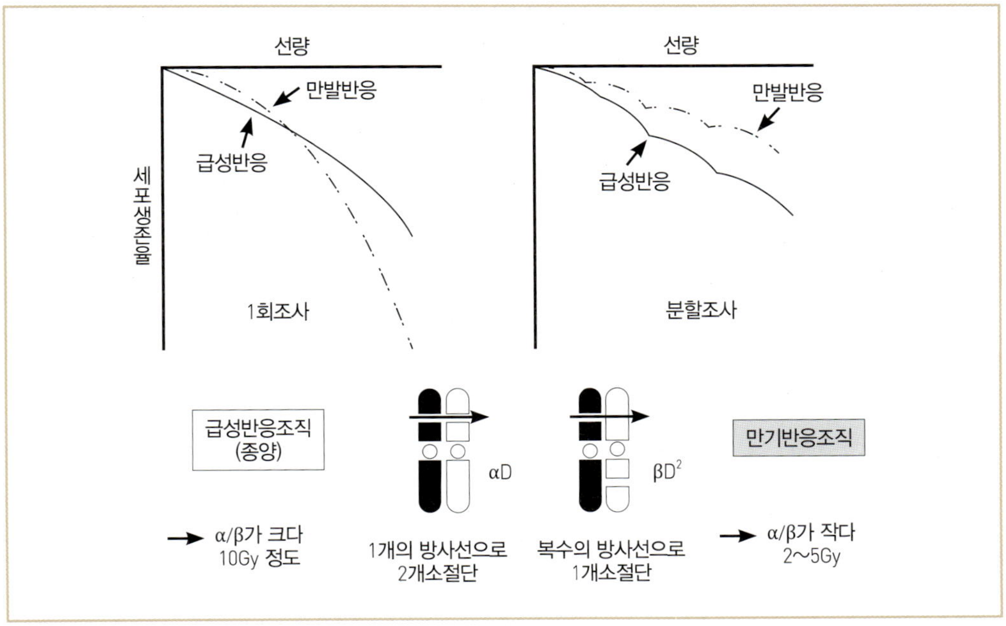

그림 5-23 시간적 선량배분

방사선피폭에 의해 세포사에까지 이르게 하는 위중한 손상은 DNA 2줄 사슬절단(그림 5-24)인 것을 이미 상세히 기술하였다. 그러나 그림 5-25에서 염색체 수준에서 본 경우, 1줄의 방사선에 의한 2개소의 염색체의 절단과 복수의 방사선에 의한 2개소의 염색체의 절단에서는 약간 상황이 다르다는 것을 알 수 있을 것이라 생각한다.

결국 1줄의 방사선에 의한 2개소의 염색체의 절단에서 생존율은 선량에 비례하고,

$$S=e^{-\alpha D}$$ ………(7)에서,

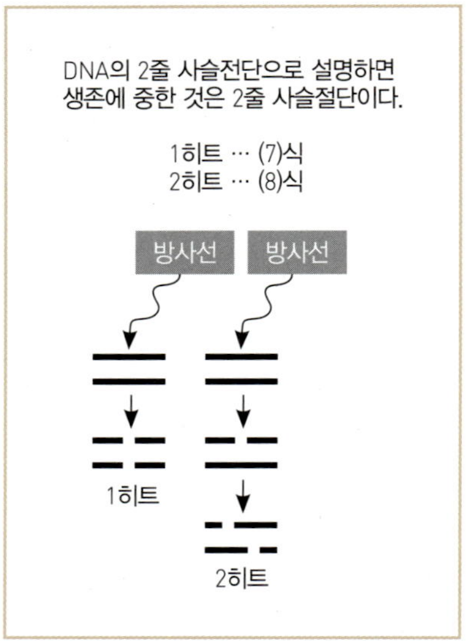

그림 5-24 DNA의 2줄 사슬절단

복수의 방사선에 의한 2개소의 염색체의 절단에서, 생존율은 선량의 제곱에 비례하고

$$S=e^{-\beta D^2}$$ ……………………………………………………………(8)이 되고,

$$S=e^{-\alpha D-\beta D^2}$$ ……………………………………………………………(9)가 된다.

α, β : 세포와 방사선에 의해 결정되는 정수

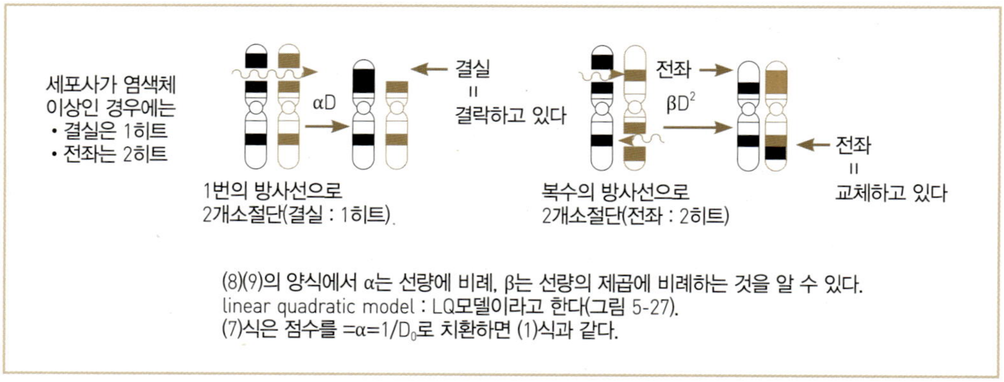

그림 5-25 염색체의 절단

나가사키와 히로시마에 투하된 원폭 피폭자의 데이터 해석으로부터, 백혈병 환자의 발생에 대해서는 LQ모델에 일치하는 것이 판명되고 있다(그림 5-27). 백혈병 이외의 암에 대해서는 직선형, 즉 L모델이 들어맞는다고 생각된다(그림 5-27).

- 염색체 이상의 빈도 ⇒ $\alpha D + \beta D^2$(α, β는 정수)
- $\alpha D=\beta D^2$ 일 때 $D = \alpha/\beta$
  ⇒ 선량에 비례해 일어나는 것과 선량의 2종에 의해 일어나는 세포사가 같은 선량
- 고선량역 ⇒ 곡선이 연속해서 기울고 있다.
- LQ모델 ⇒ Dq 및 외삽치(n)가 없다.
- 수복에 관여하는 것 ⇒ 2차항(βD^2)의 값
  1차항(αD)은 수복과 무관계
- 고LET방사선의 경우 ⇒ 1줄의 방사선으로 염색체가 2개소 절단
  ⇒ αD대 → 선량반응관계(생존곡선 등)가 직선이 된다.
- 저LET방사선의 경우 ⇒ $\alpha D + \beta D^2$가 함께 0이 아니라 다표적 1hit

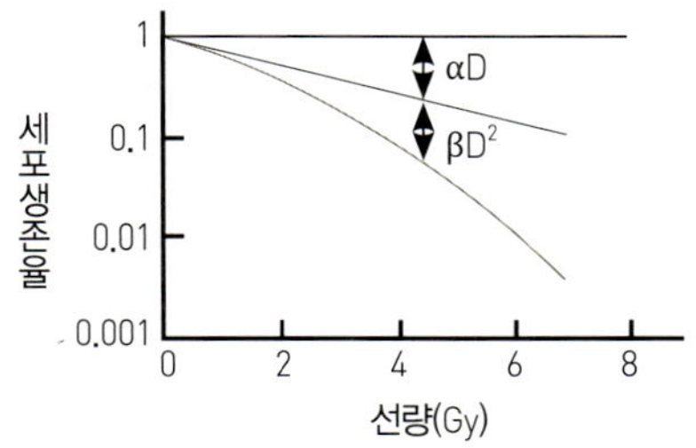

그림 5-26 LQ모델에 의한 세포생존율곡선의 해석(αD와 βD^2의 곡선)

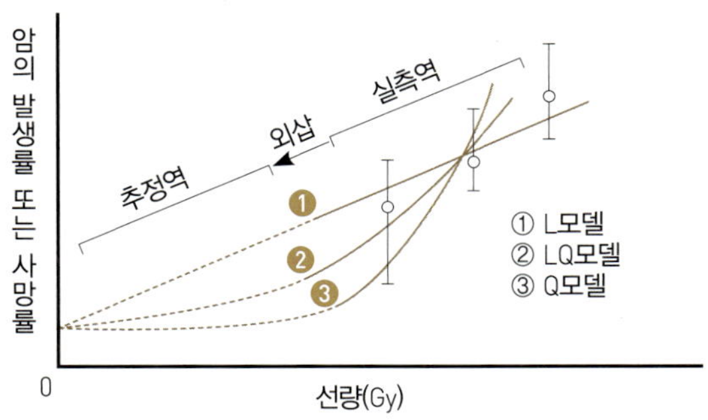

그림 5-27 백혈병의 발생과 LQ모델

- α/β의 값은 곡선의 형태와 회복능력을 결정한다.
  α/β 대 ⇒ 선량이 조금 높아질 때까지 구부러지지 않는다.
  (어깨가 작다)
  α/β 소 ⇒ 저선량에서 구부러지기 시작하고, 더욱 곡선적이다.
  (어깨가 크다)
- α/β의 값은 세포의 증식성과 종류에 의해 결정된다.
  조기에 반응하는 세포(증식성이 높다) 및 종양세포는 10Gy 정도, 만기반응세포(증식성이 낮다)는 1~3Gy 정도

분할조사와 α/β

- α/β가 1회 조사와 비교해서 큰 경우
  ⇒ α에 의한 효과가 크다.
- α/β가 1회 조사와 거의 같은 경우
  ⇒ α와 β가 거의 같이 일어나고 있다.
- α/β가 1회 조사와 비교해서 작은 경우
  ⇒ β에 의한 효과가 크다.
- 정상조직의 α/β가 크고 동시에 종양세포의 α/β가 작은 경우
  ⇒ 방사선치료효과가 높아진다.
- 다분할조사가 유효 ⇒ 조기반응과 만기반응과의 차를 만든다.

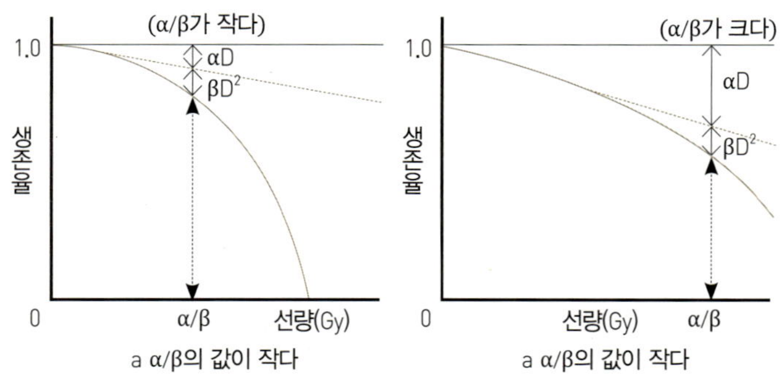

그림 5-28 α/β의 값과 생존율곡선

임상에의 반응
방사선치료에 있어 다분할조사법은, LQ모델을 기초로 고안된 것이다. 현재, 방사선치료의 선량분할은 1일 2Gy가 일반적이고, 총계 40~80Gy에서의 조사가 이루어지고 있다.

LQ모델에 의한 다분할조사

$$\alpha D = \beta D^2 \quad D = \alpha/\beta$$

α : 세포생존율곡선의 최초의 직선성분

β : 곡선의 형태를 결정하는 계수

α/β : 초기의 직선 성분에서의 치사의 비율과 2차곡선 성분에서의 치사의 비율이 같게 되는 선량

LQ모델에서, 만기의 정상조직은 1회 선량을 작게 하는 것으로 장해 정도가 감소되고, 또 암은 1회 선량을 작게 해도 그다지 암세포의 치사에는 영향을 받을 수 없다고 예측된다. 그렇기 때문에, 다분할조사법이 임상에 도입되었다고 하는 경위가 있다. 또, 종래의 분할조사(1일 2Gy)보다도 분할선량을 줄여 1일 2회 혹은 3회의 치료를 하는 방사선치료법으로서 다분할조사법이 있고, 이 조사법은 만기의 정상조직장해를 억제하고, 총선량을 높이는 것이 가능하게 되어 국소제어의 향상이 기대되고 있는 조사법이다.

11. 베르고니-트리본듀의 법칙

- 베르고니-트리본듀의 법칙(Bergonie-Tribondeau's law) ⇒ 방사선감수성의 일반법칙
- 조직의 방사선감수성 ⇒ 구성하는 세포의 세포분열의 정도로 분류
- 방사선감수성의 대소 ⇒ 세포재생계 조직 · 잠재적 재생계 조직 · 비재생계 조직
- 방사선감수성의 차이 ⇒ 간세포의 종류, 성질로 결정
- 방사선감수성의 순서 ⇒ 장기(조직)마다 붙는다.

세포의 방사선감수성에 대해 알아보자. 방사선감수성에 관한 유명한 법칙으로 베르고니-트리

본듀의 법칙이 있다(그림 5-29). 1906년 프랑스의 생물학자 베르고니와 트리본듀가 발견한 법칙이다. 방사선감수성은 그 이름 대로, 방사선에 대한 감수성으로, 베르고니와 트리본듀는 수컷 쥐의 생식세포에 γ선을 조사하고, 그 조직을 현미경으로 관찰하여, 장해의 정도에 대해 다음과 같은 결과를 얻었다.

정원세포 > 정모세포 > 정자세포 > 정자
← 장해가 크다 장해가 작다 →
← 방사선감수성이 크다 방사선감수성이 작다 →

따라서 세포의 방사선감수성은 다음과 같을 때 감수성이 높다.

① 세포분열빈도가 높을수록
② 조직(세포집단)의 재생능력이 클수록
③ 형태 및 기능에 있어 미분화한 것일수록

강하게 나타난다고 하는 것이 베르고니-트리본듀의 법칙이라고 불리는 법칙이다(임파구는 이 법칙의 예외).

이것으로부터 사람이 방사선에 피폭된 경우, 방사선감수성이 높은 조직과 장기에서 영향이 나타나는 것으로 판명되었다.

방사선감수성을 설명하였으므로, 세포사에 대해서도 한 번 더 정리해 보자. 이미 세포주기 부분에서 기술했지만, 세포사에는 증식사와 간기사라 불리는 것이 있다.

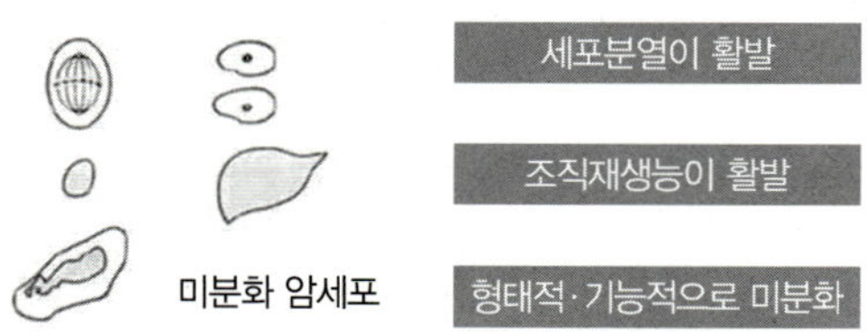

그림 5-29 베르고니-트리본듀 법칙의 설명도

- 증식사란 방사선 조사가 원인으로 방사선 조사 후 1~3회 분열한 부분에서 세포가 죽어버리는 현상으로, 중선량에서 일어나는 세포사이다. 정상세포와 암세포에서 모두 같이 일어난다는 것으로 알려져 있다.
- 간기사는 방사선 조사가 원인으로 다음의 M기에 들어가는 것 없이 세포가 죽어버리는 현상으로, 대선량에서 일어나는 세포사이다. 단, 말초혈액 중의 임파구는 저선량의 방사선피폭에서도 간기사를 일으킨다는 것으로 알려져 있다.

극단적인 말로 하면, 세포 자체가 세포분열을 하지 않으면 증식사와 간기사라고 하는 세포사는 일어나지 않는다는 것이다. 한편 활발하게 세포분열을 하고 있는 세포만큼 방사선감수성이 높고, 세포사를 일으키기 쉽다고 말할 수 있다.

활발하게 세포분열을 반복하면 골수, 생식선, 장상피, 피부, 수정체 등은 방사선 감수성이 극히 높고, 반대로 적혈구(성숙), 신경세포, 골격근세포 등은 한 번 성숙해 버리면 분열하지 않기 때문에 방사선 감수성이 낮은 세포인 것이다.

이러한 것은 베르고니-트리본듀의 법칙에 잘 일치하고 있다.

표 5-2 조직에서의 방사선 반응과 그 표적세포

조직명		표적세포
급성반응형		
	피부	표피의 기저세포
	모발	모근세포
	순상피	기저세포
	소장	크립트세포
	직장	크립트세포
	정소	정원세포
	골수	간세포
만기반응형		
	신장	세뇨관의 상피세포
	폐	폐포세포
	척수	그리아세포
	뇌	불명
	방광	불명

임상에의 응용

암의 치료에 이용되고 있는 방사선치료에서는 세포의 방사선감수성을 빼고서는 말할 수 없다. 결국 암세포에는 고분화형 암, 중등도분화형 암, 저분화형 암, 미분화형 암이라고 하는 종류가 있고, 방사선감수성도 이하와 같이 미분화형 암이 가장 높다고 말할 수 있다.

미분화형 암 〉 저분화형 암 〉 중등도분화형 암 〉 고분화형 암
← 방사선 감수성이 높다　방사선감수성이 낮다 →
즉, 분화도가 낮은 암세포일수록 방사선감수성은 높은 것이다.

특히 소아암은 미분화형과 미숙한 것이 많으므로, 방사선감수성이 일반적으로 높다고 할 수 있다. 저분화한 암세포일수록 발육은 빠르고, 임상적으로도 악성도가 높다고 하며, 방사선감수성도 높기 때문에 방사선치료가 유효하다고 말할 수 있다.

정리

- 염색체
  ⇒ DNA(deoxyribonucleic acid : 데옥시리보핵산)+히스톤(histon)
- DNA
  ⇒ 핵산의 하나
  ⇒ 4개의 염기 아데닌(A), 티민(T), 구아닌(G), 시토신(C)이 A와T, G와C가 쌍으로 연결된 이중나선구조
  ⇒ 유전정보를 담당한다
- RNA(ribonucleic acid : 리보핵산)
  ⇒ 핵산의 하나
  ⇒ 4개의 염기 아데닌(A), 우라실(U), 구아닌(G), 시토신(C)에서 생긴 1줄 사슬구조
  ⇒ 유전정보를 복사한다
- 사람 염색체
  ⇒ 46개(22쌍(44개 : 전부 XX)의 상염색체와 1쌍(2개 : XX와 XY)의 성염색체)
- DNA · RNA의 기본단위
  ⇒ 뉴클레오시드 = 당 + 염기
  뉴클레오티드 = 뉴클레오시드 + 인산기
- DNA 손상
  ⇒ 염기의 손상
  ⇒ 염기의 유리
  ⇒ DNA 사슬의 절단
  ⇒ 가교형성
- DNA 수복
  ⇒ ATM 유전자

⇒ UBC13의 유비퀴틴화

⇒ 2줄 사슬절단의 수복 : 상동재조합수복, 비상동말단 결합수복

- 세포의 수복기구 ⇒ 뉴클레오티드 제거수복(Nucleotide excision repair : NER)
- 세포주기 ⇒ 염색체의 배가와 세포의 성장, 염색체분리, 세포분열
  ⇒ 간기(G_1기→S기→G_2기) → 유사분열기(M기) →간기
- 증식사 ⇒ 방사선 조사 후 1~3회 분열한 부분에서 세포가 죽는다
- 간기사 ⇒ 방사선 조사가 원인으로 다음의 M기에 들어가지 않고 세포가 죽어버리는 것
- 아포토시스 ⇒ 세포 내의 효소 등에 의해 세포가 능동적으로 죽음에 이른다.
- 네크로시스 ⇒ 자극에 의해 수동적으로 세포가 죽음에 이르는 염증 반응 세포사
- 세포의 생존율 ⇒ 조사군의 살아남은 세포수/대조군의 세포수
- 반치사선량($LD_{50/60}$) ⇒ 방사선이 전신 조사된 경우에 60일 후에는 생존율이 50%가 되는 것

Chapter

06

돌연변이

1. 유전자돌연변이

- 돌연변이 ⇒ ① 유전자돌연변이
  ② 염색체돌연변이
- 돌연변이를 일으킨다. ⇒ 방사선, 화학물질, 바이러스 등
- 자연발생돌연변이 ⇒ 방사선유발돌연변이와 구별할 수 없다.
- 방사선유발돌연변이 ⇒ ① 체세포에서는 방사선유발 암
  ② 생식세포에 유전적 영향
  ③ 선량률 효과가 있다.
- 염색체 이상 ⇒ 생물학적 선량추정

사람의 유전정보는 DNA 안에 기입되어 있다. 그 유전정보가 무엇인가의 원인으로 변해버리는 것을 돌연변이라고 한다. 돌연변이는 유전자돌연변이와 염색체돌연변이의 2개로 구별된다. DNA를 구성하는 염기의 배열이 변해버리는 것에 의해 일어나게 되는 돌연변이를 유전자돌연변이라고 한다. 또 염색체의 수와 입체적인 구조 자체가 변화해서 일어나게 되는 돌연변이를 염색체돌연변이라고 한다.

전문용어

체세포 : 체세포는 다세포생물을 구성하는 세포 가운데 생식세포 이외의 세포를 말한다. 유성생식에서는 다음 세대에 계승되지 않는다.
생식세포 : 생식세포는 생식에서 유전정보를 다음 세대에 전달하는 역할을 하는 세포이다. 배세포라고도 한다.

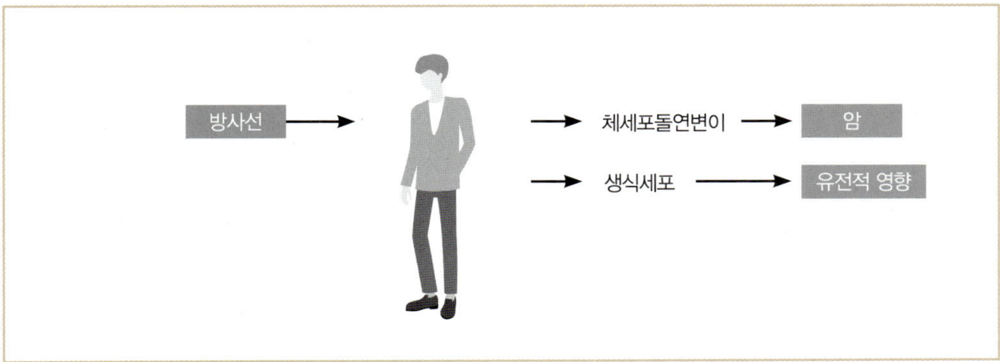

그림 6-1 방사선피폭에 기인하는 돌연변이의 영향

돌연변이를 일으키는 것으로 화학물질과 바이러스 등이 알려져 있으나, 방사선도 돌연변이를 일으킨다고 알려져 있으며, 이것은 체세포돌연변이와 생식선돌연변이 등을 일으켜서 암을 유발한다(그림 6-1).

돌연변이의 분류기준

- 원인별 기준 ⇒ 우발돌연변이
  ⇒ 유발돌연변이
- 몸의 부분 ⇒ 생식세포계
  ⇒ 체세포

돌연변이는 또 우발돌연변이와 유발돌연변이로 분류할 수 있다.

- 우발돌연변이 : 자연히 일어나는 돌연변이. 발생률은 약 10만~100만 개의 세포 가운데 1개 정도이다.
- 유발돌연변이 : 유발돌연변이 요인에 의해 일어나는 돌연변이. 유발돌연변이 요인에는 화학물질, 방사선 등이 있다.

① 화학물질 : 담배의 타르 등

② 방사선 : 전리에 의해 발생한 라디칼이 DNA를 변화시킨다. 또한 자외선은 여기에 의해 DNA 분자를 직접 변이시킨다.

유전자돌연변이

1. 구조가 변하는 돌연변이 ⇒ 염기치환
⇒ 뉴클레오티드 수의 증가 또는 감소
⇒ 티민다이머
2. 단백질합성에의 영향 ⇒ 미스센스 돌연변이
⇒ 세임센스 돌연변이
⇒ 넌센스 돌연변이
⇒ 프레임시프트 돌연변이

2. 구조가 변하는 돌연변이

1) 염기치환(점돌연변이)

DNA는 4개의 염기가 아데닌(A), 티민(T)과 구아닌(G), 시토신(C)과 같이 반드시 이 조합으로 쌍을 이루고 있으나. 이 쌍 가운데 1개의 염기가 변화하여 아데닌(A), 시토신(C)이 되기도 하고, 구아닌(G), 티민(T)이 되기도 하는 변이가 일어나는 경우가 있다. 이 변이를 염기치환(점돌연변이)이라고 한다.

겸상적혈구빈혈증(sickle cell anemia)

헤모글로빈 이상의 하나로, 산소를 운반하는 효율이 현저히 낮아지는 유전질환이다. 단, 이 유전적인 변이가 있으면 말라리아에 걸리기 어렵게 된다. 겸상에 적혈구가 변화하는 것에서 이 이름이 붙었다. 우성 유전하기 때문에 이 질병의 유전자를 갖는 경우는 빈혈이 일어나기 쉽게 되지만, 특히 호모접합체(부모 모두에게서 질환유전자를 물려받는 경우)의 경우는 병상이 심각하고, 헤테로접합체(부모 중 한쪽에서만 질환유전자 물려받는 경우)의 경우는 그다지 심각하지 않다. 이 질병이 자주 교과서 등에 사용되는 것은 이 질병을 갖고 있는 경우에 빈혈이 걸린다는 단점이 있는데, 호모접합체인 경우는 특히 그것이 매우 심각하다. 그러나 헤테로접합체인 경우에는 말라리아에 걸리기 어렵고, 또 빈혈이 그다지 심각하지 않다고 하는 장점이 생존에 우위로 작용하고 있다.

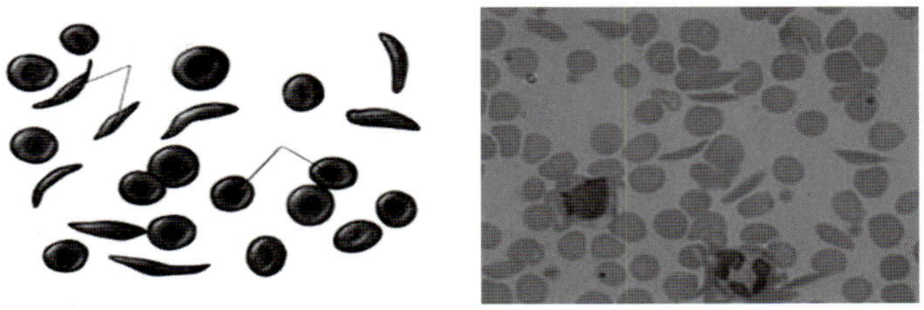

그림 6-2 겸상적혈구빈혈증

2) 결실

세포 내에 있는 DNA 분자 중 염기의 일부를 잃게 되는 현상을 결실이라고 한다. 유전병의 원인 중 하나로 생각된다.

3) 재조합

세포 내에 있는 DNA 분자 중에 있는 부분이 절단되어, 다시 결합해서, 다른 DNA 분자와 결합하는 현상을 재조합이라고 한다. 이 DNA 재조합에는 상동재조합, 비상동재조합, 전이재조합 등이 알려져 있다.

3. 단백질합성에의 영향

돌연변이를 말한 것에 더해서 단백질합성에 대한 영향도 매우 중요한 문제이다. 미스센스 돌연변이, 세임센스 돌연변이, 넌센스 돌연변이, 프레임시프트 돌연변이에 대해 알아보자.

먼저 그 전에 단백질합성에 있어 전사와 번역에 대해 간단히 접해 보자.

단백질합성의 초기단계에서는 먼저 DNA의 염기배열을 mRNA가 복사하는 전사가 진행된다. 그림 6-3의 예에서는 DNA의 2줄 사슬 가운데 색깔로 표시된 사슬의 염기에 번호가 붙어있으나, mRNA는 이 번호에 대응한 염기를 복사, 복사한 염기의 배열에 따라 아미노산을 합성하고, 그 아미노산이 연결해서 단백질을 형성하게 된다. 예를 들어, DNA 사슬의 TAC는 mRNA에서는 AUG에 전사되어 메티오닌이라는 아미노산이 합성되는 것이다.

	DNA		mRNA		아미노산
Ⓐ	T A C	⇒	A U G	⇒	메티오닌
Ⓑ	T G T	⇒	A C A	⇒	트레오닌
Ⓒ	G T T	⇒	C A A	⇒	글루타민
Ⓓ	C C C	⇒	G G G	⇒	글리신

이상의 내용을 충분히 이해한 후에 각각의 돌연변이에 대해 알아보자.

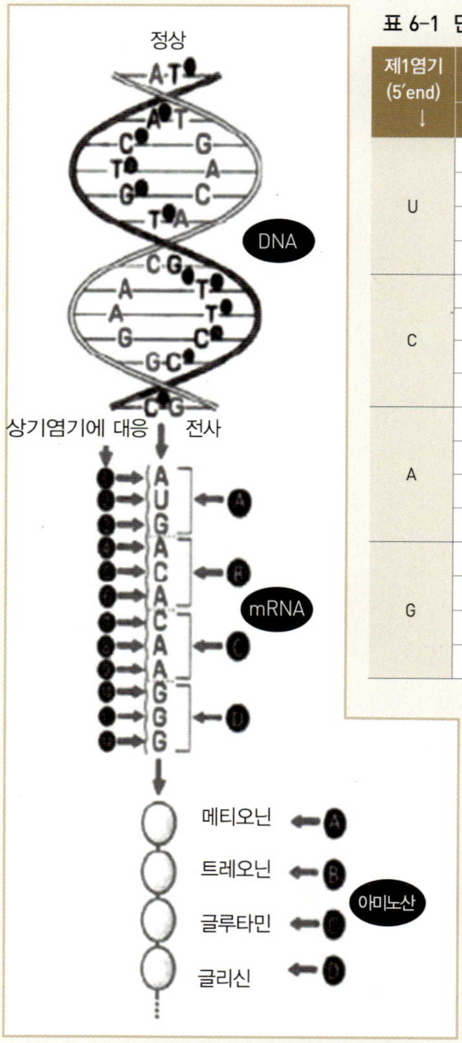

그림 6-3 단백질합성에서 전사와 번역의 메커니즘

표 6-1 단백질합성에서 전사와 번역의 메커니즘(그림 6-3)

제1염기 (5′end) ↓	제2염기				제3염기 (3′end) ↓
	U	C	A	G	
U	페닐알라닌	세린	티로신	시스테인	U
	페닐알라닌	세린	티로신	시스테인	C
	루신	세린	정지	정지	A
	루신	세린	정지	트립토판	G
C	루신	프롤린	히스티딘	아르기닌	U
	루신	프롤린	히스티딘	아르기닌	C
	루신	프롤린	글루타민Ⓒ	아르기닌	A
	루신	프롤린	글루타민	아르기닌	G
A	이소루신	트레오닌	아스파라긴	세린	U
	이소루신	트레오닌	아스파라긴	세린	C
	이소루신	트레오닌Ⓑ	리신	아르기닌	A
	메티오닌Ⓐ	트레오닌	리신	아르기닌	G
G	발린	알라닌	아스파라긴	글리신	U
	발린	알라닌	아스파라긴	글리신	C
	발린	알라닌	글루타민	글리신	A
	발린	알라닌	글루타민	글리신Ⓓ	G

위의, 표를 보는 방법은

〔제1염기 ⇒ 제2염기 ⇒ 제3염기〕

의 순으로 보고, 각각을 만족하는 해당 개소를 찾으면 전사된 mRNA에서 번역 후에 합성된 아미노산을 특정할 수 있다. mRNA의 Ⓐ의 경우에서는 전사 후의 염기배열은 AUG이고,

제1염기	⇒	제2염기	⇒	제3염기
A		U		G

의 조건을 만족하는 것은 표에서 메티오닌인 것을 알 수 있다.

① 미스센스 돌연변이(그림 6-4)

겸상적혈구빈혈증이 유명하나, 염기치환의 돌연변이가 일어나고, 본래의 유전정보와 다른 정보를 기초로 다른 아미노산이 합성된다. 그 결과, 다른 이상단백질이 생산되어 버린다. 이 돌연변이를 미스센스 돌연변이라고 한다.

그림 6-4를 보면 CAA의 염기배열이 AAA로 변하면 아미노산은 글루타민에서 리신으로 치환된다.

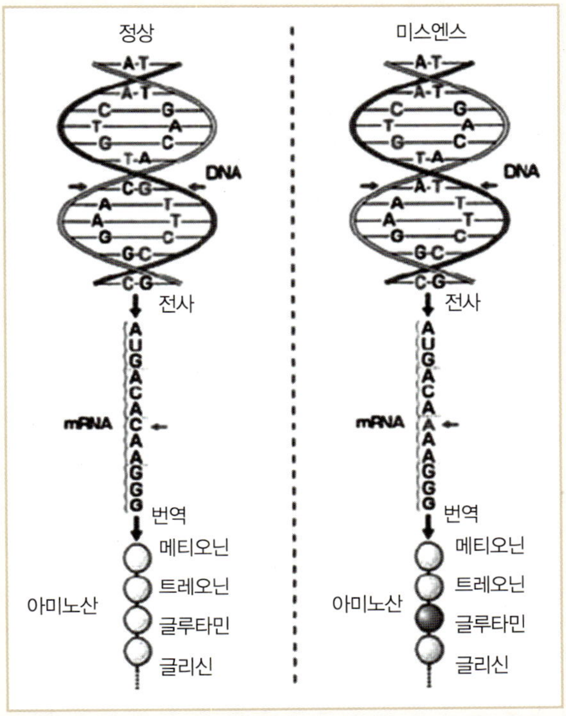

그림 6-4 미스센스 돌연변이

표 6-2 미스센스 돌연변이(그림 6-4)

제1염기 (5'end) ↓	제2염기				제3염기 (3'end) ↓
	U	C	A	G	
U	페닐알라닌	세린	티로신	시스테인	U
	페닐알라닌	세린	티로신	시스테인	C
	루신	세린	정지	정지	A
	루신	세린	정지	트립토판	G
C	루신	프롤린	히스티딘	아르기닌	U
	루신	프롤린	히스티딘	아르기닌	C
	루신	프롤린	글루타민	아르기닌	A
	루신	프롤린	글루타민	아르기닌	G
A	이소루신	트레오닌	아스파라긴	세린	U
	이소루신	트레오닌	아스파라긴	세린	C
	이소루신	트레오닌	리신	아르기닌	A
	메티오닌	트레오닌	리신	아르기닌	G
G	발린	알라닌	아스파라긴	글리신	U
	발린	알라닌	아스파라긴	글리신	C
	발린	알라닌	글루타민	글리신	A
	발린	알라닌	글루타민	글리신	G

② **세임센스 돌연변이(그림 6-5)**

미스센스 돌연변이와 다르게 염기배열이 변해도 목적으로 하는 단백질이 생겨난다. 이 돌연변이를 세임센스 돌연변이라고 한다.

그림 6-5를 보면 CAA의 염기배열이 GAA로 변해도 아미노산은 정상인 DNA와 같이 글루타민을 생산한다.

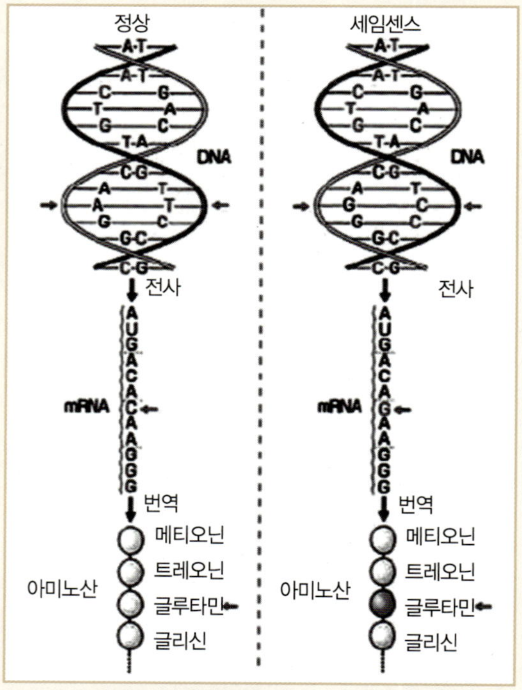

그림 6-5 세임센스 돌연변이

표 6-3 세임센스 돌연변이

제1염기 (5'end) ↓	제2염기				제3염기 (3'end) ↓
	U	C	A	G	
U	페닐알라닌	세린	티로신	시스테인	U
	페닐알라닌	세린	티로신	시스테인	C
	루신	세린	정지	정지	A
	루신	세린	정지	트립토판	G
C	루신	프롤린	히스티딘	아르기닌	U
	루신	프롤린	히스티딘	아르기닌	C
	루신	프롤린	글루타민	아르기닌	A
	루신	프롤린	글루타민	아르기닌	G
A	이소루신	트레오닌	아스파라긴	세린	U
	이소루신	트레오닌	아스파라긴	세린	C
	이소루신	트레오닌	리신	아르기닌	A
	메티오닌	트레오닌	리신	아르기닌	G
G	발린	알라닌	아스파라긴	글리신	U
	발린	알라닌	아스파라긴	글리신	C
	발린	알라닌	글루타민	글리신	A
	발린	알라닌	글루타민	글리신	G

③ 넌센스 돌연변이(그림 6-6)

미스센스 돌연변이와 세임센스 돌연변이와는 달리, 넌센스 돌연변이에서는 단백질합성이 빨리 정지해 버리고, 기능하지 못하는 단백질을 합성하게 된다.

그림 6-6을 보면 CAA의 염기배열이 UAA로 변하면 아미노산의 코돈을 정지 코돈으로 변화시킨다.

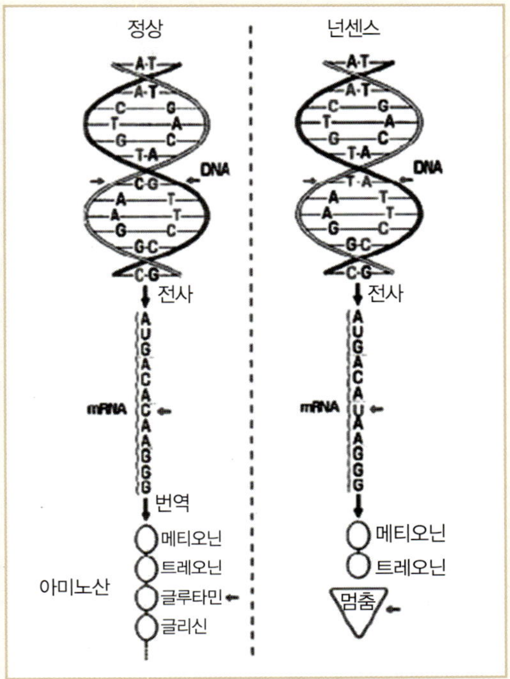

그림 6-6 넌센스 돌연변이

표 6-4 넌센스 돌연변이

제1염기 (5′end) ↓	제2염기				제3염기 (3′end) ↓
	U	C	A	G	
U	페닐알라닌	세린	티로신	시스테인	U
	페닐알라닌	세린	티로신	시스테인	C
	루신	세린	정지	정지	A
	루신	세린	정지	트립토판	G
C	루신	프롤린	히스티딘	아르기닌	U
	루신	프롤린	히스티딘	아르기닌	C
	루신	프롤린	글루타민	아르기닌	A
	루신	프롤린	글루타민	아르기닌	G
A	이소루신	트레오닌	아스파라긴	세린	U
	이소루신	트레오닌	아스파라긴	세린	C
	이소루신	트레오닌	리신	아르기닌	A
	메티오닌	트레오닌	리신	아르기닌	G
G	발린	알라닌	아스파라긴	글리신	U
	발린	알라닌	아스파라긴	글리신	C
	발린	알라닌	글루타민	글리신	A
	발린	알라닌	글루타민	글리신	G

④ 프레임시프트 돌연변이(그림 6-7)

염기대의 몇 개인가가 전부 그대로 다른 것으로 교체되는 돌연변이이다. 그림 6-7을 보면 몇 개의 염기대가 교체되어 아미노산도 다른 것이 여러 개 생겨나기 때문에 넌센스 돌연변이와 같이 불기능하지 못하는 단백질을 합성하게 된다.

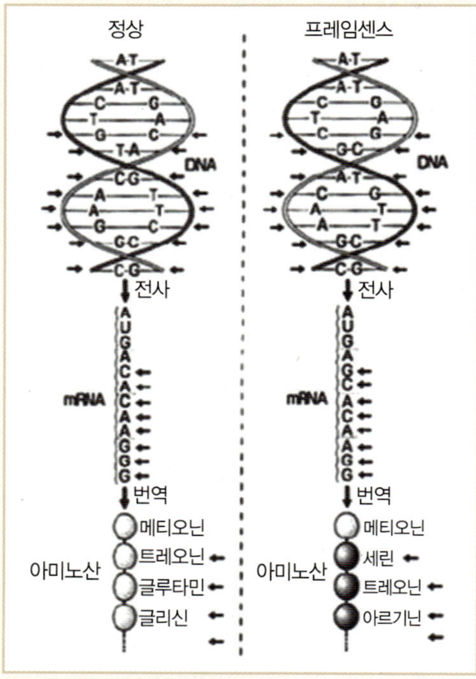

그림 6-7 프레임시프트 돌연변이

표 6-5 프레임시프트 돌연변이

제1염기 (5′end) ↓	제2염기				제3염기 (3′end) ↓
	U	C	A	G	
U	페닐알라닌	세린	티로신	시스테인	U
	페닐알라닌	세린	티로신	시스테인	C
	루신	세린	정지	정지	A
	루신	세린	정지	트립토판	G
C	루신	프롤린	히스티딘	아르기닌	U
	루신	프롤린	히스티딘	아르기닌	C
	루신	프롤린	글루타민	아르기닌	A
	루신	프롤린	글루타민	아르기닌	G
A	이소루신	트레오닌	아스파라긴	세린	U
	이소루신	트레오닌	아스파라긴	세린	C
	이소루신	트레오닌	리신	아르기닌	A
	메티오닌	트레오닌	리신	아르기닌	G
G	발린	알라닌	아스파라긴	글리신	U
	발린	알라닌	아스파라긴	글리신	C
	발린	알라닌	글루타민	글리신	A
	발린	알라닌	글루타민	글리신	G

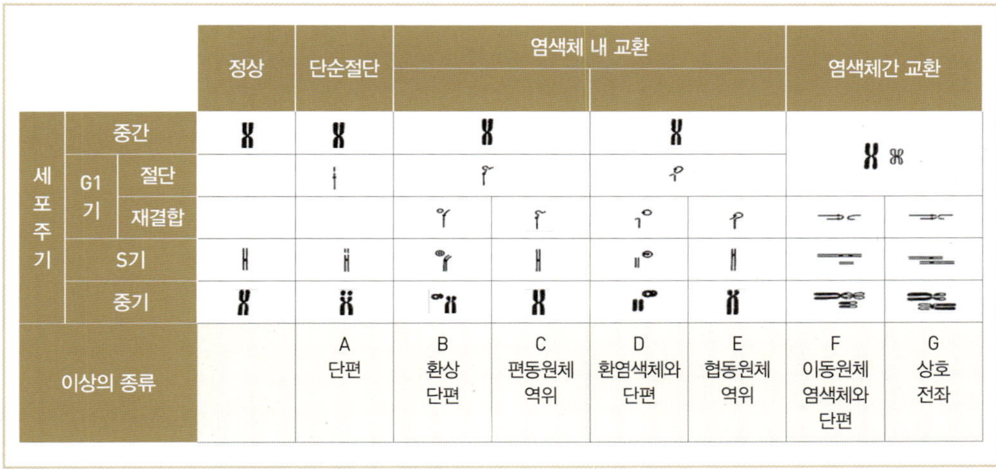

그림 6-8 방사선과 염색체구조 이상
B, D, F : 비상칭성 이상, C, E, G : 상칭성 이상
염색체 이상 - 사람의 세포유전학

이상과 같이 돌연변이는 몇 개의 종류로 분류되어 있으며, 어느 쪽이든 사람의 생식세포계에 발생하는 돌연변이는 자녀에게 영향이 우려되고, 다음 세대 이후에 유전적으로 전해질 가능성이 있는 것도 사실이다. 또, 체세포계의 돌연변이는 세포 암화의 원인이 된다.

생물학적 과정에서 기술했지만, 염색체의 수는 생물종마다 본수가 다르고, 덧붙여 사람에서는 46개라고 하는 것이 알려져 있다. 46개의 염색체의 내역은 22쌍(44개 : 전부 XX)의 상염색체와 1쌍(2개 : XX와 XY)의 성염색체이다(그림 6-8).

1쌍(2개)의 성염색체는 여성에서는 2개 모두 X염색체(XX)인 것에 비해 남성은 1개가 X염색체 나머지 1개는 Y염색체(XY)이다. 남성과 여성 성별의 차이는 그냥 1개의 염색체 차이인 것이다.

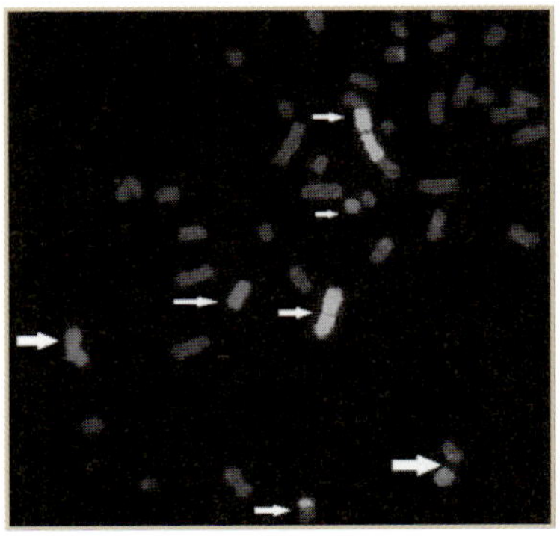

그림 6-9 방사선과 염색체 손상 이상

염색체 이상은 염색체 수의 이상과 염색체구조 자체의 이상의 2가지로 구별할 수 있다. 여기서 방사선에 의한 염색체 이상은 염색체 구조 자체의 이상이 대부분인 것으로 알려져 있다. 그러면 염색체 수의 이상에는 어떠한 것이 있는 것일까?

표 6-6 주된 상염색체 이상 증후군

질환명	출생빈도	염색체소견	주된 임상증상
다운증후군	1/1,000	표준형 트리소미-95% 전좌형 트리소미- 5% 모자이크 〈2%	정신지체, 저신장, 외 치켜올라간 눈, 낮은 비근, 심질환, 큰 혀, 조기노화, 원숭이 손금(양손)
13트리소미 증후군	1/5,000 ~1/6,000	13번 염색체의 트리소미	정신지체, 안구형성부전, 단두, 구순구개열, 단명
18트리소미 증후군	1/4,000 ~1/7,000	18번 염색체의 트리소미	정신지체, 작은 입과 턱, 후두부 돌출, 심기형, 단명
5p모노소미(고양이 울음) 증후군	1/10,000	5번 염색체 단완의 부분결실	정신지체, 저신장, 벌어진 눈, 원형 얼굴, 고양이 울음소리
13q모노소미 증후군	희소함	13번 염색체 장완의 부분결실	정신지체, 저신장, 안면비대칭, 삼각두, 소두, 소턱, 상턱돌출

유명한 것이 21트리소미, 즉 다운증*[3]이다. 사람의 염색체는 전부 정상인 2개의 쌍, 즉 다이소미이지만, 21번째의 염색체만이 3개의 쌍, 즉 트리소미로 되어 있다. 덧붙여 말하면 트리소미란, 트리=3, 소미=염색체의 합성어이다. 다이소미는 다이=2, 소미=염색체인 것이다. 1줄이 되면 모노소미(모노=1, 소미=염색체)라고 한다.

모노소미 : 모노=1, 소미=염색체 · · · · · · 이상
다이소미 : 다이=2, 소미=염색체 · · · · · · 정상
트리소미 : 트리=3, 소미=염색체 · · · · · · 이상

21트리소미 이외에도 13트리소미*[4]가 유명하며, 이것은 13번째 염색체만이 3개의 쌍, 즉 트리소미로 되어 있다.

염색체의 구조 이상
결실
암억제유전자의 부활
성화
전좌
백혈병(BLR/ABL), 갑상샘암(RET/PTC)

＊3 다운증
지적장해, 특유한 얼굴, 심질환 등의 합병증을 동변하는 선천성질환

＊4 13 트리소미
지적장해, 구순 · 구개열, 소안구, 우한안구 등을 나타내는 질환

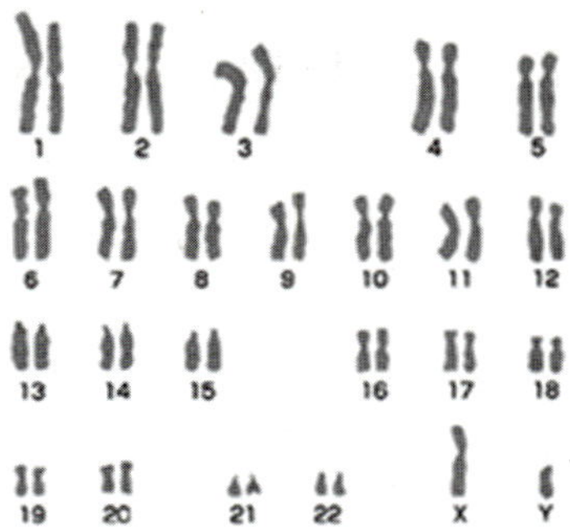

그림 6-10 사람(남성)의 정상 염색체

- 돌연변이 ⇒ ① 유전자돌연변이
  ② 염색체돌연변이
- 돌연변이 ⇒ ① 우발돌연변이
  ② 유발돌연변이
- 돌연변이 ⇒ ① 미스센스 돌연변이
  ② 세임센스 돌연변이
  ③ 넌센스 돌연변이
  ④ 프레임시프트 돌연변이
- 염색체 수의 이상 ⇒ ① 13트리소미
  ② 21트리소미(다운증)

표 6-7 대표적인 유전병의 종류와 수

병명	발생빈도(1만 명당)	원인	우열
가족성 고콜레스테롤혈증	20	심근경색	우성
농-선천성우성	1	-	우성
농-성인발증형	10	-	우성
다발성 신낭증	8	신부전	우성
헌팅턴무답병	5	대뇌병성과 감염	우성
다발성외골종	5	암	우성
다발성신경선유종	1	암	우성
강막아세포종	3	암	우성
근강직성디스트로피	2	치매와 감염	우성
선대성구상적혈구증	2	용혈발작	우성
가족성대장 폴리포시스	1	대장암	우성
낭포성섬유증	5	폐감염	열성
페닐케톤뇨증	1	감염	열성
신경성근위축	1	마비와 감염	열성
부신이형성증	1	전해질상실	열성
선천성농-열성형	?	-	열성
조기발증의 장님-열성형	1	-	열성
열성형비특이적정신박약	5	감염	열성
근디스토로피(뒤샹형)	2	지체부자유와 반복성 간선	반성열성
혈우병	1	출혈	반성열성
X연쇄형어린	1	-	반성열성
X연쇄형정신박약	1	반복성 감염	반성열성
다운증후군	10~12	기형 또는 감염	염색체 이상
에드워드증후군	1	기형 또는 감염	염색체 이상
상염색체성구조 이상	5	기형 또는 감염	염색체 이상
XXX증후군	5~10		염색체 이상
클라인펠터증(XXY)후군	5~10	-	염색체 이상
YY증(XYY)	5~10	-	염색체 이상
터너증(XO)후군	03	-	염색체 이상

Chapter

07

인체에 대한 방사선의 영향

1. 장기·조직에의 영향

방사선이 사람의 건강에 좋지 않다는 것은 우연히 뢴트겐이 X선을 발견하고 불과 수년 후에 보고되었다. X선으로 여러 차례 손을 투시하여 전시를 통해 흥행 장사를 하던 사람의 피부가 빨갛게 되고, 때로는 짓물러서 그 부위에 피부암이 발생한 것이다. 폴로늄과 라듐을 발견하고, 노벨상을 두 번 수상한 마리 퀴리는 백혈병으로 죽었다. 연구 중에 많은 양의 방사선에 피폭되었음에 틀림이 없다. 방사선이 인체에 어떠한 장해를 주는가를 여기서 배우기를 바란다.

우리들은 일상생활 중에서 인지하지는 못하지만, 지표로부터 방사선을 받고 있으며, 또 우주에서 날아오는 방사선의 영향도 항상 받고 있다(그림 7-1)라는 말을 해도 쉽게 느낄 수 없다. 그럼 지금부터 생활 주변에 있는 방사선을 느껴보도록 하자.

1) 전신피폭에 의한 급성방사선사

방사선피폭에 의해 세포의 DNA가 절단되었을 때, 정확하게 수복되지 않으면 세포는 죽던지 증식을 정지한다. 특히 간세포가 사멸하면 신체의 여러 장기에 새로운 세포가 보급되지 않게 되고, 따라서 장기는 위축하고, 정상 기능을 유지할 수 없게 된다. 그 결과 감염증과 출혈, 설사와 탈수, 선량이 높을 때는 의식장해를 일으켜 죽음에 이르는 경우도 있다. 사인이 되는 장기의 선량이 높아짐에 따라 조혈계(골수)-소화관-뇌·신경계로 옮아가고 생존기간도 짧아진다(표 7-1).

표 7-1 전신피폭에 의한 사인과 사망일수의 관계

전신흡수선량(Gy)	사망의 원인이 되는 주된 영향	피폭 후의 사망 시간(일)
3~5	골수손상($LD_{50/60}$)	30~60
5~15	위장관손상	7~20
>15	신경계의 손상	<5, 선량의존성

① 골수사(3~5Gy)

5Gy 이하 선량의 피폭은 먼저 조혈세포가 표적이 된다. 백혈구, 적혈구, 혈소판을 만드는 조혈세포는 뼈의 가운데 골수라고 하는 조직의 하나인 조혈간세포로부터 만들어진다(그림 7-1). 이 세포가 죽으면 전체 혈액세포가 만들어지지 않게 된다. 임파구는 특히 감수성이 높고, 낮은 선량으로 사멸한다. 백혈구와 혈소판이 감소하면 감염과 출혈의 위험이 높아진다. 피폭 후 30~60일 사이의 죽음은 주로 골수의 장해에 의한 것으로, 피폭된 사람의 절반이 60일 이내에 죽음에 이르는 선량을 반치사선량(lethal dose : $LD_{50/60}$)이라고 하며, 사람에서는 3~4Gy로 예측되고 있다. 이 선량은 피폭 후의 처치에 의해 변하고, 항생물질과 수액의 투여에 의해 감염대책을 세운 경우에 $LD_{50/60}$은 6Gy 이상이 된다.

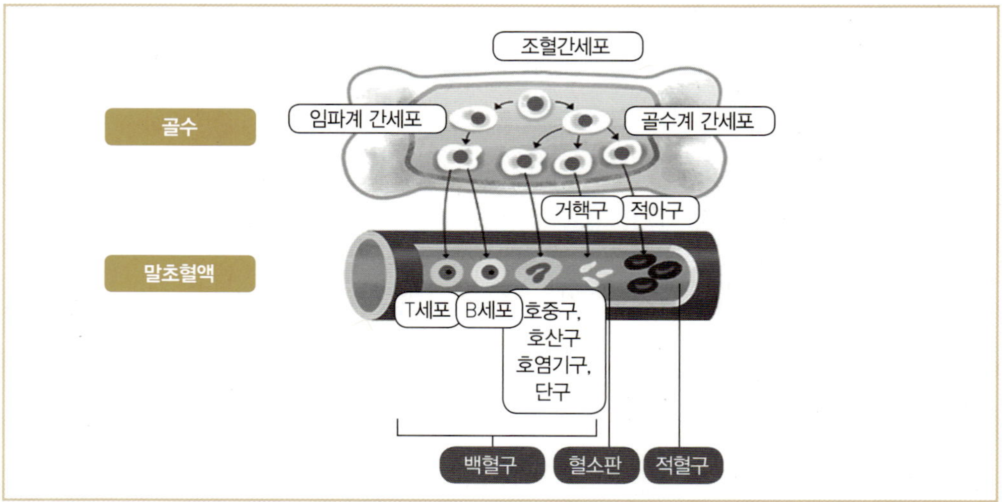

그림 7-1 골수와 조혈간세포

② 위장관사(5~15Gy)

- 5Gy 이상의 선량을 피폭하면 위장(소장)장해가 일어나고, 7~20일의 잠복기로 사망한다. 이 잠복기는 장상피의 수명이 6일인 것으로 설명할 수 있다.
- 조혈장해가 병발하면 선량이 5~10Gy의 경우에도 6~9일에 죽음에 이르는 경우가 있다.
- 증상은 설사, 하혈, 탈수, 전해질소실, 장관의 감염 등이다.
- 수액은 보충하기도 하고, 항생물질과 증식인자 등을 투여함으로써 생존기간의 연장은 가능하지만, 죽음을 피할 수는 없다. 최근에는 피폭 후의 투여로도 장해를 감소시키는 식사성분과 세균성분 등의 방호제(회복제) 개발도 진행되고 있고, 방사선치료 환자와 테러 등으로 긴급하게 피폭된 사람에게 응용이 기대되고 있다. 또 재생의료의 진전이 피폭 환자를 구할지도 모른다.

MEMO

골수사를 완화하는 방법

골수이식이 유효한 치료법이다. 조직적합성 항원이 일치하는 사람을 찾을 필요가 있다. 체르노빌 사고 당시에는 골수이식 기술이 발전하지 못하여 시술을 하기 어려웠다. 또 살아남은 조혈세포의 증식을 촉진하는 과립구 콜로니 자극인자(G-CSF) 등의 투여도 유효하다.

③ 중추신경계(15Gy 이상)

- 15Gy 이상의 대선량에 피폭되면 신경계와 혈관계의 장해로 5일 이내에 사망한다.
- 선량이 증가할수록 사망까지의 시간은 짧아진다.
- 증상으로는 구토 등의 증상에 이어 일과성의 운동기능억제가 있고, 최종적으로는 무기력 상태가 되어 죽음에 이른다.
- 조직학적으로는 뇌혈관의 출혈과 신경조직의 부종이 관찰되고 있다. 그리고 표 7-2는 히로시마와 나가사키의 원폭 피폭 후에 사망자 수의 일부 기록이다.
- 피폭 후의 사망률에는 두 개의 피크가 있다. 처음의 피크는 6~9일, 다음이 20~30일이다. 최초의 피크는 위장관사에 의한 것이고, 두 번째의 피크는 골수사에 의한 것이다.

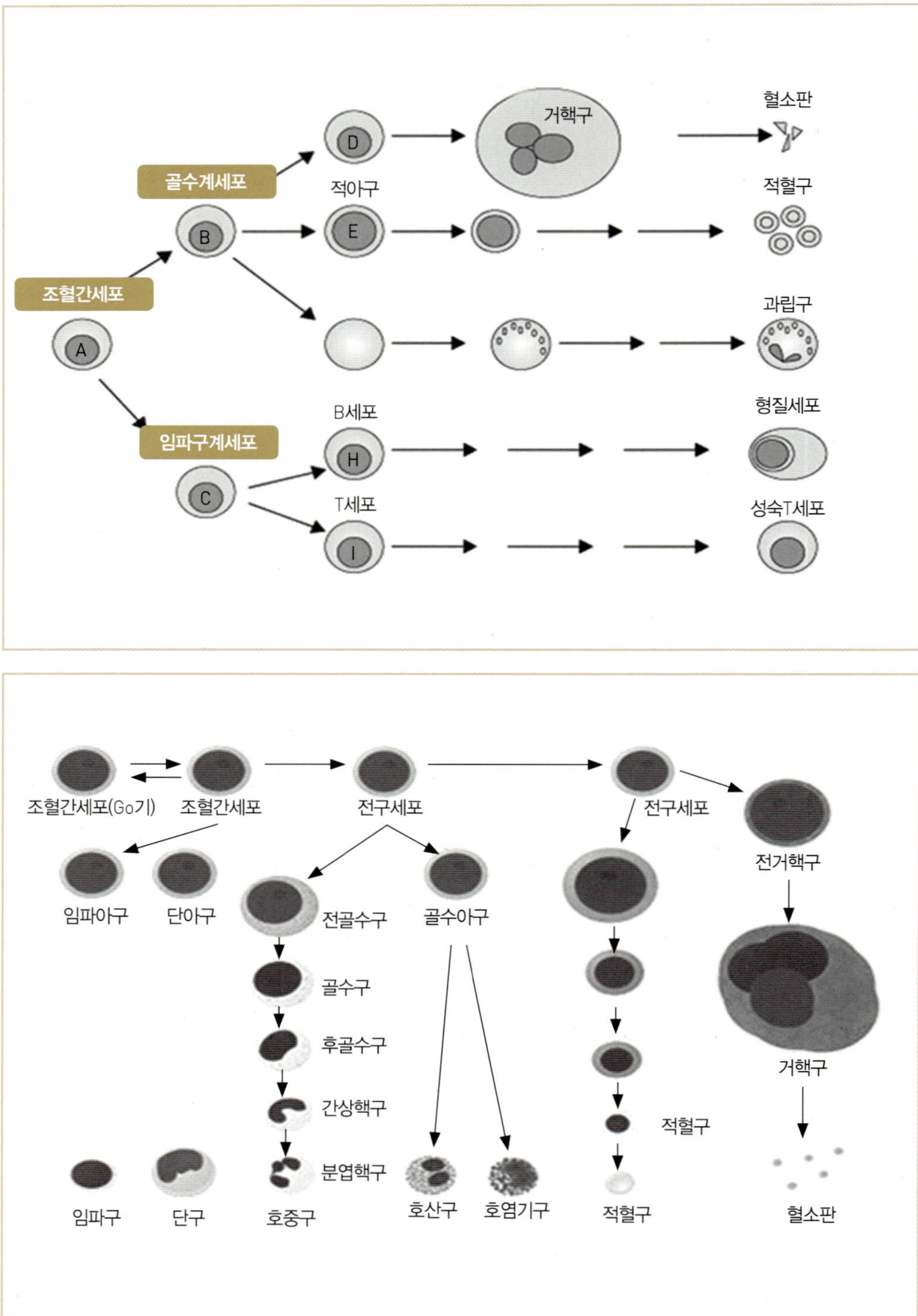

그림 7-2 조혈간세포의 분화

표 7-2 원폭 피폭자의 사망자 수의 경시적인 변화

<table>
<tr><th rowspan="2">피폭 후 사망까지의 일수</th><th colspan="2">인원수</th><th rowspan="2"></th></tr>
<tr><th>히로시마</th><th>나가사키</th></tr>
<tr><td>0~1</td><td>0</td><td>29</td><td></td></tr>
<tr><td>2~3</td><td>1</td><td>8</td><td></td></tr>
<tr><td>4~5</td><td>4</td><td>28</td><td></td></tr>
<tr><td>6~7</td><td>17</td><td>40</td><td rowspan="2">위장관사</td></tr>
<tr><td>8~9</td><td>25</td><td>44</td></tr>
<tr><td>10~11</td><td>4</td><td rowspan="5">14
18
19
15</td><td></td></tr>
<tr><td>12~13</td><td>7</td><td></td></tr>
<tr><td>14~15</td><td>8</td><td></td></tr>
<tr><td>16~17</td><td>7</td><td></td></tr>
<tr><td>18~19</td><td>17</td><td></td></tr>
<tr><td>20~29</td><td>137</td><td>87</td><td rowspan="2">골수사</td></tr>
<tr><td>30~39</td><td>80</td><td>43</td></tr>
<tr><td>40~49</td><td>13</td><td>13</td><td></td></tr>
<tr><td>50~59</td><td>6</td><td>11</td><td></td></tr>
<tr><td>60~69</td><td>11</td><td>6</td><td></td></tr>
<tr><td>70~79</td><td>2</td><td>6</td><td></td></tr>
<tr><td>80</td><td>5</td><td>8</td><td></td></tr>
<tr><td>불명</td><td>1</td><td>2</td><td></td></tr>
<tr><td>총수</td><td>345</td><td>412</td><td></td></tr>
</table>

2) 장기·조직에의 영향

방사선에 의한 각 장기의 장해를 자세히 알아보자.

- 0.5Gy 이하에서는 몸에 이상을 느끼지 않고, 피폭이 있어도 임상적인 증상도 거의 없다. 그러나 0.5Gy 이상의 피폭에서는 임파구와 백혈구의 감소가 나타난다. 또한 선량이 높아지면 조혈계와 장상피, 피부, 난소, 정소 등이 장해를 받아서 감염, 설사, 탈모, 불임 등의 증상이 나타난다.
- 피폭의 영향을 받기 쉬운 조직은 활발하게 증식하고 있는 조직이다. 이 조직을 세포재생계라고 하며, 본래의 근본의 간세포가 조직을 구성하는 많은 세포를 만든다.
- 임파구는 증식하지 않지만, 예외적으로 저선량 피폭으로 세포사가 일어난다(표 7-3).
- 이것의 장해는, 피폭 후, 수 일에서 수 주간으로 나타난다(조기영향). 또 이러한 장해는 어느 정도 이상의 세포가 죽는 것이 필요하며, 죽은 세포의 수가 적을 경우는 살아남은 세포로 조직·장기의 기능을 대신하기 때문에 나타나지 않는다.

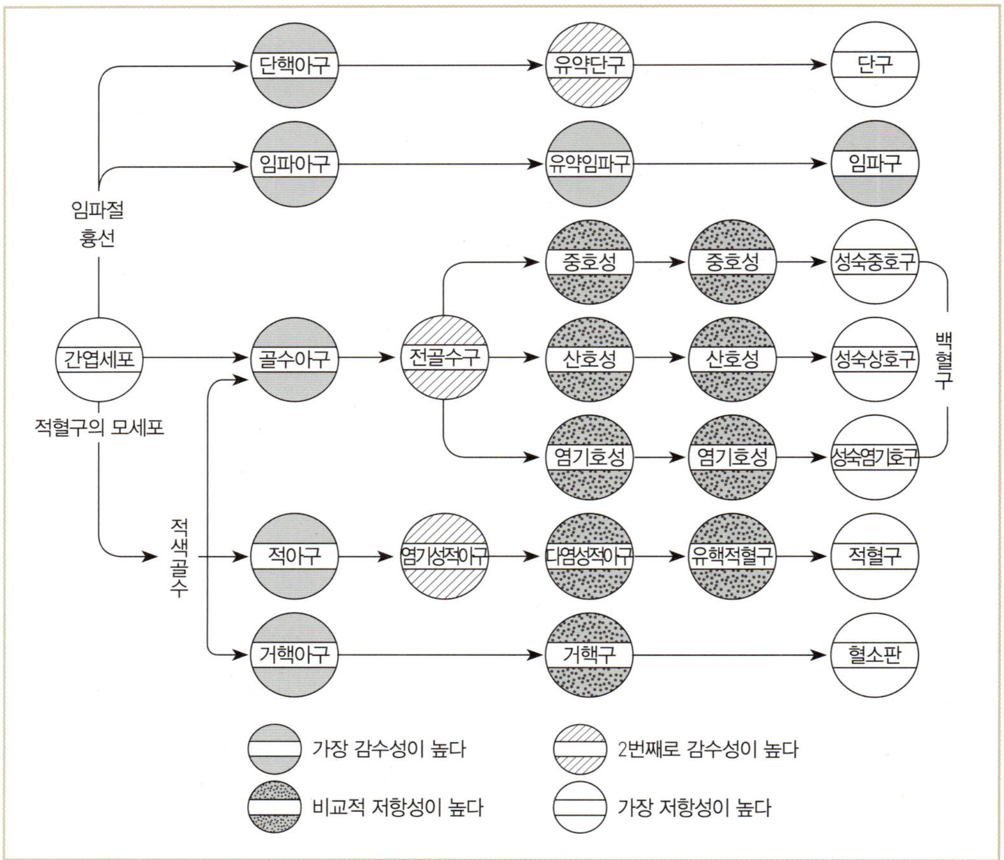

그림 7-3 혈구세포의 성숙과정과 방사선 감수성

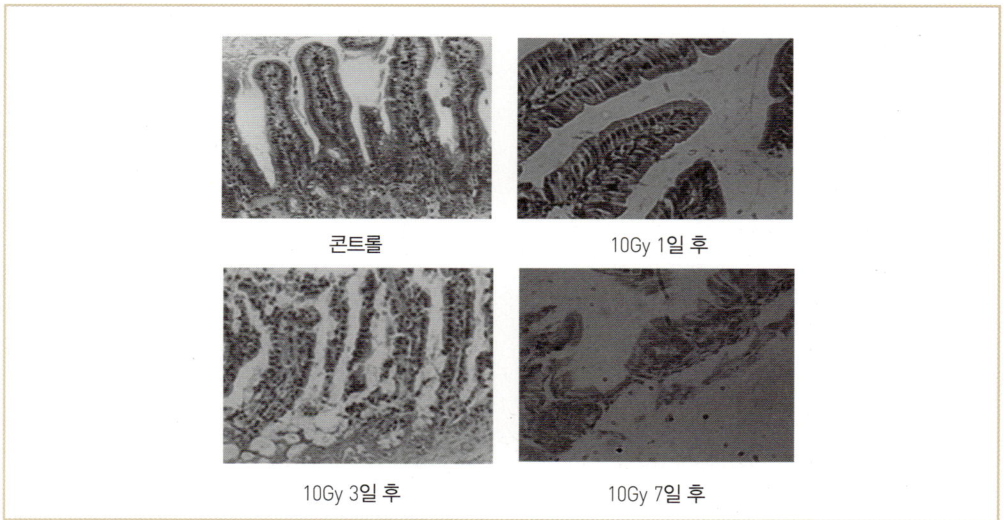

그림 7-4 소장의 방사선영향(10Gy)

- 생물학적 영향이 발생하지 않는 가장 큰 선량을 역치라고 한다. 이 역치는 장기와 장해의 종류에 따라 다르다(표 7-4). 역치의 크기는 방사선의 선량률(급성피폭, 만성피폭)과 선질(α선, β선, γ선, 중성자선, 중입자선) 등 방사선의 물리적인 성질에 의해서도 영향을 받는다.

표 7-3 조직의 방사선감수성

세포분열빈도	조직	방사선감수성
높음	A군 : 임파조직, 조혈조직(골수), 고환정상피	가장 높음
상당히 높음	B군 : 인두구강상피, 피부표피, 모낭상피, 피지선상피, 방광상피, 식도상피, 수정체상피, 위선상피, 뇨관상피	고도
중정도	C군 : 결합직, 소맥관조직, 성장하고 있는 연골, 골조직	중정도
낮음	D군 : 성숙한 연골, 골조직, 점액장액선상피, 한선상피, 비인두상피, 폐상피, 신상피, 간상피, 췌장상피, 하수체상피, 갑상샘상피, 부신상피	상당히 낮음
세포분열을 보이지 않는다	E군 : 신경조직, 근육조직	낮음

- 임파조직은 증식활성은 낮으나 방사선감수성은 가장 높다.

표 7-4 전신피폭 후의 장기·조직 장해에 대한 역치의 추정치(ICRP 103, 2007)

영향			장기/조직	영향발현시간	역치(Gy)
나환		일시적불임	정소	3~9주간	~0.1
		영구불임	정소	3주간	~6
			난소	<1주간	~3
		조혈계의 기능저하	골수	3~7일	~0.5
		피부발적	피부(넓은 부위)	1~4주간	3~6
		피부의 화상	피부(넓은 부위)	2~3주간	5~10
		일시적 탈모	피부	2~3주간	~4
		백내장(시력장해)	눈	수년	~1.5
사망	골수증	치료하지 않는 경우	골수	30~60일	~1
		극진한 치료를 한 경우	골수	30~60일	2~3
위장관증		치료하지 않는 경우	소장	6~9일	~6
		극진한 치료를 한 경우	소장	6~9일	>6
간질성폐렴			폐	1~7개월	6

다음으로, 각 조직의 방사선 영향에 대해 생각해 보자.

3) 조혈계에의 영향

혈액세포는 뼈 안에서 만들어진다. 적색골수는 뼈의 중간에 존재하는 젤리상의 조직으로, 혈액세포를 생산하는 곳이다. 골수에 차지하고 있는 적색골수의 비율은 출생할 때가 최대이고, 대부분의 골수에서 혈액을 만들고 있다. 그러나 나이가 들어감에 따라 감소하고, 성인이 되면 척추뼈와 사지의 골단부에만 있다(그림 7-5).

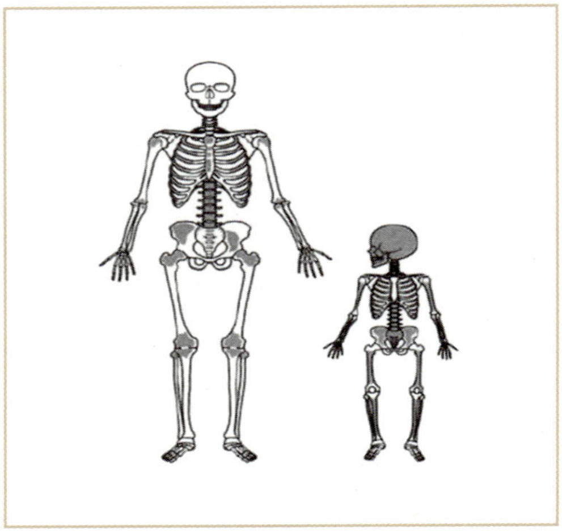

그림 7-5 성인, 소아의 적색골수의 분포
성인은 경추(목), 대퇴골(발)의 뼈에서는 거의 조혈하고 있지 않다.

- 혈액세포에는 적혈구, 백혈구, 임파구, 혈소판 등이 있으나, 전부 조혈간세포에서 만들어진다(그림 7-6, 7-7).
- 적혈구는 산소의 수송을 맡는다. 백혈구(과립구와 단구)는 세균을 탐식하기도 하고, 활성산소를 생산하여 침입한 미생물을 죽인다.
- 임파구[T세포, B세포, 네추럴 킬러(NK)세포]는, 각종의 사이토카인[*2]과 항체를 생산하여 체내에 침입한 바이러스와 외래의 세균을 배제한다. 백혈구와 임파구는 중요한 면역세포로, 감염에 대한 방어를 담당하고 있다. 혈소판은 골수의 거핵구에서 생긴 세포단편으로,

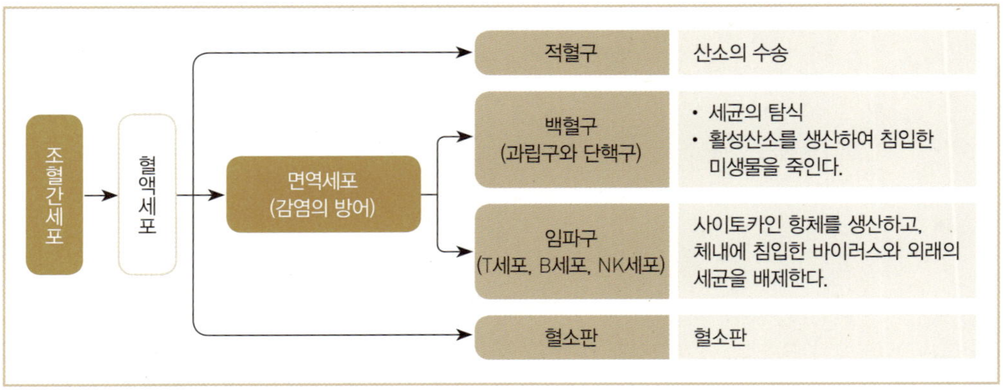

그림 7-6 혈액세포의 종류와 기능

출혈을 멎게 하는(혈액응고) 역할을 맡고 있다.

- 방사선에 의하여 본래의 조혈간세포가 죽으면, 전체 세포가 다시 만들어질까? 이 때문에 감염, 빈혈, 출혈 등이 일어난다(그림 7-8). 조혈계에 대한 기능저하의 역치는 0·5Gy이다.
- 피폭에 의한 조혈장해가 나타나는 시기는 세포에 따라 다르다. 각각의 세포의 성숙속도와

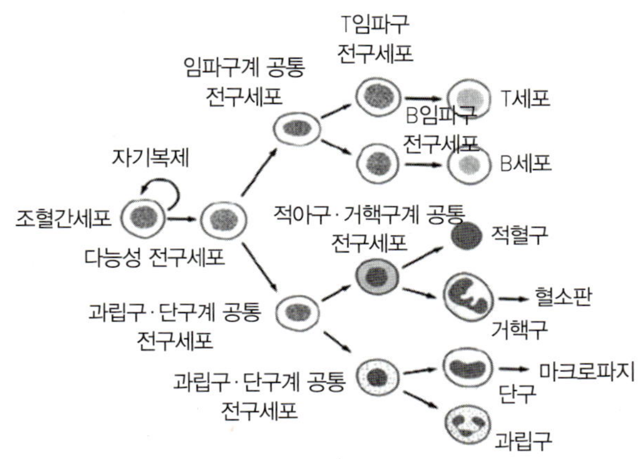

그림 7-7 혈액의 분화

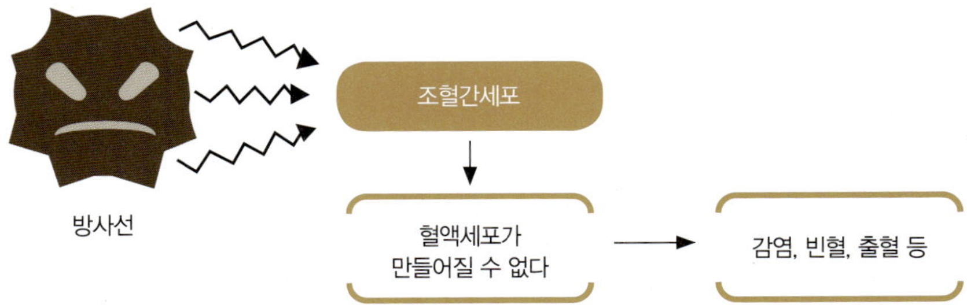

그림 7-8 피폭에 의한 조혈장해

전문용어

사이토카인(cytokine) : 항원이 감작 임파구에 결합할 때 임파구에서 분비된 특수한 단백질의 총칭. 지금까지 수십 종류가 발견되고 있다. 대표적인 것에 인터로이킨, 인터페론, 종양괴사인자, 케모카인, 콜로니 자극인자, 증식인자 등이 있다. 모두 면역계의 조절, 염증반응의 야기, 세포의 증식과 분화의 조정, 항종양작용에 관계하고, 감염방어, 생체기능의 조절, 여러 가지 질환의 발증의 억제에 중요한 역할을 맡고 있다. 사이토카인과 사이토카인의 작용을 저해하는 물질(항사이토카인 물질)을 여러 가지 질병의 치료에도 사용하고 있다(사이토카인 요법).

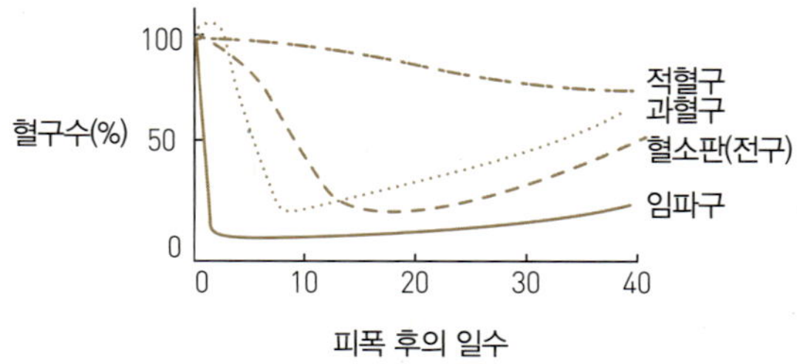

그림 7-9 피폭 후에 혈액세포수의 변화

수명이 중요한 열쇠가 된다. 수명은 임파구(수시간~3개월), 과립구(호중구, 수 일~1주간), 전구(혈소판, 10일), 적혈구(4개월)의 순으로 길어진다. 피폭 후에 임파구 → 과립구 → 전구 → 적혈구의 순으로 줄어드는 이유를 이해할 수 있을까? (그림 7-9).

2. 생식선에의 장해

- 남성의 정소, 여성의 난소가 피폭되면 일시적 혹은 영구적으로 불임이 된다.
- 정자는 정소에서 성숙한다. 정원세포-정모세포-정자세포-정자로 약 3개월에 걸쳐 분화한다(그림 7-10, 7-11). 정원세포와 정모세포는 방사선에 감수성이 있고, 낮은 선량으로 세포가 죽는다. 분화한 정자세포와 정자는 저항성이 있다. 일시적 불임의 역치는 0.1Gy이고, 영구적 불임은 6Gy이다. 만성피폭에서는 연간 2Gy가 역치이다. 일반적으로 방사선의 영향은 같은 선량이라도 긴 시간에 걸쳐 오래 피폭되면 단시간에 걸쳐 피폭된 것에 비해 그 영향이 작게 된다.
- 난소에는 태아기에 난원세포가 증식하고, 그 주위를 여포세포가 에워싸서 제1차 난모세로 분화한다. 일생 동안 배란하는 난모세포는 태아기에 만들어지고, 그후 사춘기까지는 휴지기에 들어간다. 사춘기가 되면 뇌하수체에서의 성선자극호르몬의 작용에 의해 난성숙이 진행되어 감수분열을 거쳐 제2차 난모세포로서 배란시킨다. 여성의 영구불임의 역치는 2.5~6Gy(평균은 3Gy)이고, 만성피폭에서는 연당 0.2Gy이다. 노화와 함께 난포의 수가 적어지기 때문에 일정한 정도에 도달한 여성일수록 불임이 되는 선량은 낮게 된다.

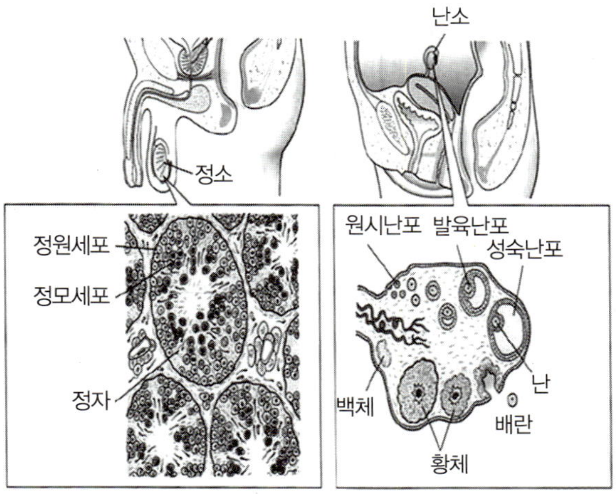

그림 7-10 정소와 난소의 구조

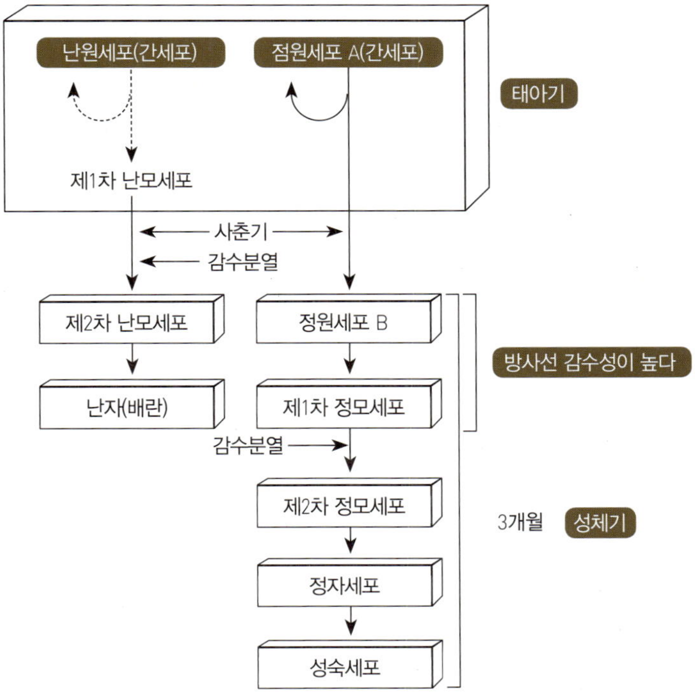

그림 7-11 생식세포의 분화

- 생식선의 피폭 영향은 불임만으로 머물지 않는다. 방사선에 의해서 피폭한 생식세포에 돌연변이가 발생할 가능성이 있고, 그후 수태에 의해 그 자손에게서 유전적 영향이 나올 가능성이 있다. 유전적 영향에는 역치가 없다고 생각된다.

3. 소화관에의 영향

- 소화관은 구강, 식도, 위, 십이지장, 소장, 대장(결장과 직장)으로 되어 있다. 소장과 대장은 전형적인 세포재생계이고, 소장은 감수성이 높은 장기의 하나이다. 소장은 소화관 내에 돌출한 융모에서 영양분을 흡수한다.
- 융모세포는 그 주위의 움푹 패인 곳(음와 또는 크리프트라고 한다)에 존재하는 간세포의 분열, 성숙에 의해 매일 보급되고, 3~5일의 비율로 교체되고 있다. 놀랍게도 하루 1,000억 개의 세포가 교체되고 있다. 하나의 융모는 6~10개의 크리프트에서 세포가 공급된다(그림 7-12). 소장의 간세포 가운데 일부 간세포는 방사선감수성이 높고, 0.25Gy로 세포사(아포토시스)를 일으킨다. 그러나 크리프트에는 복수 개의 간세포가 존재하고, 또 본래의 간세포는 방사선에 저항성이 있으므로 6Gy 이상 피폭되지 않으면 융모에 영향은 없고, 10Gy 이상

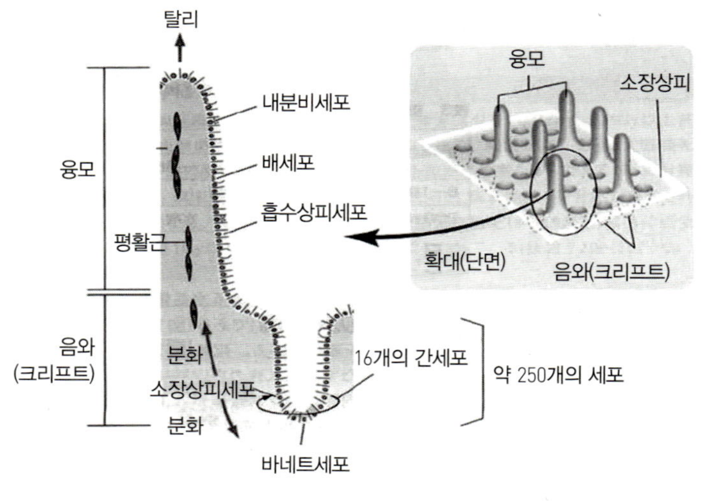

그림 7-12 소장의 구조

피폭되지 않으면 크리프트수의 감소는 일어나지 않는다. 대장에서는 수분의 흡수와 식물섬유의 발효에 의한 단쇄지방산의 생성이 일어난다.

- 대장의 간세포는 소장과는 다르게 크리프트의 낮은 부분에 존재한다.
- 피폭에 의한 장의 간세포가 분열정지를 하기도 하고 사멸하기도 하면 융모의 높이가 낮아져서 장관 벽의 두께가 얇아진다. 간세포의 분열이 회복되지 않으면 점막의 탈락이 진행되고, 수분의 누출(설사), 감염, 출혈(하혈) 등이 일어나서 사망하는 경우가 있다. 또 방사선치료 등으로 고선량 피폭된 경우 1년이 경과된 후에 선유화에 의해 비후와 폐색이 일어나는 경우도 있으므로, 치료의 고도화를 위해 분명하게 하지 않으면 안 되는 하나의 과제이다.

4. 피부장해

- 방사선장해에 대한 초기의 보고는 X선의 발견이 있은 직후 자신의 손을 사용하여 투시의 전시를 몇 회나 하며 흥행 장사를 하던 사람의 피부염이다. 당시의 X선은 에너지도 낮고, 피부의 흡수선량이 높았다. 피부는 표피, 진피와 피하조직으로 되어 있고, 표피는 세포재생계이다.
- 3~4Gy로 피폭되면 간세포의 증식이 정지되고, 피폭 후 3주간에 걸쳐 일과성의 탈모와 모세혈관의 확장에 의한 홍반이 일어난다. 6~19Gy로 피폭되면 지속적인 홍반, 종창이 일어나고 20Gy 이상으로 피폭되면 피폭 후 1개월에 걸쳐 수포, 진무름(피하조직의 노출), 궤양으로 진행된다.
- 방사선치료에서는 일부 피부에 선량이 집중하는 것을 피하기 위해 분할조사와 감마나이프 등의 다방향에서의 조사방법 등과 같이 피부장해를 감소시키는 대책이 고안되고 있다.

5. 수정체장해

- 백내장은 눈의 렌즈인 수정체가 혼탁 증상으로, 60대인 사람의 50%는 이 노안성 백내장이다. 렌즈를 만드는 상피세포는 일생동안 천천히 분열을 계속하고 있다. 사멸한 세포가 눈안에 머물기 때문에 백탁하고, 시력저하를 초래한다. 노인성 백내장은 렌즈 적도면에서 백

감마나이프는 뇌 내의 한 점(병소부)에 201개의 미세한 감마선 빔을 집중 조사시키는 방사선치료. 개두 수술을 하지 않고 병소를 나이프로 도려내는 것처럼 치료할 수 있는 것으로부터 이렇게 부르고 있으며, 보다 침습이 적은 치료라고 말할 수 있다. 조사 시에 관통하는 두피·뼈·뇌실질·혈관·신경으로의 영향은 작고, 조사를 받은 병소만이 서서히 응고·괴사한다.

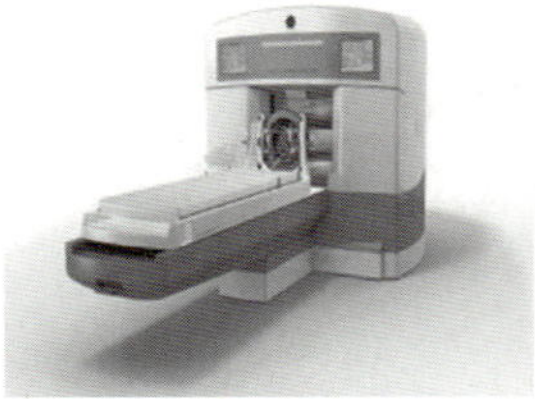

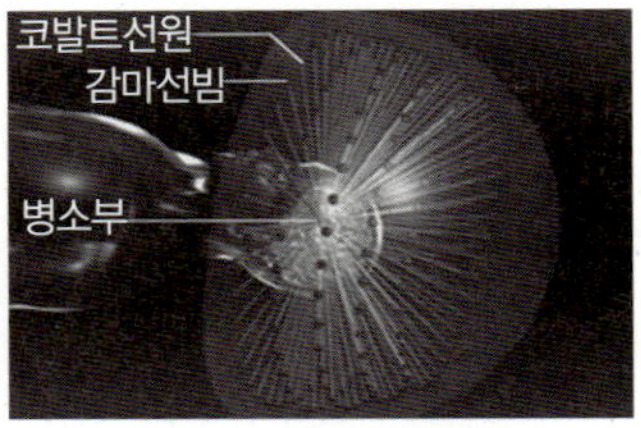

MDCT(multi-detecter-row CT) : 심장 CT검사 MDCT는 동시에 복수의 데이터를 모아, 촬영시간이 짧고, 촬영을 위해 숨을 참는 시간도 짧게 되었다. MDCT에 의한 심장 검사는 심전도를 계측하여 심장의 움직임에 맞추어가면서 데이터를 수집하는 것으로, 심장이 불룩해져 있을 때(팽창기)와 움츠러져 있을 때(수축기)의 데이터를 한 번에 얻을 수 있다.

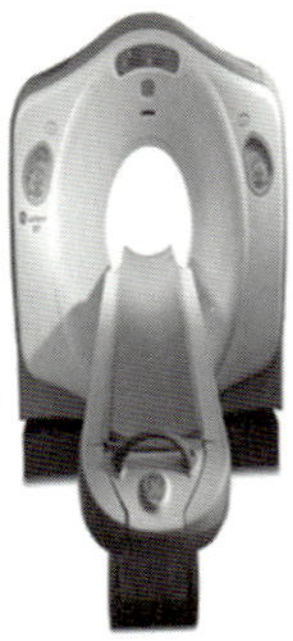

A. 심장을 앞에서 본모습

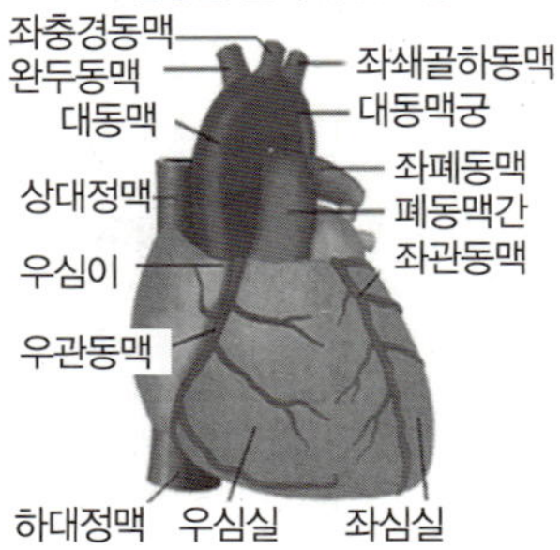

B. 동맥경화로 판동맥이 협소해진다

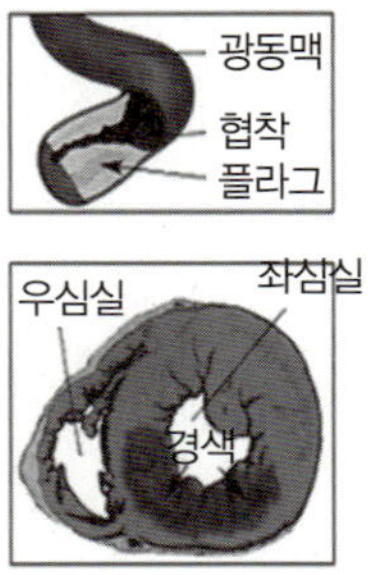

A. 심전도동기 헬리컬 촬영에 의한 심장의 조영CT영상

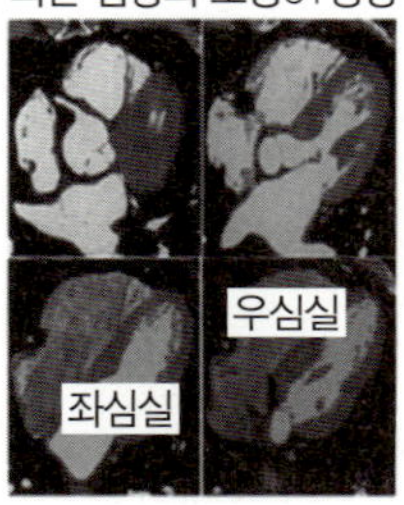

B. 관동맥의 삼차원 표시

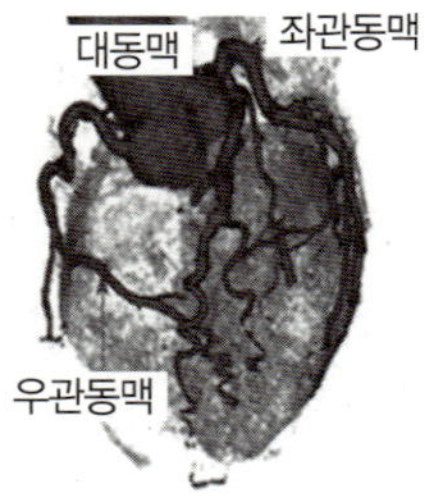

탁이 일어나고, 방사선에 의한 백내장은 렌즈 후극에서 탁해지기 때문에 두 경우를 구별할 수 있다. 수정체의 백탁의 역치는 0.5Gy, 시력장해는 1.5Gy이다. 잠복기간은 평균 2~10년 이상으로, 선량이 높아지면 짧아진다. 아이들은 더욱 낮은 선량으로 혼탁을 일으키기 때문에 아이들의 방사선치료·진단에는 더욱더 배려가 필요하다. 일반 사람의 선량한도는 15mGy인데, 충분히 낮은 값이라고 할 수 있다.

정리

- 방사선감수성이 높은 조직 ⇒ 임파조직(감염증), 골수(빈혈, 감염증), 장상피(설사), 생식선(불임), 수정체(백내장)
- 방사선감수성이 낮은 장기 ⇒ 신경, 근육
- 조직장해 ⇒ 역치가 있다.

Chapter

08

방사선의 발암 영향

1. 머리말

일반 사람이 피폭받는 방사선은 방사선치료를 제외하면 100mGy(0.1Gy) 이하의 저선량방사선이다. 자연방사선은 1~2mSv(2.4mSv), CT검사를 할 때는 2~8mSv이다. 이 선량은 지금까지 기술해 온 인체영향의 역치보다 낮기 때문에 인체에 미치는 방사선의 급성영향보다 중요한 것은 발암의 위험이다. 암이란, 세포가 무제한으로 증식하여 장기의 기능을 저하시키고, 최종적으로 개체의 죽음을 초래하는 병이다. 현재 암에 걸린 사람의 경우, 의료 선진국가에서도 치료성적이 개선되었다고는 해도 그 중 절반은 사망한다. 1985년 이래, 뇌졸중과 심혈관계질환을 넘어 사인의 가장 높은 비율을 차지하고 있다. 암은 연령이 증가됨에 따라 그 사망위험이 커지게 되는 중고령자의 질병이다. 백혈병, 골종양, 뇌종양은 소아에도 많지만, 많은 부분이 유전성이다. 또, 유방암과 자궁암은 폐경과 함께 위험이 작아지지만, 이것은 암세포를 증식시키는 여성호르몬이 폐경에 의해 분비되지 않게 되기 때문이다.

일본인의 이환율(2001년)은 남성에서는 ① 위암, ② 폐암, ③ 간암, ④ 대장암의 순이고, 여성은 ① 유방암, ② 위암, ③ 대장암, ④ 자궁암의 순이다.

사망률을 보면, 치료성적이 좋은 유방암의 위험은 작고, 치료성적이 낮은 폐암은 남녀에서 각

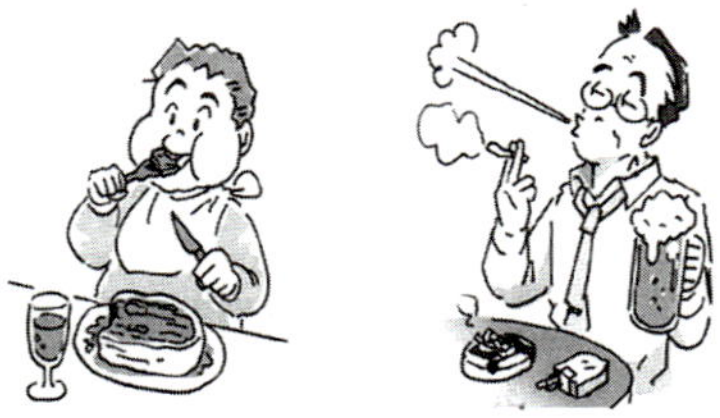

남성
위암 〉 폐암 〉 간암 〉 대장암

여성
유방암 〉 위암 〉 대장암 〉 자궁암

그림 8-1 식사와 비만, 담배는 암의 원인

각 1위, 2위가 되기 때문에 폐암의 조기발견은 중요하다.

암의 원인으로 주요한 것은 식사와 담배이며, 다음으로 감염증이다.

불에 태운 고기와 포테이토칩에는 헤테로사이클릭아민과 아크릴아미드 등의 돌연변이물질이 포함되어 있다. 또 고기와 아초산(아질산, 무즙에 포함되어 있다)을 함께 먹으면 위 내에서 발암성의 니트로소아민으로 변한다.

또 살쪄 있다는 것 자체가 유방암과 대장암의 원인이 된다(그림 8-1). 지방조직이 여성호르몬을 합성하는 것이 하나의 설명이다.

또 담즙은 생체가 스스로 만드는 발암물질이다. 담배에는 수천 종류의 화학물질이 존재하고, 벤조피렌은 폐암을 유발한다.

알코올은 식도상피에 상처를 내고, 함께 흡입한 담배의 발암물질의 흡수를 촉진한다.

자외선은 피부암의 요인이다. 바이러스는 자궁암과 간암, 성인 T세포백혈병의 발생을 촉진하고, 파일로리균은 위암의 원인이 된다.

미생물의 감염은 면역질환뿐 아니라 발암에도 관여한다(그림 8-2).

사람의 생활환경은 발암인자로 넘쳐 나고 있다고 해도 과언이 아니다. 방사선은 자외선과 합쳐도 암의 원인의 3%에도 미치지 않는다.

표 8-1 발암성물질은 암의 근원

발암성물질	암의 근원
담배	연기 안의 화학물질에 발암성물질이 있다.
알코올	체내에 들어온 알코올은 산소에 의해 발암성물질로 분해된다. 일반적으로 다른 효소로 분해되어 무독화 되지만, 과음하면 분해에 시간이 걸리기 때문에 발암을 일으키기가 쉽다.
배기가스	차의 배기가스 등에 포함된 성분은 발암성물질이 포함된다.
아스베스토	빨아 들여 체내에 들어오면 폐기종과 폐암을 일으킨다.
자외선	과도한 일광욕 등으로 자외선을 지나치게 받으면 체내의 DNA가 변이하여 피부암 등을 일으킨다.
방사선	방사성물질에서 방출된 방사선은 DNA에 상처를 입히므로 발암의 원인이 된다.
활성산소	노화와 암 등의 질병의 원인으로, 공기 중에서 흡입한 산소가 변질한 것이며, 독이 된다.
농약	야채와 과일의 질병과 구제에 사용되는 농약에 발암성물질이 포함되어 있다.
지방	고지방에서 늘어난 악옥균이 발암성물질을 생성하고, 대장암을 일으킨다.
염분	위의 점막을 발암성물질로부터 지키는 점액을 염분이 벗겨버려 위암을 일으킨다.
가비독	외국산 넛츠류에 발생하는 곰팡이독이 간장암을 일으킨다.
바이러스	C형간염바이러스 등의 감염이 원인으로 간장암을 일으키므로 발암과 원인관계가 있다.

균형있게 섭취한 식생활과 규칙 바른 생활습관을 개선하는 것이 유일한 예방책이 된다.

암유전자
- Ras 유전자
- myc 유전자
- Bcr/Ab 키메라 유전자 등

암억제유전자
- Rb 유전자
- p53 유전자
- DNA 수복유전자 등

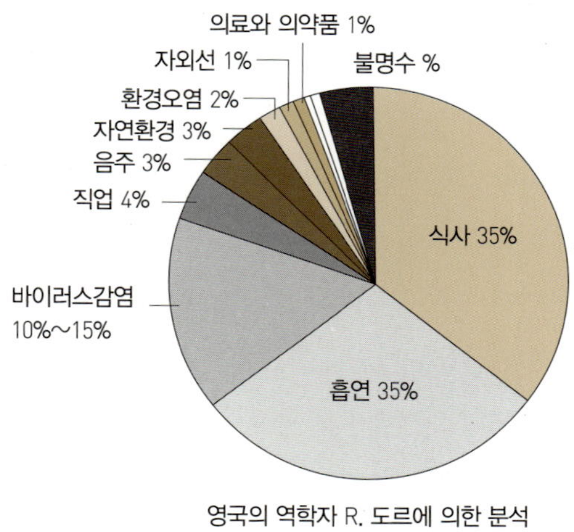

그림 8-2 사람에 대한 암의 원인

2. 발암의 메커니즘

암은 쉽게 진행되지 않으며 시간이 걸린다. 쥐의 피부암을 예로 들면, 코르타르성분인 메틸코란스렌을 도포한 것 뿐만으로는 피부표면에 변화가 없다. 그러나 그후 포르볼에스테르를 반복하여 도포하면 겨우 사마귀(파피로마)의 형성이 일어난다. 포르볼에스테르만으로는 사마귀가 생기지 않으며, 도포하는 순번을 바꾸어도 사마귀는 생기지 않는다. 이 실험에서 최초에 메틸코란스렌이 증식제어에 관여하는 발암성의 유전자에 상처를 입히고(돌연변이), 제2단계로서, 포르볼에스테르에 의해 반복증식이 자극되면 돌연변이세포가 복제증식하여 암병변(양성종양)이 시작된다. 분열이 촉진되어 제2, 제3의 돌연변이를 일으키고, 포르볼에스테르가 없어도 자기증식 할 수 있는 능력을 획득하여 악성 암으로 진전하는 것이다. 제1의 변화를 개시, 제2의 변화를 촉진, 제3의 변화와 그 이하의 변화를 진행이라고 한다(그림 8-3).

암화에 필요한 유전자는 암유전자와 암억제유전자로 분류된다. 암유전자는 증식인자와 그 수용체, 그 하류의 신호전달과 유전자발현의 제어에 관여하는 전사인자를 암호화한다. Ras와 myc 유전자 등이 있다. 또 그 가운데는 염색체의 전좌에 의해 완전히 다른 유전자가 융합하여 생긴 새로운 키메라 유전자가 암유전자로 작용하는 경우도 백혈병과 갑상샘암에서 알려져 있다.

한편 암억제유전자는 세포증식을 멎게 하기도 하고, 세포사(apoptosis)를 유도하는 작용이 있기도 하다(Rb와 p53유전자). 암억제유전자 가운데는 환경변이원에 의해 상처 입은 DNA를 원래로 되돌리는 DNA 수복*1유전자도 포함된다. 세포의 복제 실수와 방사선에 의해 절단된 DNA 절단에서 시작한다. 따라서 절단점이 다른 영역의 절단점으로 실수해서 융합하여 새로운 암유전자가

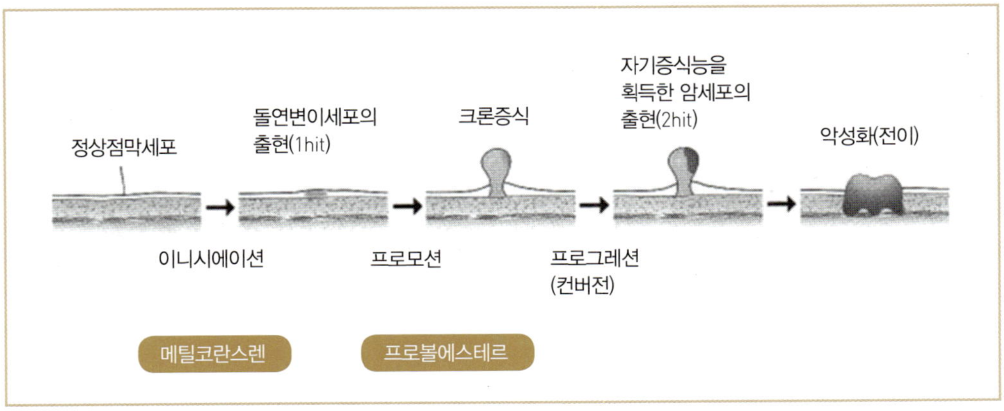

그림 8-3 발암 과정(대장암)

생기기도 하고, 암억제유전자영역이 결실하는 등, 방사선에 의한 발암 메커니즘의 특징이라고 생각된다(그림 8-4). 방사선에 의한 세포사 후에 일어나는 조직수복에 의해 세포증식이 발암촉진으로 작용하고 있다는 생각도 든다. (Rb : Retinoblastoma Gene)

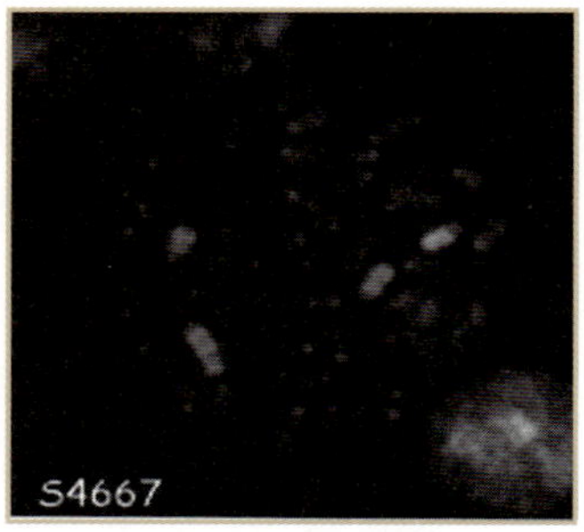

그림 8-4 쥐의 방사선유발 T임파종에 보이는 전좌

전문용어

DNA 수복 : 유전자의 본체인 DNA는 아데닌(A), 티민(T), 구아닌(G), 시토신(C)의 염기를 당과 인산기로 연결한 두 줄 사슬인데, 매일의 호흡과 환경변이원에 의해 끊임없이 손상되고 있다. 분열할 때 복제실수도 있다. 하나의 세포당 30억 개의 ATGC가 늘어서 있기 때문에 이것을 유지하는 것은 보통이 아니다. 이것을 유지하고 있는 것이 각종 DNA 수복효소이다.

표 8-2 암억제유전자(Tumor Suppressor Gene)

유전자명	주요 기능	관련된 암·질환의 예
RB	세포주기조절	강막아세포종
p53	전사인자	Li-Fraumeni증후군
APC	β-카테닌 결합	가족성대장선종증
NF1	GTP아제 활성화	신경선유종증1형
NF2	세포골격결합	신경선유종증2형
WT1	전사인자	ウィルムス종양
VHL	전사신장조절	von Hippel-Lindau병, 신암
BRCA1	전사인자	가족성유방암
BRCA2	전사인자	가족성유방암
CHEK2	세포주기조절	가족성유방암
Maspin	세린프로테아제 저해	유방암
p73	전사인자	유방암, 난소암
DPC4(SMAD4)	전사인자	약년성 폴리포시스
MSH2	미스매치 수복	유전성 비선종성대장암
MLH1	미스매치 수복	유전성 비선종성대장암
PMS2	미스매치 수복	유전성 비선종성대장암
DCC	N-CAM모양 단백질	대장암

유전자명	주요 기능	관련된 암·질환의 예
PTEN	호스파타아제	Cowden병, 신경교아종
SDHD	미토콘드리아막단백질	방신경절종
p16	사이클린 의존성 키나아제 저해	악성흑색종
p57KIP2	세포주기조절	Beckwith-Wiedemann증후군
PTC	Shh 수용체	Gorlin증후군, 기저세포암
TSC1	-	결절성경화증
TSC2	-	결절성경화증
EXT1	-	다발성골연골성외골종증
EXT2	-	다발성골연골성외골종증

DNA 수복과 암 가계

암 가계를 조사하면 DNA 수복유전자의 이상이 발견된다.
BRCA1, BRCA2 → DNA 두줄 사슬절단 → 유방암
MLH1 → 복제실수 → 대장암
XPA → 염기손상 → 피부암

히로시마의 백혈병과 나가사키의 백혈병

피폭에 의해 급성임파성백혈병, 급성 및 만성골수성백혈병은 함께 증가하지만, 원인이 무엇인지 모르지만 만성임파성백혈병은 증가하지 않는다. 만성골수성백혈병의 증례수는 히로시마>나가사키이다. 덧붙이면, 히로시마의 원폭은 우라늄형, 나가사키는 플루토늄형이다.

3. 방사선암의 역사

사람에 대한 방사선 발암연구는 다음과 같은 조사가 주요 원인이 되고 있다. 피폭의 형태(1회 피폭, 분할피폭), 선 에너지 부여(LET)의 차이(α선과 γ선 등), 피폭 시 연령, 성, 외부피폭과 내부피폭이 각각 다르기 때문에 직접 비교할 수는 없으나 유익한 정보로 제공되고 있다.

① 원폭 피폭자

1945년, 히로시마와 나가사키에 떨어진 원폭에 피폭된 사람들에게 수년 후 백혈병 및 각종 암이 발생했다. 조사집단의 크기, 추적기간, 선량평가의 정확성 등 우수한 특징을 가지고 있고, 방사선 발암위험평가의 골드 스탠다드가 되고 있다. 전체 장기의 발암위험 이외에 태아기 피폭 영향, 유전 영향의 중요한 정보를 제공해 주고 있다.

② 의료피폭

의료피폭환자의 데이터는 질병을 갖고 있다고 하는 점에서 일반 사람에 위험이 외삽될 수 있을지, 관심 있는 장기의 피폭선량이 확실하게 측정될 수 있을까라는 문제가 있다고 해도, 분할조사에 관한 많은 귀중한 정보를 제공해 주고 있다. 2차 암의 예방 등, 앞으로 방사선치료와 진단의 개선에도 이용할 수 있다.

- 두부백선치료환자의 갑상샘암(이스라엘)
- 강직성척추염환자의 백혈병(영국)
- 결핵투시환자의 유방암(캐나다)
- 비대흉선치료환자의 갑상샘암(미국)
- 자궁암치료환자의 2차 암(캐나다, 일본 등)
- 트로트라스트환자의 간암(독일, 일본 등)

③ 직업피폭

- 방사선과의사, 진료방사선사의 백혈병(영국)
- 우라늄 광부의 라돈에 의한 폐암(중국, 미국)
- 다이얼페인터의 라듐에 의한 골종양, 백혈병(미국)
- 원자력시설종사자의 백혈병(영국, 캐나다, 일본 등)

④ 체르노빌 사고 후 어린이의 방사성요소에 의한 갑상샘암(우크라이나)

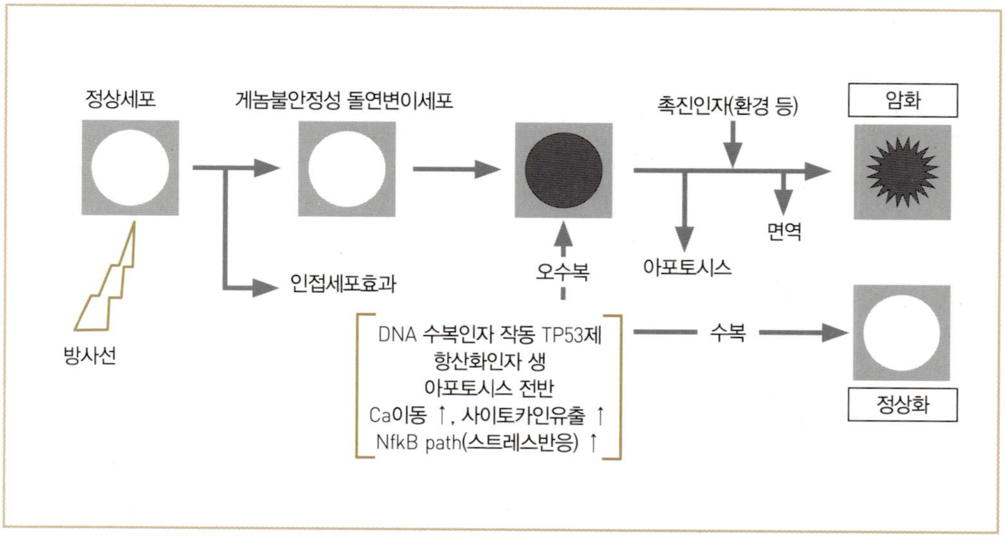

그림 8-5 방사선 발암 과정

⑤ 고수준방사선 지역의 거주자

- 비키니환초 핵실험의 낙진 피폭에 의한 갑상샘암(마샬제도)
- 플루토늄 시설에서 유출된 방사선물질에 의한 테차(Techa)강 유역 주민의 백혈병(러시아)
- 인도(케라라), 브라질(가라파리), 이란(람사르) (자연방사선수준이 일본의 10~20배)

4. 백혈병과 고형 암

발암위험은 절대위험과 상대위험으로 표현된다. 절대위험은 일정한 인원수, 일정한 기간 조사로 선량당 암의 발생이 피폭군에 몇 가지 예에서 증가하는가를 나타낸다. 한편 상대위험은 대조군에 비해 몇 배가 되는지를 나타낸다.

백혈병과 고형 암(백혈병 이외의 암, 폐암, 대장암, 유방암 등)은 발생 패턴, 위험의 크기, 선량효과관계(선량과 발암위험의 관계)에서 크게 다르다.

백혈병은 피폭 후 2~3년부터 발생하기 시작하여 7~8년을 절정으로, 그후 발생수는 감소한다. 한편 고형 암은 피폭 후 10년 이상의 긴 잠복기를 거쳐 발생한다(그림 8-6).

장기에 의해 발생위험의 크기가 다르다. 그림 8-7은 각 장기의 발생률(라환율)로 본 과잉상대위험과 과잉절대위험이다.

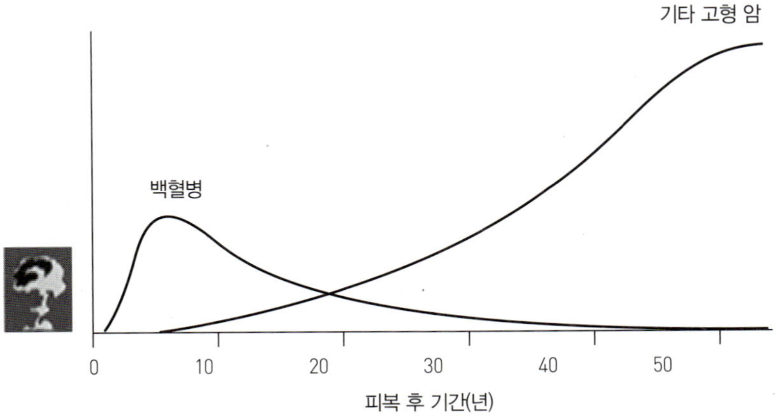

그림 8-6 원폭 방사선유발암 발생의 시간적 경과(모식도)

상대위험으로 보면 백혈병의 발생위험이 가장 높다. 이어 유방암, 갑상샘암이 된다. 그러나 라환자수의 증가를 의미하는 절대위험은 유방암, 위암, 폐암, 백혈병, 결장암, 간장암이 크다.

이것은 유방암, 위암, 폐암 등은 백그라운드의 라환율이 높기 때문이다. 남녀로 비교해 보면 위암, 폐암의 위험은 여성이 높고, 결장암, 간장암의 위험은 남성이 높다.

방사선방호에서 생애위험 추정치와 그 암의 치사성과 QQL(quality of life), 수명손실을 조정한 값(디트리먼트)을 계산하고 폐, 유선, 위, 골수, 결장을 암 위험이 높은 조직으로 분류하고 있다.

또한 직장암, 췌장암, 전립샘암과 만성 임파종 등과 같이 통계적으로 유의한 암 위험의 증가가 보이지 않는 것도 있다.

ICRP2007에서는 각 장기의 위험의 차이를 조직하중계수(W_T)로 나타내고 있다(표 8-3).

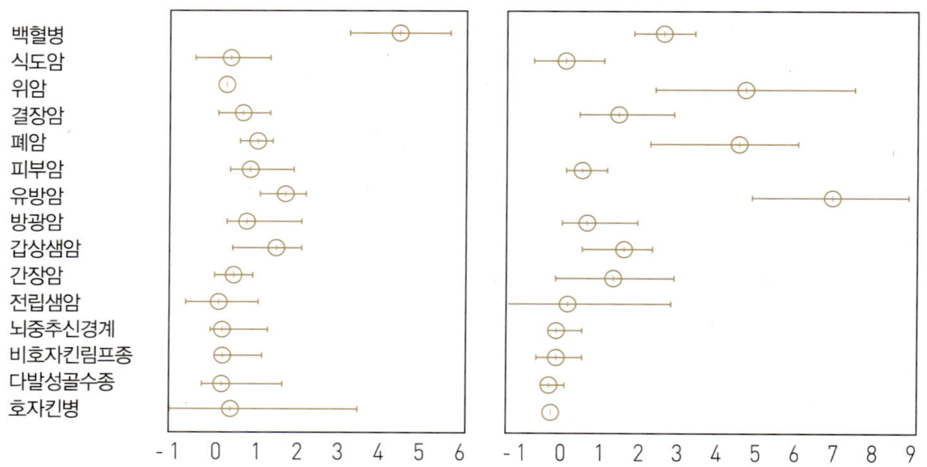

왼쪽은 상대위험, 오른쪽은 절대위험을 보인다.

그림 8-7 부위별 암 라환율

표 8-3 ICRP2007에서 제안된 조직하중계수(W_T)

조직	W_T
골수(적색), 결장, 폐, 위, 유방, 그 외 조직*(14조직에의 평균선량에 적용되는 명목 W_T)	0.12
생식선	0.08
방광, 식도, 간장, 갑상샘	0.04
골표면, 뇌, 타액선, 피부	0.01

ICRP 1990때의 계수와 달리, 유방암의 계수가 커졌다.

* 그 외의 조직(합계 14조직) : 부신, 흉곽 외 부위, 담낭, 심장, 신장, 임파절, 근육, 구강점막, 췌장, 전립샘, 소장, 비장, 흉선, 자궁/자궁악

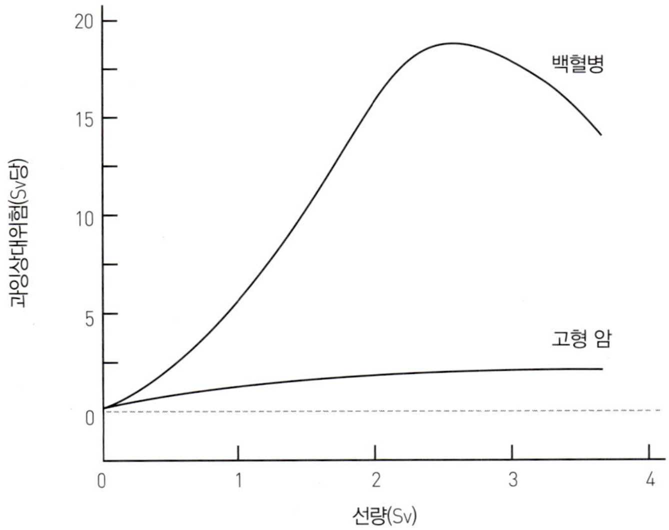

그림 8-8 백혈병과 고형 암의 선량효과 관계

발암의 선량효과 관계는 일반적으로 역치를 갖지 않는다고 생각한다. 이것은 발암의 메커니즘은 단 하나의 간세포(혹은 전구세포)에서 일어난 돌연변이에 기인한다고 생각되기 때문이다. 결국 방사선으로 생기는 DNA의 2줄 사슬절단은 무작위로 일어난다 → 그 절단에 의해 생긴 돌연변이도 무작위로 증가한다 → 돌연변이를 가진 전 암세포도 무작위로 발생한다.

백혈병의 위험은 0~3Gy의 범위로, 선형 2차곡선(LQ모델이라 함)이 정확하게 맞고, 그 이상에서는 작아진다(그림 8-8). 선량이 많으면 암이 되어야 하는 세포도 죽어버리는 것이다. 쥐의 백혈병도 사람과 같은 선량효과를 보인다. 고형 암의 선량효과 관계는 3Gy까지가 직선이고, 그 이상에서는 변동이 없어(플래토우)지고 있다.

고형 암 가운데 피부암만이 1Gy 정도 까지는 역치가 있는 선량효과 관계가 맞는 것 같다.

Rat과 Mouse를 사용한 β(베타)선에 의한 피부암도 역치를 갖는 선량효과 관계가 된다. 그러나 전체로서는 발암에는 역치가 없는 것으로 가정하여 방사선규제가 이루어지고 있다. 이 가정을 LNT 가설(linear non threshold theory)이라고 한다.

5. 내부피폭에 의한 발암

방사성핵종을 체내에 받은 결과 피폭되는 것을 내부피폭이라고 한다. 내부피폭에 의한 발암에는 몇 가지 특징이 있다. 받아들인 장기가 핵종에 의해 특이적인 것(그림 8-9), 붕괴에 의해 화학적으로 다른 원소가 되고, 방출하는 방사선(α선, β선, γ선)이 변화해 가는 것 등이다.

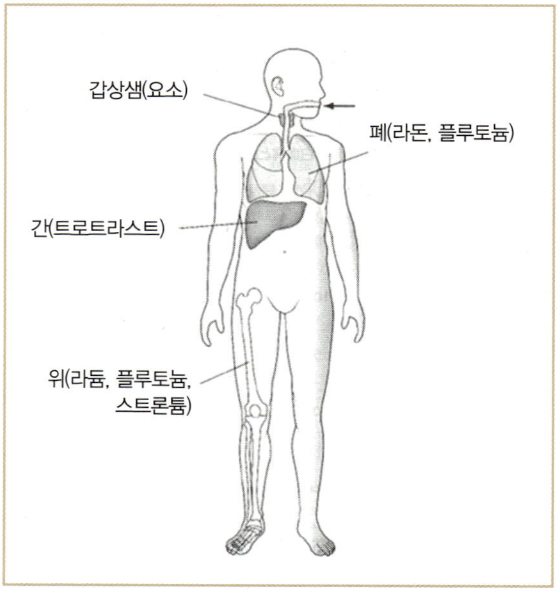

그림 8-9 각 방사선핵종의 내부피폭에 의한 발암의 표적장기

옛날에 시계 등의 문자판에 라듐을 함유한 야광도료를 바르는 작업을 하고 있던 노동자에게서 수년 후 골종양이 발생했다. 라듐은 α핵종인 알칼리토류 금속으로, 체내에서는 칼슘과 같은 거동을 보이고, 뼈에 침착한다(같은 모양으로 스트론튬과 플루토늄도 뼈에 집적한다).

플루토늄*2은 라듐보다 뼈의 표면에 길게 머물고, 높은 빈도로 골육종을 유발한다.

1940년대까지 X선 검사의 조영제로서 이산화토륨(트로토라스트)이 사용되었다. 토륨의 반감기는 길고(141억 년), 간장과 골수에 축적한다. 그 결과 간암과 백혈병이 유발된다.

1986년에 구소련(현재 우크라이나)에서 일어난 체르노빌 원자력발전소의 사고에서 대량의 방사선물질이 방출되었다. 원자로의 핵 생성물 가운데 I^{131}은 반감기가 8일로 비교적 길고, 주로 우유를 통해 아이의 갑상샘에 집적하여 갑상샘암을 유발한다. 1Gy당의 과잉상대위험은 원폭 피폭자와 유의한 차이는 없었다(각각 2.1/Gy와 4.4/Gy).

전문용어

*2 **플루토늄** : 초우라늄원소의 하나로, α선을 방출한다. ^{239}Pu는 핵분열을 일으키기 쉬우므로 핵병기로서 사용되고 있다.

내부피폭으로 일반인의 피폭선량이 높은 것은 라돈*3이다. 주석 광산과 우라늄 광산에서 일하는 광부에게 폐암이 발생했다. 우라늄계열의 방사성핵종을 함유한 암석에서 라돈222(^{222}Rn)은 폐에 들어와 침착하고 기관지와 폐포에 α선의 피폭을 일으키는 것이 폐암의 원인이다. 라돈에 의한 폐암 유발실험은 흰쥐에서도 확실해졌다. 특히, 폐암의 원인 중 하나인 담배와 같이 노출되면 상승적인 복합효과가 있다는 것을 알았다. 흡연자에게는 좋지 않은 소식이다.

이상과 같이 방사선의 핵종·선질에 의해 발암효과가 크게 변하므로 위험을 생각할 때 항상 고려해야 할 것이다. 방사선의 종류에 의한 하중계수(W_T)는 표 8-3을 참조하길 바란다.

전문용어

*3 **라돈(Rn)** : 라듐(우라늄계열)의 괴변에 의하여 발생하는 희유 가스. 화강암에 포함되어 있다. 서일본이 동일본보다 방사선 수준이 높은 것은 화강암이 많기 때문이다. 라돈 온천은 건강에 좋다는 생각(호르미시스 효과)이 있으나, 실제로는 아직 잘 알지 못한다.

맘모그래피와 유방암

맘모그래피의 1회당 선량은 2방향 촬영으로 3~6mGy이다. 유방암 사망률을 생각하면 35세 이후의 검진에 의한 이득은 위험의 25배, 50세 이후에서는 100배가 된다고 계산된다. 또, 50~70세의 여성은 35%나 유방암 사망률을 낮출 수 있을 것이다.

정리

- 저선량(100~200mGy) 이하
  방사선의 인체영향으로 중요한 것 ⇒ 발암
- 발암위험 ⇒ 역치가 없다(LNT 가설)
- 위험이 높은 장기 ⇒ 골수, 결장, 폐, 위, 유선
- 발암과정 ⇒ 다단계
  ⇒ 암유전자와 암억제유전자의 돌연변이의 유발과 변이 세포의 증식이 키 스텝
- 내부피폭 ⇒ 핵종이 축적하는 장기가 표적
- α선, 중성자선 ⇒ γ선과 X선에 비해 영향이 크다

Chapter

09

방사선에 의한 유전적 영향

유전적 영향이란, 방사선에 피폭한 집단의 생식세포에 돌연변이가 생겨 아이와 자손에 나타나는 유해한 영향이다.

1. 유전성질환의 분류

사람의 유전성질환에는 단일 유전자의 돌연변이에 의한 것(멘델성질환)과 복수 유전자 및 환경요인이 관여하는 것(다인자성질환)이 있다. 멘델성질환은 유전양식에서 상염색체 우성, 상염색체 열성 및 X염색체 연쇄열성으로 나누어진다(표 9-1). 우성질환은 어느 쪽이든 부모로부터 그 변이유전자를 이어받은 것만으로도 발증한다. 열성질환은 양쪽의 부모에게서 이어받은 유전자가 양쪽 모두에게 변이가 있는 것이 필요하다.

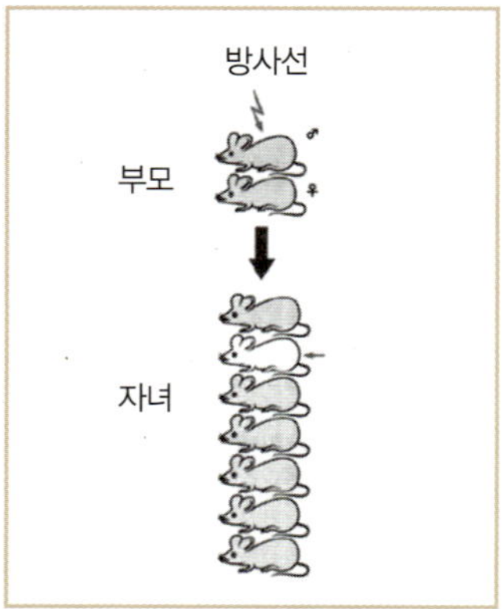

그림 9-1 유전적 영향을 위한 실험 프로토콜

X염색체 열성질환은 통상 남성에게만 발증한다. 이것은

남성이 X염색체를 하나 밖에 가지고 있지 않기 때문으로, 혈우병과 근지스트로피의 예가 있다.

다인자성질환은 유전자의 변이와 발증의 관계가 복잡하고, 멘델유전에 따르지 않으며, 선천성 이상(선천성심질환 등)과 성인의 만성질환(관상동맥 정신질환과 본태성 고혈압증, 당뇨병 등)으로 분류된다.

표 9-1 유전성 질환의 자연발생률(출생아 1만 명당)

질병별		추정빈도	예시
멘델형	상염색 체우성	150	헌팅톤병, 근긴장성지스트로피, 어느 종의 소아암(신경선유종증1형, 2형) 등
	상염색체 열성	75	페닐케톤뇨증, 낭포성선유증, 혈색소증 등
	X염색체 연쇄열성	15	D형근지스트로피, 혈우병, 위약X선증후군 등
염색체성		40	터너증후군, 크라잉펠터증후군, 다운증후군 등
다인자성	선천성 이상	600	선천성심기형, 선천성골격기형 등
	우성	6500	본태성고혈압, II 형 당뇨병, 관상심질환 등

2. 방사선에 의한 유전적 영향

돌연변이, 발암 등 유전적 영향은 생식세포에 방사선이 피폭되어 발생한다. 돌연변이를 인위적으로 처음 만든 사람은 밀러(miller)이다. 그는 수컷의 초파리에 조사하고, 그 후 정상인 암컷과 교배하여 태어난 자손에게 나타나는 돌연변이의 빈도가 방사선의 양에 비례하여 직선적으로 증가하는 것을 보였으며, 1946년에 노벨상을 수상하였다.

그 후 사람과 가까운 쥐를 이용하여 털색 등 일곱 개의 좌위의 열성돌연변이를 조사한 특정좌위검출법이 러셀(russell)에 의해 개발되었다.

이 방법에 의해, ① 돌연변이의 빈도는 피폭의 시기에 의존하고, 정자세포의 위험은 정원세포에 비해 2배 정도 높다. ② 정원세포의 영향은 선량률이 낮은 만성피폭이라면 약 3분의 1로 감소한다(선량률효과계수=3). 난모세포는 방사선 손상에 대한 수복능력이 높고, 만성피폭에서는 돌연변이율이 급조사의 20분의 1로 감소한다(그림 8-2).

그리고 사람의 유전적 위험추정에 이용할 수 있는 역학 데이터는 지금으로서는 없다. 그래서 개발된 것이 쥐(원숭이)의 방사선 유발 돌연변이 발생률을 이용한 배가선량법이다. 배가선량법

(doubling dose : DD)이란, 세대당 자연스럽게 생기는 유전적 영향이 배가 되는 데에 필요한 방사선량이다. 위험의 추정은 사람의 유전성질환의 자연발생률에 쥐에서 구한 배가선량의 역수를 곱한 값을 단위선량당의 위험으로 한다(배가선량법).

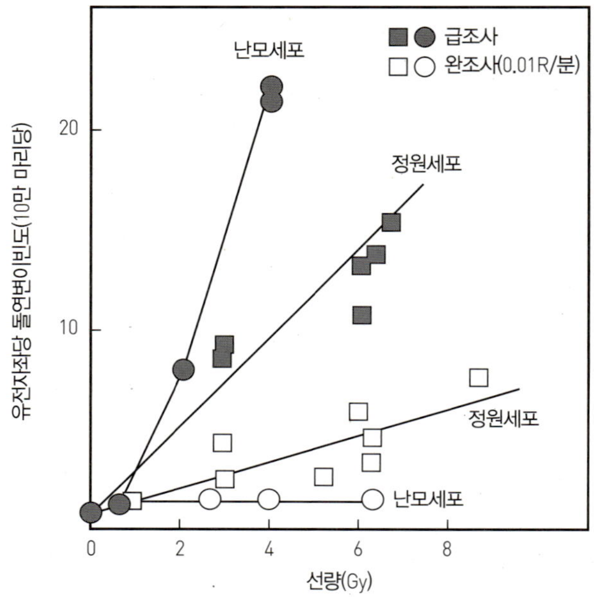

그림 9-2 쥐의 정원세포, 난모세포의 방사선에 의한 돌연변이 유발의 선량률 효과

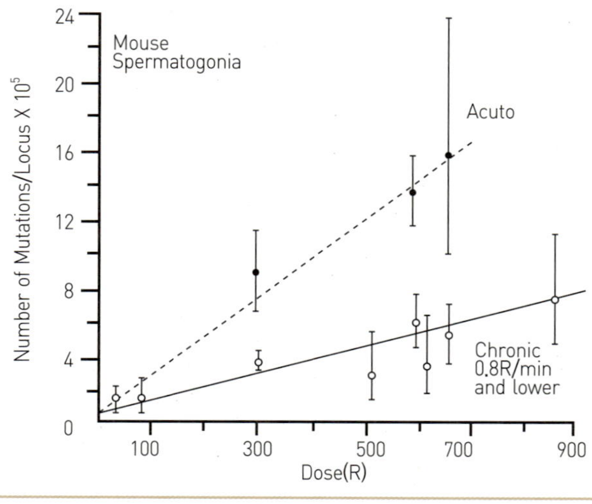

그림 9-3 고선량률과 저선량률로 조사할 때 쥐의 돌연변이에 대한 선량함수

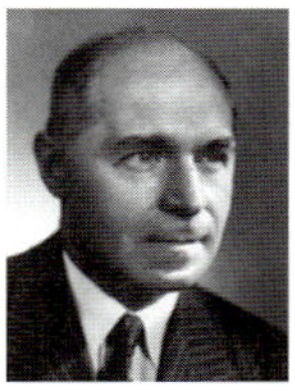

Hermann Joseph Muller(1890.12.21~ 1967.4.5)는 미국의 생물학자이다. 초파리에 대한 X선 조사 실험에서 인위적으로 돌연변이를 유발할 수 있다는 것을 발견하였다. 이 업적으로 1946년 노벨 생리·의학상을 수상하였다.

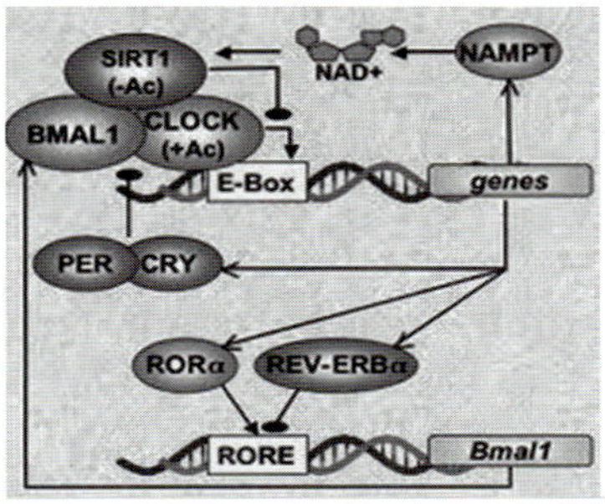

정상적인 암컷(♀)과 교배하여 태어난 자손에게 나타나는 돌연변이의 빈도가 방사선의 양에 비례하여 선형적으로 증가한다.

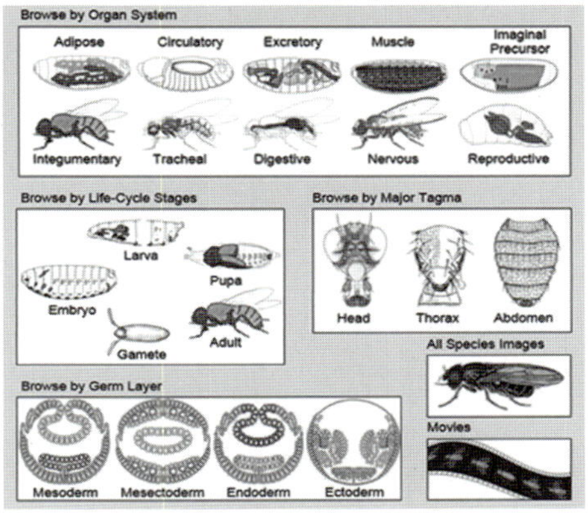

그림 9-4 방사선선량 증가에 따른 Muller의 돌연변이

실제로는 거듭 유전성질환의 발증에 관계하는 돌연변이의 기여 비율과 그 유전성질환을 가지고 태어난 아이가 생존할 수 있는 확률로 보정하여 최종적인 위험을 계산한다.

표 9-2에는 쥐의 실험에서 얻어진 배가선량을 나타낸다. 유전적 영향의 종류, 성 등에 따라 다르지만, 대략적으로 인한 말해 만성피폭으로 배가선량은 1Gy이다. 그러므로 사람의 경우도 배가선량도 1Gy로 한다. 사람의 유전적질환의 평균자연발생률(P)은 2.95×10^{-6}/좌위/세대이다. 따라서 배가선량법으로 계산되는 유전적 위험은 아래의 식이 된다.

$$\text{단위선량당의 위험} = P \times 【1/DD】 \times MC \times PCRF$$

MC는 돌연변이성분으로, 질환의 출현에 돌연변이가 기여하는 비율이다. 상염색체 우성 유전병은 1, X염색체 연쇄 및 상염색체 열성질환의 경우는 0.3, 다인자성질환은 0.02로 되어 있다.

PCRF(Potential Correction Recovery Factor)는 잠재적 회수능 보정계수로, 그 변이를 가지고 있는 태아가 출생 후에도 생존가능한 비율을 나타낸다. 지금까지 이용되어 온 쥐의 돌연변이율은 털색 등이 생존에 필수적인 것은 아니어서 실제 사람이 질환을 일으킬 비율을 과대평가할 가능

표 9-2 만성피폭에 의한 배가선량의 추정치(BEIR V)

유전적 효과	성별(생식세포의 조사시기)	배가선량(Gy)
우성치사돌연변이	양성	0.4~1.0
열성치사돌연변이	양성	1.5~3.0
우성가시돌연변이		
골격	수컷	0.75~1.5
백내장	수컷	2.0~4.0
기타	수컷	0.8
	암컷	0.4~1.6
열성가시돌연변이	수컷(정원세포)	1.14
	암컷(난모세포)	0.7~6.0
상호전좌	수컷	0.1~0.5
유전하는 전좌	수컷	0.12~2.5
	암컷	0.5~1.0
선천성기형	수컷(정원세포)	0.8~25
	암컷(난모세포)	0.25~2.5
염색체의 수적이상	암컷(성숙난모세포)	0.15~0.25
	암컷(미성숙난모세포)	2.5~13
전체		1.0~1.14

만성피폭에 의한 배가선량의 추정치(쥐의 데이터)

성이 있기 때문에 이 값을 도입한다.

상염색체 우성질환에 대해서는 PCRF=0.15~0.3, 열성질환은 PCRF=1.0, 다인자성질환은 PCRF=0.02~0.09로 하고 있다.

복잡하게 계산식을 설명했으나, 결국 멘델형 위험은 다인자형보다 5배 위험이 5배 높다고 하는 것이다.

그런데 사람의 유전적 영향은 사산, 기형, 자손의 혈액의 단백의 변이와 염색체 이상, 미니세틀라이트*1의 돌연변이를 지표로 하여 조사되었지만, 적어도 원폭 피폭자의 2세에 대한 조사에

전문용어

* 1 **미니세틀라이트** : 게놈 가운데 반복배열 DNA이다. 미니세틀라이트는 통상의 유전자보다 수십 배 높은 돌연변이를 나타낸다. 유전자를 암호로 하지 않으므로 표현형에는 영향을 주지 않는다. 원폭 피폭자의 2세를 조사하였더니 미니세틀라이트변이는 증가하지 않았으나, 체르노빌 사고 후에 벨라루스의 오염지구에서의 돌연변이율은 대조지구와 비교하여 2배 높다고 보고되었다.

서는 방사선에 의해 변이가 증가한다고 하는 직접적인 사실은 발견되지 않았다. 그러나 이 영향은 하나의 정자에서 생긴 돌연변이에서 유래하는 것으로, 동물에서는 유전적 영향이 명확하게 되어 있기 때문에 신중을 기하기 위해 확률적 영향으로서 방호체계 안에 참작되어 있다.

2007년에 발표된 유전위험은 1990년의 값에 비해 작아졌다(표 9-3). 이것은 앞에서 기술한 멘델형의 유전성질환의 발생률이 이전에 비해 높아진 것인데, 그것은 쥐의 실험결과를 사람에게 외삽할 때의 계수(PCRF)를 도입하였기 때문이다.

표 9-3 암과 유전적 영향에 대한 명목위험계수(단위 %Sv^{-1})

피폭집단	암		유전적 영향		합계	
	ICRP103	ICRP60	ICRP103	ICRP60	ICRP103	ICRP60
전체 집단	5.5	6.0	0.2	1.3	5.7	7.3
성인	4.1	4.8	0.1	0.8	4.2	5.6

유전적 유의선량

유전적 영향은 아이를 만들 가능성이 있는 연령 또는 그 이하 연령의 사람의 생식선이 피폭된 경우에만 문제가 된다. 생식연령을 지난 사람은 유전 영향의 발생에는 문제가 되지 않는다. 예전부터 유전유의선량이라는 선량개념이 사용되었다. 이것은 집단 내의 각 연령의 생식선 선량에 아이의 기댓값을 곱한 각 연령층을 가산하고, 그것을 집단 전원으로 평균한 선량을 말한다. 1977년 이래, 유전적 영향의 위험은 발암위험과 합쳐 선량한도에 의해 제한되고 있다.

사람과 쥐의 차이

배가선량법에서는 쥐의 데이터를 사용하고 있으나, 쥐와 사람은 유전적 영향의 자연돌연변이율이 같지 않은 것 같다. 사람에서는 남성이 여성보다 자연돌연변이율이 높고, 부친의 연령과 함께 돌연변이율은 증가하는(부친연령효과) 것을 고려하면 자연돌연변이율을 쥐에서 사람으로 외삽하는 것은 어려울 것 같다

3. 암 발생의 계세대 영향

부모의 피폭과 그 자녀의 발암위험과의 관계에 대해서는 세라필드 핵연료재처리시설에서 일하는 종업원 자녀에게서 백혈병이 다발한 것이 보고되었다.

쥐에서도 똑같이 정자세포의 피폭으로 발암률이 높아지는 것으로 나타났다. 그러나 원폭 피폭자와 그 후의 동

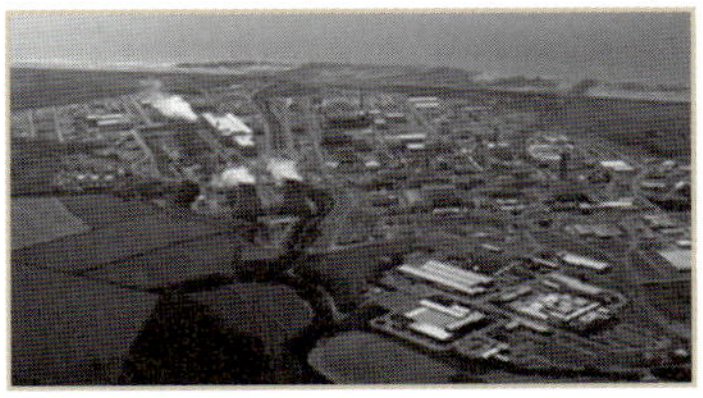

그림 9-5 세라필드(Sellafield)는 원자력폐지조치기관(NDA)의 시초이다. 영국의 세라필드사가 관리하는 원자력시설

물실험에서는 그 결과가 재현되지 않았다.

현재로서는 부모의 피폭에 의해 다음 세대에 발암위험이 높아질지 어떨지는 확실히 결론을 내릴 수 없다.

4. 확정적 영향과 확률적 영향

이상을 정리하면 방사선의 생체에 미치는 영향은 몇 가지 관점에서 분류가 가능하다.

① 피폭된 개체에 나타나는 신체적 영향과 피폭된 개체의 자손에 나타나는 유전적 영향

② 피폭 후 수 개월 내에 나타나는 조기영향과 수년이 지나 나타나는 만발영향

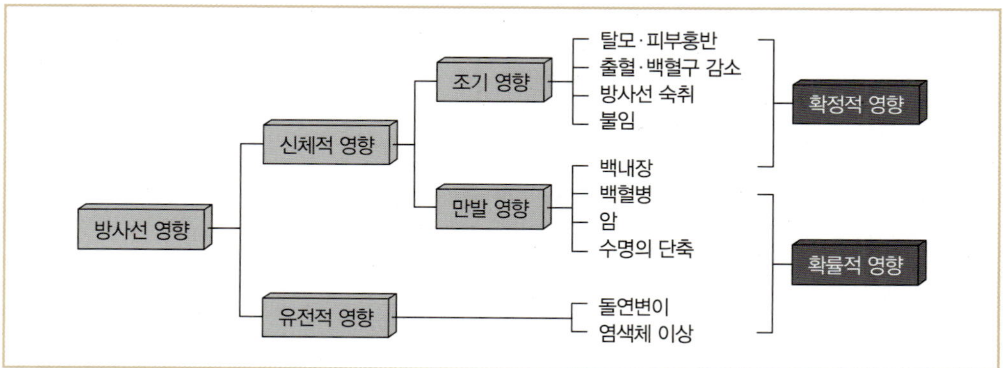

그림 9-6 확정적 영향과 확률적 영향의 분류

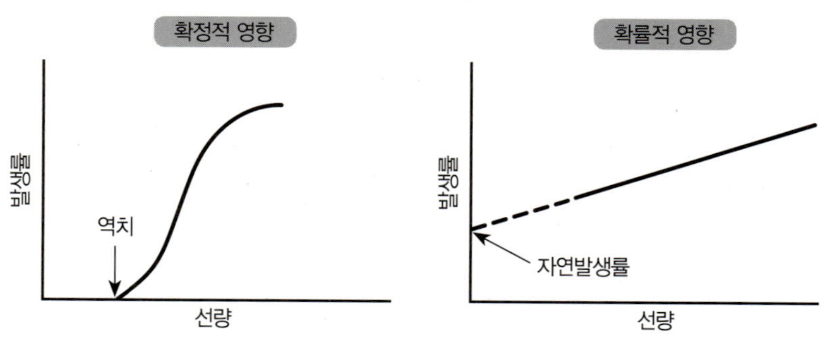

확정적 영향에는 역치가 있다.선량이 커지면 영향의 전도(중독도)도 증대한다. 확률적 영향은 역치가 없는 직선가설이 받아들여지고 있다. 역학조사의 검출한계는 100mSv이다.

그림 9-7 확정적 영향과 확률적 영향의 선량효과 관계

③ 역치가 있는 확정적 영향과 역치가 없는 확률적 영향

국제방사선방호위원회는 방호의 관점에서 방사선의 영향을 확정적 영향과 확률적 영향으로 나누어 권고하고 있다(그림 9-6, 9-7).

확정적 영향은 어떤 선량 이하에서는 영향을 보이지 않는 영향으로, 역치를 갖는다. 역치 이상의 선량에서는 선량과 함께 중독도가 증가하고 있다. 피폭 후 조기에 나타나는 출혈 등의 혈액장해, 설사 등의 소화관장해, 홍반과 진무름 등의 피부장해가 있다. 나아가 만발성에 일어나는 백내장과 재생불량성빈혈, 폐의 선유증, 척수의 탈수, 백질의 괴사, 맥관계의 장해도 확정적 영향이다.

장기와 조직은 많은 세포에서 생겨나고, 살아남은 세포가 어느 정도 있으면 장기의 기능을 대신 보상해 줄 수 있다. 조직(개체) 수준의 영향에는 어느 정도의 세포가 없어지지 않는다고 보이지 않기 때문에 역치가 존재한다.

선량-영향 관계는 역치가 있는 시그모이드가 된다. 최초에는 조직의 간세포의 재생을 자극하는 사이토카인 치료와 간세포(ES세포*1, 주목도가 높은 iPS세포*2)와 태아의 미분화 조직을 이식하는 등의 재생의료에 의한 치료연구가 진행되어 일부 장기의 확정적 영향이 머지 않아 완화되리라 생각된다.

또 방사선감수성은 개인에 따라 차이가 있는데, 그 원인유전자의 동정(동식물의 분류학상 소속을 결정함)이 활발하게 행해지고 있는 감수성이 높은 집단이 있는 것이 화제가 되고 있다. 이 집단의 역치는 보통의 집단에 비해 낮다.

예를 들어, 열성유전성 질환인 혈관확장성 운동실조증(아탁시아) 환자의 세포는 정상인의 수배나 감수성이 높다. 그러나 높은 감수성을 보이는 사람은 수 % 이하라고 짐작되고 있다.

한편 확률적 영향은 역치가 없는 영향으로, 발암과 유전적 영향이 포함된다.

방사선에 의해 생기는 DNA 사슬절단이 실수로 수복되어 결실과 재편성이 일어나면 돌연변이가 일어난다. 암과 유전적 영향은 돌연변이를 일으킨 하나의 세포가 기원이 되기 때문에 확률적인 사실과 현상이 되는 것이다.

전문용어

* 1 **ES세포(embryonic stem Cells : 배성간세포)** : 사람의 수정란은 분열을 반복하여 6일째에는 배반포가 되어 착상한다. 배반포 내부세포의 덩어리는 장래에 몸을 만들어가는 근원세포로, 이 세포를 배양하면 ES세포가 된다. ES세포는 몸을 구성하는 세포에 분화된다. 또한 자신의 복제를 얼마든지 만들 수 있다(자기재생능). 조직의 간세포와는 구별된다.
* 2 **iPS세포(induced pluripotent stem cells : 인공다능성간세포)** : 몸의 세포에 여러 종류의 유전자를 도입하는 것으로, ES세포와 닮은 분화 만능성을 갖는 세포이다. 환자 자신의 세포에서 iPS세포가 수립될 수 있기 때문에, 이식할 때의 거부반응을 피할 수 있다.

정리

- 방사선의 인체영향 ⇒ 신체적 영향, 유전적 영향, 조기 영향, 만발 영향
  ⇒ 방사선방호의 관점에서 확정적 영향, 확률적 영향
- 확정적 영향 ⇒ 조직을 구성하는 세포가 어느 정도 죽는 것에 의해 나타나는 역치가 있다.
- 확률적 영향 ⇒ 세포의 돌연변이가 관여하고, 역치가 없다.
  ⇒ 암과 유전적 영향이 중요

Chapter

10

배아 및 태아에 대한 방사선의 영향

1. 태아

사람의 임신기간은 38주(약9개월)이다. 태아기는 다음과 같은 시기로 구분된다.

① 착상전기(수정란이 자궁에 착상하기까지 : 수정~8일)

② 기관형성기(장기의 원기가 분화하는 시기 : 3~8주)

③ 태아기(장기와 조직이 발육 · 성장하고, 기능을 획득하는 시기 : 9주~출생까지)

방사선의 영향은 성장의 시기에 따라 다르다. 착상까지의 피폭에 대한 영향은 유산이다. 그러나 착상전기는 다음 월경까지 종료하기 때문에 이 유산은 아무도 모르는 채 끝나버린다. 기관형성기에 피폭되면 기형이 발생하는 경우가 있다. 기형은 그 시기에 분화하고 있는 장기에 발생한다. 태아기의 영향은 정신발달지체이다. 특히 8~15주의 태아는 감수성이 높다(그림 10-1). 이러한 태아기 영향에는 역치가 있다.

유산과 기형에 대해서는 100mGy 이하의 선량으로는 영향은 없다고 생각된다.

정신지체에 대한 역치는 300mGy이므로 태아기에 100mGy 이하의 피폭에서는 확정적 영향을 염려하지 않아도 된다. 단, 여기에서 주의할 것은 100mGy에 피폭된다고 해도 기형이 되지 않는 것은 아니라는 것이다.

피폭되지 않아도 출생아의 2~3%는 중증의 선천성 이상을 동반하므로 통상의 출산과 비교하여 유의한 증가는 없는 것이다. 또 고선량에 피폭되어 태어난 아이가 기형이라고 해도 그것이 방사선에 의한 것인지 자연발생에 의한 것인지를 구별하는 방법이 지금으로서는 없다.

◆ 태아기의 방사선 영향
① 감수성이 높다.
② 영향의 발생에 시기특이성이 있다.
③ 발생한 영향에는 비가역적인 것이 있다.

태아가 방사선을 받으면 장래에 불임이 될 가능성이 있다. 태아의 경우에 정원세포와 난원세포가 증식 · 분화하는 임신 2~3개월이 가장 감수성이 높은 시기라고 생각된다.

태아기 피폭에도 확률적 영향은 발생한다. 소아암의 발생 위험이 증가하는 것이 보고되고 있다. 옥스퍼드에서 실시한 임신여성에 대한 진단 X선(평균 10mGy 정도)의 조사에서는 태 내 피폭에 의해 백혈병과 고형종양의 위험이 1.4배가 되었다. 그러나 원폭 피폭자에서는 유의한 증가는 인정되지 않고 있다.

최근의 원폭 피폭자에 대한 보고에 의하면 생애의 암 위험, 특히 성인의 암은 소아기 피폭 위험 이하라고 추측되고 있고, 태아의 암 위험이 특히 높다는 것은 아닌 것 같다.

이 경향은 쥐에서도 확인되고 있다. ICRP에서는 현재의 태아기 피폭은 유아기 피폭과 함께 전

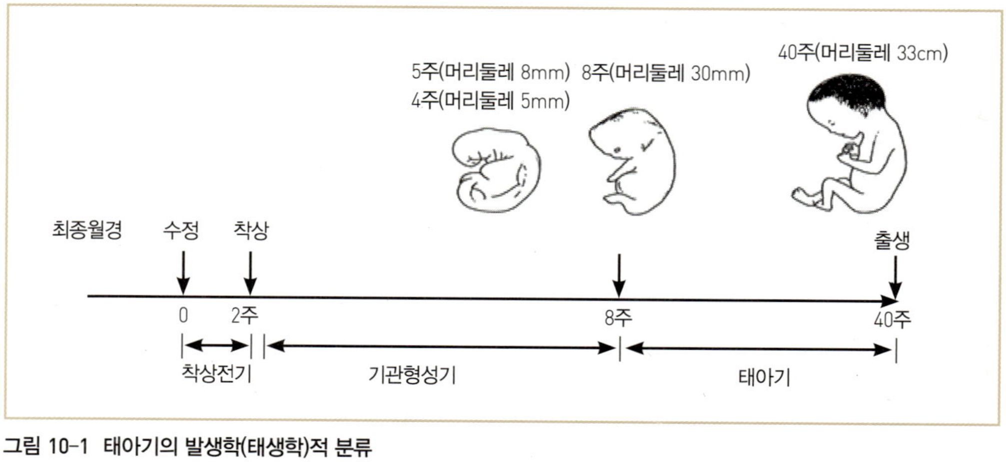

그림 10-1 태아기의 발생학(태생학)적 분류

체 집단 위험의 3배가 된되고 한다.

또 유전적 영향이지만, 정원세포에 대한 피폭의 경우, 태아의 피폭에 의한 돌연변이율은 성체에 비해 높다고는 할 수 없는 것 같다.

2. 소아

체르노빌 사고 후에 소아갑상샘암이 뚜렷하게 늘어난 것처럼, 소아는 방사선에 의한 발암위험이 높다. 그러므로 피폭 후의 긴 생애에 암의 위험도 성인에 비해 크게 되므로 주의가 필요하다.

원폭 피폭자와 의료 피폭자의 추적조사에 의하면 피폭의 연령이 젊을수록 위험은 높고, 전체 집단에 비해 3배나 높다(그림 10-2).

특히 갑상샘, 유선, 뼈, 골수는 감수성이 높다. 그 이유로 소아의 세포(특히, 간세포)는 활발하게 증식하고 있고, 방사선에 의한 손상이 일어나기 쉬우며, 변이한 세포가 증식하기 쉬운 조직 환경에 의한 것이라고 생각된다. 또 소아암 중에서 유전성 암이 성인에 비해 높다. 이러한 소아는 정상인 소아에 비해 장래에도 암에 걸리기 쉽고, 방사선치료 후의 2차 암*1의 위험도 높다.

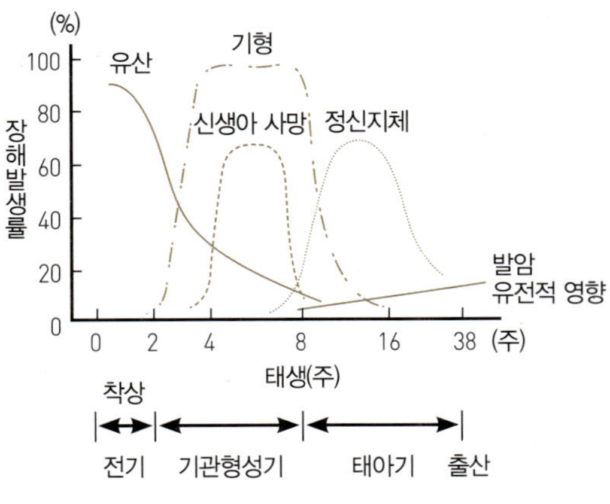

그림 10-2 수태 후의 태아에 대한 영향(쥐의 데이터에서 추정하였다.)

전문용어

*1 **2차 암** : 암의 치료 후에 전이와는 달리 새롭게 발생하는 암. 망막아종 치료 후의 골육종과 호지킨병 환자의 유방암 등이 있다.

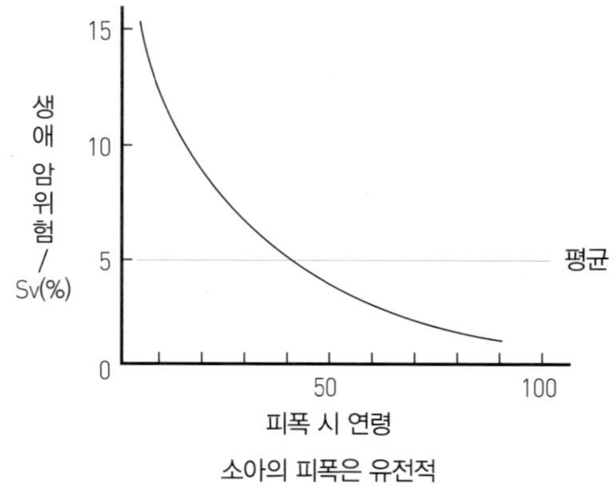

그림 10-3 피폭 시 연령과 발암위험의 관계

소아의 눈 종양 중에서 가족성 망막아종이 있다. 유전성 망막아종 환자는 조사야에 골육종이 발생하는 것이 많다. 쿤슨(Knudson)은 임상 데이터에 기초한 망막아종의 발생에 2히트모델을 제안하였다. 즉, 가족성 암 가계를 가진 가족 가운데는 전부 암억제유전자(RB1유전자)의 하나의 대립유전자(아릴)에 돌연변이가 이어지고, 1히트의 돌연변이가 일어나는 것만으로 발암이 충분한데도 산발성 암에서는 2히트 필요로 발생이 지연된다고 생각하였다. 이러한 유전성 암은 이 외에 다발성 신경선유종증과 윌름스종양, 리 · 프라우메니증후군 등 30종류 정도가 알려져 있고, 많은 것이 소아 또는 약년성에 발증한다. 이러한 원인유전자는 암억제유전자로 분류되고 있다.

표 10-1 통상의 CT검사 때 환자의 실효선량(mSv)

	신생아	성인
두부 CT	6.0	1.5
흉부 CT	5.3	3.1

소아의 CT피폭

최근에는 소아의 CT검사가 증가하고 있기 때문에 부모의 관심도 높아지고 있다. 소아는 몸이 작으므로 조사야에 많은 장기가 들어가는 것과 체내의 심부선량도 크게 되기 때문에 실효선량은 성인보다 높아진다. 소아의 CT검사는 성인과 다른 조건이 검토되고 있다(표 10-1).

3. 임산부

임산부가 방사선에 피폭되는 경우는 진단과 치료를 할 때이다. CT를 제외하고, 통상의 X선 촬영에 의한 태아의 피폭선량이 100mGy를 넘지 않는다. 따라서 태아의 피폭 영향을 생각해서 진단을 피할 필요는 없다.

그러나 임산부의 복부 또는 골반 CT의 피폭선량은 100mGy에 가깝게 되는 것도 있고, 여러 회 촬영하면 100mGy를 훨씬 넘어버리기 때문에, 태아의 영향을 고려할 필요가 있다.

또 수유 중 어머니가 체내 핵의학 검사를 받는 경우가 있다. 이 경우도 100mGy를 넘는 경우는 없으나, 젖먹이 유아와는 장시간 접촉을 피하는 것이 중요하다.

또 방사성물질이 모유 중에 분비되기 때문에 방사성약품의 양과 반감기를 생각하여 잠시 수유를 정지하는 것을 권유한다. 또 임신을 모른 채 검사를 받은 경우는 태아에 방사성약제가 축적되기 때문에 먼저 각각의 약제의 투여에 의한 배아, 태아의 피폭선량을 평가하고, 그 후에 대책을 세우는 것이 중요하다. 최근들어 고령출산이 늘어감에 따라 임신 중에 유방암이 발견되는 예가 있다. 방사선치료에서는 태아도 고선량에 피폭될 가능성이 있으므로 조사 부위를 공부하거나, 출산까지의 상황을 보거나, 화학요법으로 바꾸는 등의 검토를 하는 것이 좋다. 또 임신 중의 유선은 발암위험이 높아지므로 방사선치료 이외의 방법을 선택하는 것이 좋다.

정리

- 태아의 방사선 장해 ⇒ 착상 전기(유산), 기관형성기(기형), 태아기(정신지체)로 나누어 생각한다.
- 소아 ⇒ 발암위험이 가장 큰 시기이다.
- 위험 ⇒ 피폭 시 연령과 함께 위험은 감소한다.

Chapter

11

선량한도

1. 선량한도

선량한도란 외부에 피폭하는 방사선량과 내부에 피폭하는 방사선량을 합한 피폭방사선량의 상한값을 말한다. 그 값과 선량한도와 관련된 방사선방호 등에 관한 기준은 표 11-1과 같다. 단, 의료피폭에 관해서는 환자에 대한 선량의 상한치를 설정할 수 없다. 왜냐하면 진단이나 치료에서 방사선진료가 환자에게 장점이 있기 때문에, 장점을 우선시키기 때문이다.

선량을 제한하는 것으로 인해 필요한 검사를 할 수 없게 되어서는 환자도 곤란하다. 그러나 같은 방사선진단이라도 시설에 따라 선량이 한 자릿수 다른 것도 있다. 이러한 상황하에서 불필요한 피폭을 피하기 위해 참고수준을 설정하는 움직임이 활발하게 논의되고 있다.

의료피폭의 방호에서 중요한 것은 방사선 이용의 필요성을 정확히 행하는 것(정당화)과 적용되는 방사선 이용에 의한 피폭선량을 임상 상의 장점으로 균형을 잘 맞추는 것(최적화)이다. 특히 태아와 소아는 방사선감수성이 높아서 국제원자력기구(IAEA)와 세계보건기구(WHO)에서도 의료피폭의 기준을 정하는 활동에 진지한 마음을 가지기 시작하였다.

표 11-1 선량한도

구 분		방사선작업종사자	수시출입자 및 운반종사자	일반인
1. 유효선량한도		연간 50mSv를 넘지 않는 범위에서 5년간 100mSv	연간 12mSv	연간 1mSv
2. 등가선량 한도	수정체	연간 150mSv	연간 15mSv	연간 15mSv
	손 · 발 및 피부	연간 500mSv	연간 50mSv	연간 50mSv
임신부 하복부 표면		2mSv, 연간섭취한도(ALI) 1/20	–	–
제한적, 일시적 사용		–	–	0.1mSv/주 20μSv/h
긴급작업, 사고진압		유효선량은 0.5Sv 피부등가선량 5Sv	–	–
인명구조		제한 없음		

비고
1. 위 표에서 "5년간" 이라 함은 임의의 특정연도부터 계산하여 매 5년씩의 기간(예 : 1998~2002)을 말한다. 다만, 1998년도 이전의 기간에는 이를 적용하지 아니한다.
2. 일반인의 경우 5년간 평균하여 연 1mSv를 넘지 아니하는 범위에서 단일한 1년에 대하여 1mSv를 넘는 값이 인정될 수 있다.
3. 방사선작업종사자중 임신이 확인된 자와 일반인중 방사성동위원소등을 제한적 또는 일시적으로 사용하는 자에 대하여는 과학기술부장관이 따로 정하여 고시하는 바에 의한다.

Chapter 12

방사선생물학적 효과와 방사선치료

1. 정상조직과 종양의 방사선감수성

1) 방사선감수성

- 종양 ⇒ 과잉한 발육을 동반한 이상 증식하는 세포집단
- 방사선감수성 ⇒ 조직이 방사선을 받았을 때 반응을 나타내는 지표
  ① 강하게 반응하는 것을 고감수성
  ② 약한 반응을 보이는 것을 저감수성(저항성)
- 내용선량(TD : Tolerance Dose) ⇒ 정상조직의 방사선감수성을 표현하는 지표
- 방사선치료가능비(TR : Therapeutic Ratio)
  ⇒ 정상조직내용선량/종양치사선량
  ⇒ TR이 1보다 작으면 치료는 기대할 수 없다.
  약 1이면, 치료방법을 궁리하는 것으로 효과를 기대할 수 있다.
- TR > 1 ⇒ 고감수성
- TR ≧ 1 ⇒ 중감수성

- TR < 1 ⇒ 저항성
- 종양의 병기분류(그림 참조) ⇒ TNM분류, 전이방법

암의 크기와 확대

시진, 촉진, X선 검사 등의 일반적인 검사소견으로 분류

- T : 원발병소의 크기와 진전도를 나타낸다. T1~4까지의 4단계 나누어진다.
- N : 소속 임파절로의 전이 상황를 나타낸다. 전이가 없는 것을 N0로 하고, 제1차 임파절, 제2차 임파절로의 전이, 주위로의 침윤의 유무에서 N4까지의 단계로 나뉜다.
- M : 원격전이의 유무를 나타낸다. 원격전이가 없으면 M0, 있으면 M1이 된다.

  이상을 지표로해서 단계 Ⅰ~Ⅳ까지의 4기로 나뉜다. 기술할 때에는 형식적으로 기술한다. 실제에는 각 악성종양마다 독자의 분류를 정한 것이 많다.

방사선감수성은 다음과 같다.

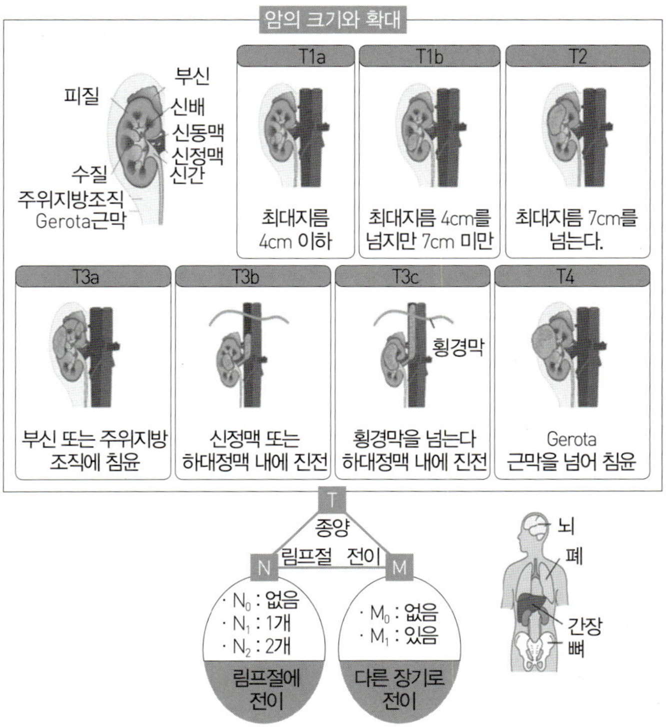

그림 12-1 암의 크기와 확대

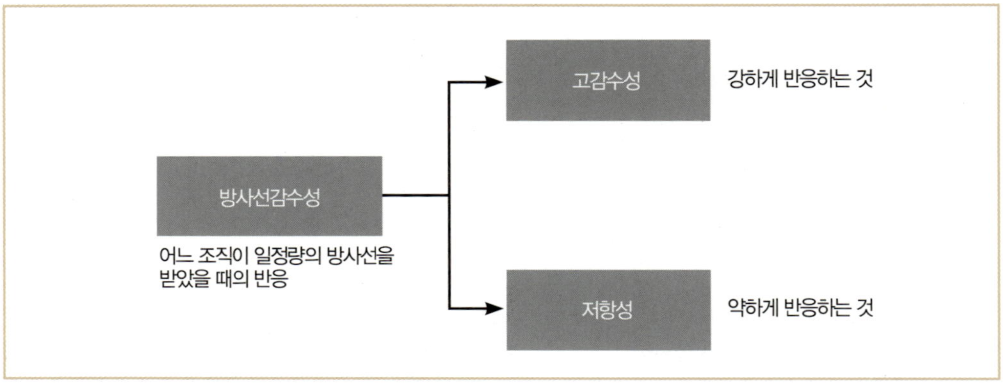

그림 12-2 방사선감수성은 두 종류로 나누어진다

- 조직과 세포가 일정량의 방사선을 받았을 때 그 반응을 나타내는 지표, 즉 기준을 방사선감수성이라고 한다.
- 방사선피폭 후 조직과 세포가 강하게 반응하는 것은 고감수성이라 하고, 반대로 반응이 약한 것은 저항성이라고 한다. 고감수성, 저항성과 함께 S자상(sigmoid상)의 선량효과곡선을 보인다고 알려져 있다.
- 특히 베르고니 · 트리본듀의 법칙에서 정상의 조직과 세포는 ① 세포분열의 빈도가 높고, ② 세포분열의 횟수가 많고, ③ 형태적 · 기능적으로 미분화한 세포가 고감수성이라는 것이 증명되고 있다.

그러면 종양의 방사선감수성은?

- 골수신경, 생식선세포, 장상피세포, 수정체세포 등의 방사선감수성이 높은 세포의 경우에는 그곳에서 발생하는 종양의 감수성도 사실은 높다. 반대로 신경세포, 골격근세포 등과 같이 감수성이 낮은 세포에서 발생한 종양은 감수성도 낮다.
- 임상에 있어 방사선감수성을 말할 때는 세포사와 증식능 상실의 정도, 사멸세포의 소실속도 또는 회복속도에 대해 종합적으로 받아들여 관찰할 필요가 있다.

방사선감수성
조직과 세포의 반응이 강한 것 ⇒ 고감수성
조직과 세포의 반응이 약한 것 ⇒ 저항성

방사선고감수성의 세포 ⇒ 암화해도 고감수성
방사선저항성의 세포 ⇒ 암화해도 저항성

내용선량은 다음과 같다.

- 한마디로, 조직이 방사선에 견뎌낼 수 있는 선량이다.
- 내용선량은 방사선치료를 할 때 매우 중요한 요소의 하나이다. 즉, 종양에의 총조사선량은 내용선량을 무시해서는 결정될 수 없다. 종양이 골수세포, 생식선세포, 장상피세포, 수정체 세포 등의 방사선감수성이 높은 세포에서 발생하기도 하고, 또는 그 조직의 가까이에 있는 경우에는 방사선감수성이 높은 정상조직과 조직에의 영향을 고려하여 종양에 총조사선량을 가감하지 않으면 안 되는 경우도 있으며, 따라서 치료성적도 생각하는 것과 같은 성과를 올릴 수 없는 경우도 있다.
- 방사선치료에서는 종양의 방사선감수성뿐 아니라 종양이 있는 부위, 근처의 정상조직의 감수성이 크게 관계하고 있기 때문에 표 12-1에 보이는 것처럼, 장기 · 조직마다 장해의 종류, $TD_{5/5}$[*1], 조사범위를 이해하여 총조사선량을 정하는 것이 중요하다.

표 12-1 정상조직의 내용선량

장기 · 조직	장해의 종류	$TD_{5/5}$ 注	조사범위
❶ 난소	불임	2~3Gy	전역
❷ 정소	불임	5~15Gy	전역
❸ 수정체	백내장	5Gy	전역
❹ 골(유아)	성장저지	10Gy	10cm
❺ 신장	신우화	23Gy	전역
❻ 간	간장해 · 복수	25Gy	전역
❼ 폐	폐렴 · 폐선유증	30Gy	100cm³
❽ 척수	괴사	45Gy	5cm
❾ 소장	궤양 · 협착	45Gy	100cm³
❿ 뇌	괴사	50Gy	전역
❿직장	궤양 · 협착	55Gy	100cm³
⓫ 피부	궤양 · 고도의 선유화	55Gy	100cm³
⓬ 구강점막	궤양 · 고도의 선유화	60Gy	50cm³
⓭ 뼈(성인)	괴사 · 골절	60Gy	10cm³

【注】 조사 후 5년에 5%의 확률로 장해가 나타나는 선량.

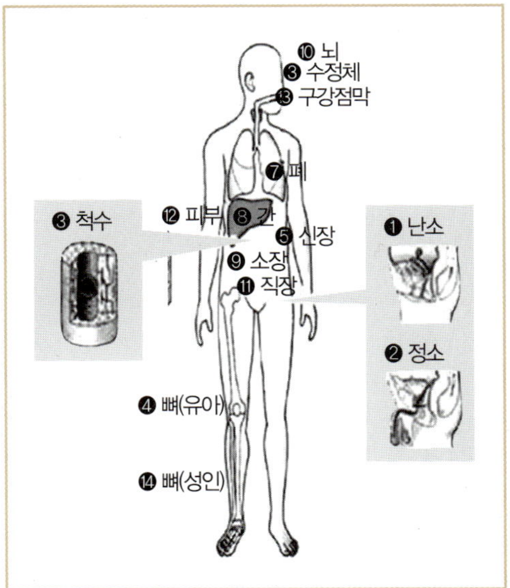

그림 12-3 장기 · 조직의 인체부위

전문용어

* 1 $TD_{5/5}$: 어떤 장기 · 조직에 1회에 2Gy의 방사선을 주 5회 분할조사한 경우, 그 장기와 조직에 특유한 장해가 5년 간에 5%의 비율로 발생하는 것과 같은 위험을 동반한 선량.

방사선감수성

방사선감수성은 조직에 의해 다르다. 베르고니 · 트리본듀(Bergonie-Tribondeau)의 법칙에 의해

① 세포분열이 왕성한 조직일수록

② 세포분열의 수가 많을수록

③ 미분화한 세포일수록

감수성이 높다.

치료가능비는 무엇일까?

방사선치료를 할 경우, 종양세포와 정상세포의 방사선감수성이 같은 경우에는 종양세포를 사멸시키는 총조사선량과 정상세포를 사멸시키는 총조사선량이 같은 값이 되는 것은 독자 여러분도 쉽게 이해할 수 있을 것이다. 결국 방사선감수성이 종양세포>정상세포일 때 처음 방사선감수성의 차를 이용하여 방사선치료가 가능하게 된다. 이 방사선치료의 가능성을 치료가능비(therapeutic ratio : TR)(그림 12-4)라고 한다. 이것은 다음 식으로 나타낼 수 있다.

$$\text{치료가능비(TR)} = \frac{\text{정상조직내용선량(TTD)}}{\text{종양치사선량(TLD)}}$$

TTD(tissue tolerance dose) : 정상조직의 장해발생률이 급증하기 직전의 선량

TLD(tumor lethal dose) : 종양조직의 약 90%가 치료되는 선량

① 고감수성 종양 TR>1

- 방사선감수성이 높고, 윌름스종양, 미분화배종양, 악성임파종 등.
- TR이 1보다 조금 큰 종양으로 편평상피암이 있다.

② 중감수성 종양 TR≧1

- 소화관의 선암 등.

③ 저항성 종양 TR<1

- 골육종, 악성흑색육종 등.

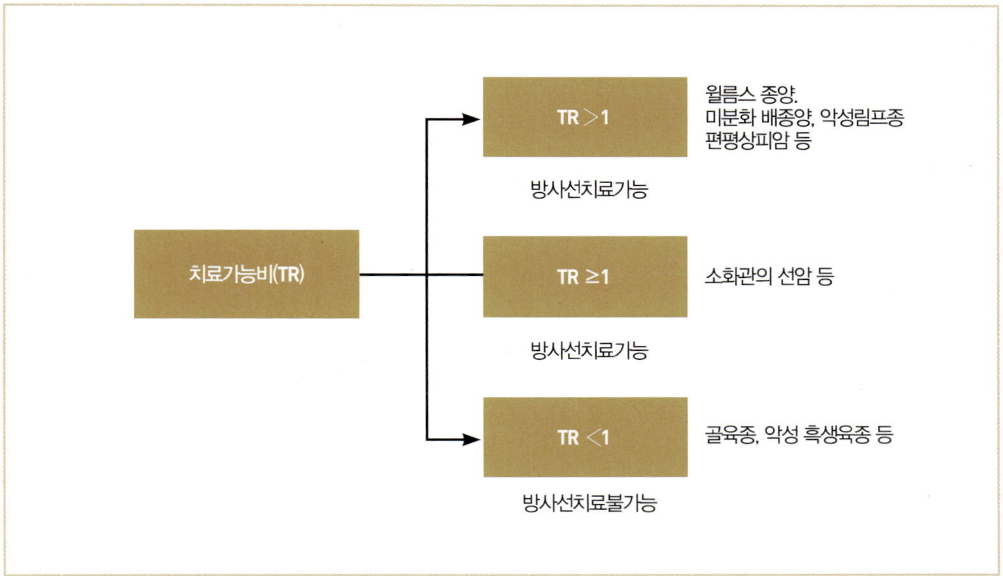

그림 12-4 TR(치료가능비)값과 종양과의 관계

이상과 같이 방사선의 치료가능비(TR)가 1보다 크거나 같다면 방사선치료가 가능하다. 그러나 1보다 작으면 방사선치료는 어렵게 되고, 만일 방사선치료를 한다고 해도 종양을 작게 하는 정도이며, 바뀐 정상조직에 큰 손상을 주기도 한다.

치료가능비는 종양과 정상조직의 감수성의 차로 결정되지만, 종양의 감수성은 종양의 병리조직형, 종양의 크기 · 종양의 발생부위, 환자의 전신상태 등에 따라 변하기도 하기 때문에 기억해 두자.

방사선감수성은 S자상(시그모이드상)의 선량효과곡선을 나타내고 있다.

그러므로 방사선의 종양조직에 대한 효과도 시그모이드상의 선량효과곡선을 나타낸다(그림 12-5). 그러면 이것에 대해 알아보자.

그림 12-5의 종축은 종양치료율(%)과 장해발생률(%), 횡축은 방사선의 선량을 나타내고 있다. 그래프는 종양치료, 장해발생(부작용), 치료율의 곡선이지만, 각 곡선과의 관련성을 이 그래프에서 읽고 이해하자.

그림 12-5의 최적선량의 점선보다도 왼쪽이 과소선량, 오른쪽이 과대선량이고, 최적선량까지는 방사선량의 증가와 함께 치료율은 올라가고, 최적선량을 지나면 치료율은 하강선을 이어간다. 결국 지적선량을 넘으면 정상조직에 장해가 많아지고, 치료효과가 떨어진다는 것을 의미

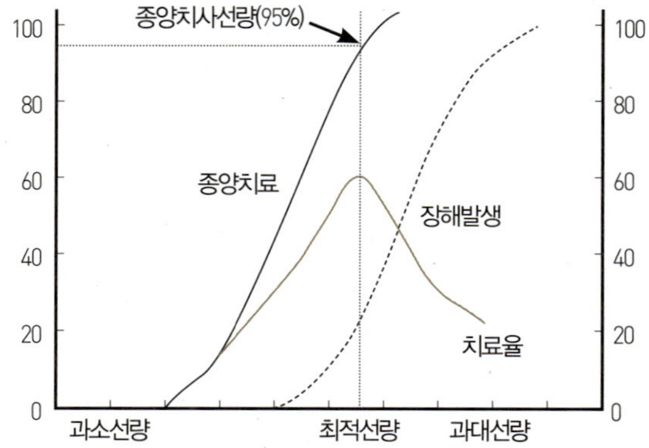

그림 12-5 방사선의 종양조직에 대한 효과

한다. 치료율이 가장 높을 때의 방사선량을 최적선량*2이라고 한다.

최적선량의 연장선과 종양치료 곡선이 교차하는 곳을 종양치사선량이라고 한다.

그래프에서 읽을 수 있듯이, 종양치사선량은 종양치료율=95%이다.

다음으로 장해발생의 곡선(점선)을 보자. 정상조직에 대한 방사선장해도 종양과 같이 시그모이드상의 선량효과곡선을 보인다. 정상조직 중에서 5%의 장해가 발생하는 선량은 정상조직의 내용선량이라고 하며, 정상조직의 장해발생곡선(점선)의 시작 부분이다.

2) 종양

정상세포와는 달리 이상 증식하는 세포집단을 종양이라고 정의한다. 즉, 종양은 자율성을 갖는 불가역으로 진행하는 과잉 발육한 세포집단이라고도 말할 수 있다.

종양은 만성종양과 악성종양의 두 가지로 구분하고(그림 12-6), 특히 악성종양을 암이라고 한다. 상피조직에 유래하는 악성종양의 세포를 암이라고 하는 경우도 있다. 악성종양은 다시 암종(상피성)과 육종(비상피성)으로 분류되고 있다.

전문용어

* 2 **최적선량(optical dose)** : 방사선치료를 할 때, 방사선조사에 의해 종양세포가 축소 또는 소실하고, 동시에 정상세포의 장해발생률(부작용)이 가장 낮게 억제되는 상태가 가장 좋은 것이다. 이 둘의 차가 최대가 되는 선량을 최적선량이라 하고, 치료율도 최대가 된다.

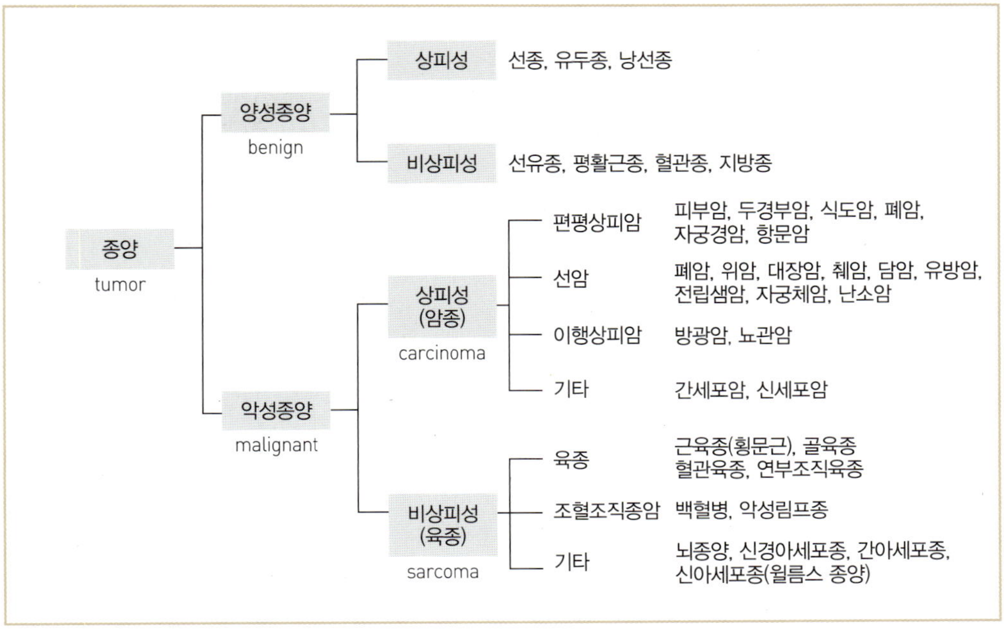

그림 12-6 종양의 조직형에 의한 분류

3) 종양의 병리

종양의 병리에 대해 생각해 보자. 표 12-2에 양성종양과 악성종양의 차이에 대해 기술하였다.

4) 종양의 조직형과 방사선감수성

종양의 방사선감수성에는 세포주기의 방사선감수성의 차이, DNA 장해의 수복, 아포토시스 유발의 정도, 암조직의 혈류 · 산소분압 · pH 등의 여러 가지 것이 관여하고 있는데, 지금까지의 학습은 이해되었다고 생각하고, 다시 자세한 내용에 대해 언급하고자 한다.

표 12-2 종양의 병리

관점	양성종양	악성종양
발육속도	천천히	빠름
피포성	있음	일반적으로는 없음
발육형식	압박성	침윤성
세포이형	정상세포와 유사	유사하지 않음
전이	없음	있음
재발	드묾	많음
숙주에의 영향	비치사적	치사적

종양의 방사선감수성은 정상세포와 유사하다. 골수세포, 생식선세포, 장상피세포, 수정체세포 등의 방사선감수성이 높은 세포에서 발생하는 종양의 감수성은 높고, 반대로 신경세포, 골격근세포 등의 감수성이 낮은 세포에서 발생하는 종양은 감수성도 낮다. 또 베르고니 · 트리본듀의 법칙에서 종양세포도 ① 세포분열의 빈도가 높고, ② 세포분열의 횟수가 많고, ③ 미분화한 세포가 고감수성이라는 것도 기술하였다.

이상과 같이 종양의 조직형과 방사선감수성은 여러 갈래로 나누어져 있다는 것을 이해할 수 있을 것이다. 종양에는 여러 가지의 조직형이 존재하고, 종양치사선량(TLD)도 종양의 종류에 따라 다르다(표 12-3).

① p53유전자

최근에 p53유전자가 주목받고 있는데, 이것에 대해 알아보자.

종양세포가 방사선에 의해 장해되었을 때, 그 수복에는 암 관련 유전자가 관여하고 있다고 생

표 12-3 종양치사선량(TLD) (Rubin, 1983)

선량(Gy)	종양
20~30	정상피종, 급성임파성백혈병(중추신경계)
30~40	정상피종, 윌름스종양, 신경아세포종
40~45	호지킨병, 임파육종, 정상피종, 조직구성육종, 피부암
50~60	전이성임파절, 편평상피암(자궁암, 두경부암), 태배아성암, 유방암, 난소암, 수아세포종, Ewing종양, 미분화아세포종
60~65	후두암(<2cm, 2~4cm), 비인두암, 방광암, 자궁경암, 난소암, 전이성임파종(1~3cm), 폐암(<3cm)
80 이상	두경부암(>4cm), 유방암(>5cm), 신경교아종(교종), 골육종, 흑색종, 연부조직종양(>5cm), 갑상샘암, 전이성임파절(>5cm)

종양의 병기분류

TNM분류(UICC)

- T(Tumor) : 원발병소의 진전도 ⇒【T1~T4】
- N(Nodes) : 소속임파절로의 전이 ⇒【N0~N4】
- M(Metastasis) : 원격전이의 유무 ⇒【M0~M1】

전이방법(Metastasis)

- 임파행성전이 : 임파관 ⇒ 원격임파절
- 혈행성전이 : 혈관내 ⇒ 원격장기
- 번종성전이 : 암세포 ⇒ 장막면에 부착 → 증식

종양의 병기분류는 이상과 같이 TNM분류로 나타내고, 전이방법도 여러 가지이다.

각된다. 이러한 유전자는 그 작용으로부터 암유전자와 암억제유전자의 두 가지로 구분된다.

정상세포의 핵에서 DNA가 손상되면 유전정보를 맡은 염기배열이 변하고, 따라서 암이 발생한다.

암세포는 이상 증식하는 세포집단이므로 마치 시가지를 질주하는 폭주족과 같이 난폭하게 돌아다니며 증식해 간다. 이 폭주를 촉진하는 것이 암유전자라고 하는 유전자인 것이다. 반대로 말하면, 폭주족의 폭주를 막는 역할을 맡은 것은 암억제유전자라고 하는 유전자인 것이다. 따라서 폭주하여 증식하고 있는 암세포의 증식을 억제하기 위해서는 폭주족을 진압하는 경찰력, 즉 암억제유전자를 이용하면 좋다는 것을 알 수 있다(그림 12-7).

암억제유전자 중에서 유명한 것 중 하나가 p53유전자이다. 분자량 53000(53의 단백질(p))을 만드는 유전자라고 하는 것으로부터 P53(p=protein, 53=단백질의 크기)로 명명되었다. p53유전자는 수많은 악성종양의 아포토시스 유도라고 하는, 소위 암세포를 자살로 몰아넣는 중요한 역할을 맡고 있고, 게놈의 수호자(The Guardian of the genome)라고도 한다.

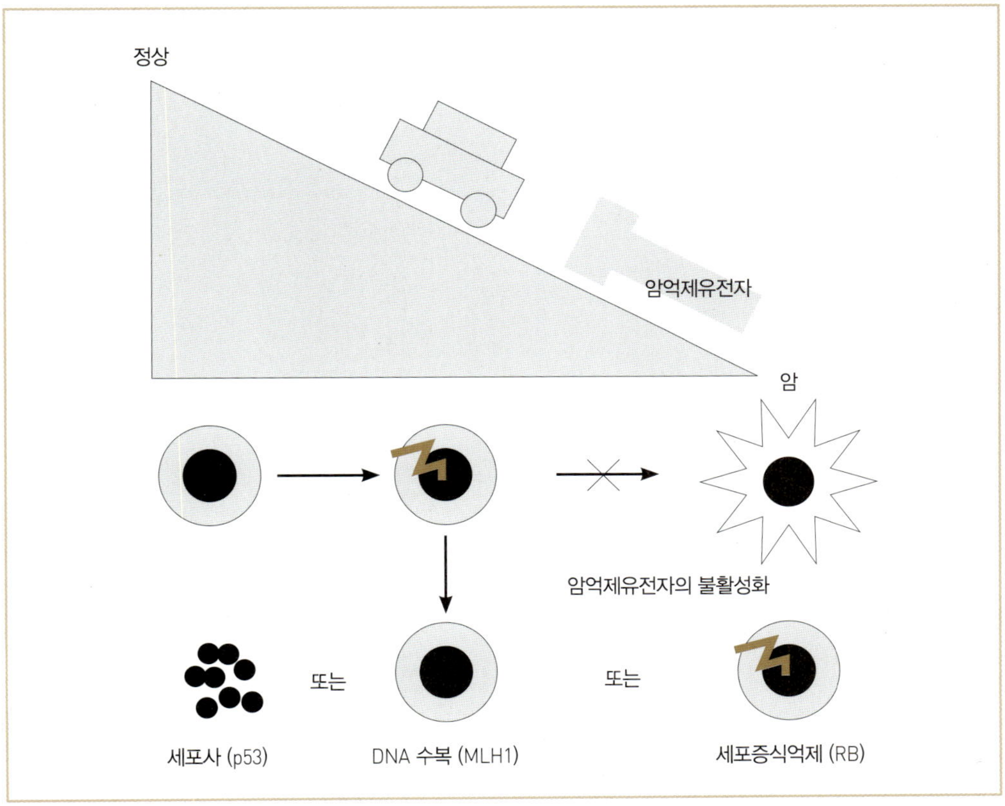

그림 12-7 암억제유전자

p53유전자가 발현하면 아포토시스를 일으키는 단백질을 생성한다는 것이 알려져 있고, p53유전자에 이상이 일어나면 아포토시스는 일어나지 않고 암이 되어 버린다. 또 p53유전자는 DNA의 손상을 수복하는 단백질인 p53R2를 만들어 낸다는 것이 알려져 있다.

세포는 방사선 등에 의해 DNA가 손상되면 암이 되고, p53유전자가 발현됨에 따라 DNA의 손상을 수복하는 단백질 p53R2을 만들어 내며, 이 p53R2가 DNA의 손상개소에 바로 달려와서 DNA를 수복하는 구급대의 역할을 맡고 있는 것이다.

유전자치료에 p53유전자가 이용되는 가장 큰 이유는 앞에서 설명한 것처럼 암세포를 아포토시스로 유도하기도 하고, 암의 화학요법과 방사선치료의 효과를 높이는 효과가 기대되고 있기 때문임에 틀림없다.

세포 가운데서 p53유전자에 의해 억제되고 있는 유전자가 몇 개인지가 알려져 있다. p53유전자의 수족이 되어 중요한 역할을 맡고 있는 것이다.

세포주기를 G1기로 정지시키는 작용이 있는 유전자는 WAF1유전자[*3]라고 하는 유전자로, 세포주기가 정지하고 있는 사이에 DNA 손상을 수복하고 있는 것으로 알려져 있고, 이 DNA 수복유전자에 관여하고 있는 것이 Gadd유전자[*4]라고 하는 유전자이다. 즉, 두 개의 유전자는 다음과 같이 작용하고 있는 것이다.

WAF1유전자 → G1기를 정지, Gadd유전자 → DNA 손상을 수복

DNA 손상 ⇒ G1기를 정지 ⇒ DNA 손상을 수복 ⇒ DNA 복제

또 방사선에 의한 DNA 손상이 심한 중증인 경우에는 수복불가능이라고 p53유전자가 판단을 내리고, 아포토시스 관련 유전자인 Bcl-2유전자[*5]의 발현을 촉진시켜 세포사를 선택한다는 것도 알려져 있다.

Bcl-2유전자 → 아포토시스

DNA 손상 ⇒ 아포토시스

p53유전자는 DNA 수복과 아포토시스의 두 가지 작용에 의해 유전자에 손상을 갖는 세포를 수

복하기도 하고 죽음으로 유도하기도 하여 조직의 안전성을 확보하고 있는 것이다(그림 12-8). 이것이 게놈의 수호자라 부르는 이유이다.

결과적으로 방사선에 의해 DNA 손상을 초래한 세포가 선택적으로 제거되고, 외관상으로는 전체적(개체)으로 방사선에 피폭되지 않은 것처럼 보이는 경우가 있다. 인체의 메커니즘은 매우 복잡하고 기괴하다.

② 유전자치료

- 유전자 수준의 기초연구에 의해 많은 질병이 유전자의 이상에 의해 일어난다고 하는 것이 밝혀졌다. 이것으로부터 유전자 수준에서의 치료, 즉 유전자치료가 괄목할만한 발전을 이루고 있다.

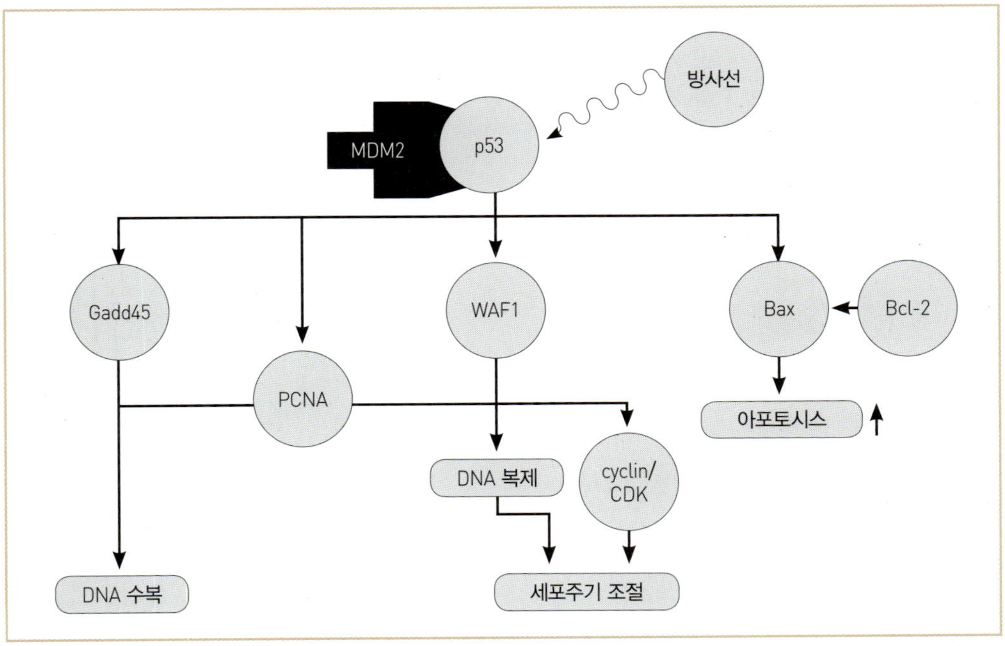

그림 12-8 방사선에 대한 p53을 중심으로 한 신호전달경로

전문용어

- *3 **WAF1유전자** : DNA 수복에 관여하는 유전자로, 세포주기를 G1기로 일시적으로 정지시키는 작용이 있는 유전자.
- *4 **Gadd유전자**(Growth Arrest and DNA Damage inducible gene) : WAF1유전자와 같이, DNA 수복에 관여하는 유전자. WAF1유전자의 작용에 의해 세포주기의 G1기에서 일시적으로 정지하고 있는 사이에 DNA 수복을 하는 유전자.
- *5 **Bcl-2유전자** : 핵막, 소포체막, 미토콘드리아외막의 일부에 존재하고 있는 단백질합성에 관여한 유전자. 방사선, 항종양약, 증식인자 제거 등의 각종 자극에 의해 유도되는 아포토시스를 억제하는 기능을 갖는 것으로 알려져 있다.
  Bcl-2패밀리로서 Bax, Bak, Bad, Bcl-X 등의 관련 단백질이 알려져 있다.

- 유전자치료란, 질병의 원인이 되는 유전자를 특정하여 외부에서 벡터[*6]바이러스를 사용하여 정상인 유전자를 세포 내에 유도하여 세포가 갖는 본래의 기능을 회복시키는 치료법이다.
- 암억제유전자로 폐암세포가 소멸할까?
- 폐암은 ① 선암, ② 편평상피암, ③ 대세포암, ④ 소세포암의 4가지가 알려져 있으며, 이 중에서도 소세포암을 제외한, 즉 비소세포폐암이라고 하는 암은 조기에 수술로 제거하기가 어렵고, 또 항암제도 효과를 얻기 어렵다고 한다. 그래서 새로운 치료법으로 암억제유전자인 p53유전자를 사용한 유전자치료가 시도되고 있다.
- 비소세포폐암의 치료는 정상인 p53유전자를 벡터바이러스를 사용하여 세포 내에 도입하고, 이것에 의해 암화를 억제하는 치료방법이다. 이 치료법은 많은 암 환자에서 p53유전자가 결손해 있다고 하는 연구결과에 의해 고안된 것은 말할 것도 없다. 치료성적도 양호하다는 보고도 있다.

전문용어

*6 **벡터** : 유전자를 세포 내에 도입할 때 바이러스 등을 이용하는 경우가 있다. 이렇게 숙주에 유전자를 운반하는 운반실을 벡터라고 한다.

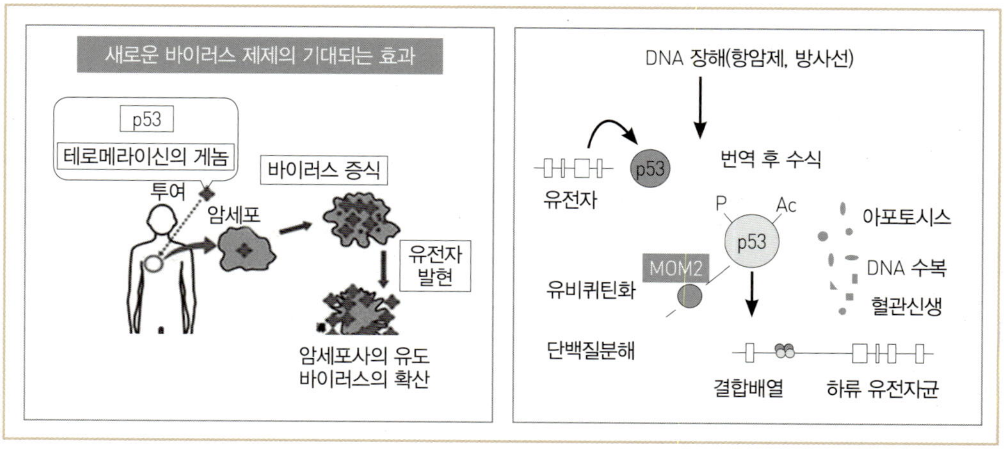

그림 12-9 p53유전자 유전자치료

정리

- 방사선감수성 ⇒ 조직과 세포가 일정량의 방사선을 받았을 때, 그 반응을 나타내는 지표 (표준)
- 고감수성 ⇒ 방사선피폭 후 조직과 세포가 강하게 반응하는 것
- 저항성 ⇒ 방사선피폭 후 조직과 세포가 그다지 반응하지 않는 것
- 베르고니 · 트리본듀의 법칙
  ⇒ ① 세포분열의 빈도가 높다
  ⇒ ② 세포분열의 횟수가 많다
  ⇒ ③ 미분화한 세포
- 종양의 방사선감수성
  ⇒ 골수세포, 생식선세포, 장상피세포, 수정체세포 등의 방사선감수성이 높은 세포의 경우 : 그곳에서 발생하는 종양은 감수성이 높다
  ⇒ 신경세포, 골격근세포 등의 감수성이 낮은 세포의 경우 : 그곳에서 발생하는 종양은 감수성이 낮다
- 내용선량 ⇒ 조직이 방사선에 견뎌낼 수 있는 선량
- TD5/5 ⇒ 어떤 장기와 조직에 1회에 2Gy의 방사선을 주5회 분할조사한 경우, 그 장기와 조직에 특유한 장해가 5년간에 5%의 비율로 발생하는 것과 같은 위험을 동반한 선량
- 치료가능비(TR)
  ⇒ 방사선감수성이 종양세포 > 정상세포일 때 처음으로 방사선감수성의 차를 이용해서 행하는 방사선치료의 가능성
  ⇒ 고감수성종양 TR > 1(윌름스종양, 미분화배종양, 악성임파종 등)
  ⇒ 중감수성종양 TR ≧ 1(소화관의 선암)
  ⇒ 저항성종양 TR < 1(골육종, 악성흑색육종 등)
- 지적선량 ⇒ 치료율이 가장 높을 때의 방사선량
- 종양 ⇒ 양성종양과 악성종양(암종(상피성)과 육종(비상피성)
- TNM분협 ⇒ T(Tomor) : 원발병소의 진전도 : 【T1~T4】
  ⇒ N(Nod) : 소속임파절로의 전이 : 【N0~N4】
  ⇒ M(Metastasis) : 원격전이의 유무 : 【M0~M1】
- 암억제유전자 ⇒ p53유전자

- DNA 수복에 관여하는 유전자 ⇒ WAF1유전자, Gadd유전자
- 벡터 ⇒ 숙주에 유전자를 운반하는 운반실

2. 생물학적 효과의 수식

1) 선질효과

방사선의 종류, 즉 선질과 그 효과에 대해서는 다음과 같은 것이 있다.

- 선 에너지 부여(linear energy transfer : LET)
- ⇒ 에너지를 갖는 입자, 하전된 입자가 물질 내에서 단위길이당 잃은 에너지량, 단위는 keV/μm
- ⇒ 입자의 하전량의 2승에 비례하고, 속도에 반비례
- 저LET방사선 ⇒ X선, γ선, 전자선, 양자선
- 고LET방사선 ⇒ 핵분열 생성물, 무거운 원자의 원자핵, α선, 중입자선, 아르곤과 네온 등의 중이온선, π-중간자선, 이온화 밀도가 높을수록 비적과 DNA 등의 표적분자와의 직접적인 상호작용(직접작용)의 확률이 높아진다. 단, 중성자선은 고LET방사선이지만 간접작용이다.
- 역선량률 효과 ⇒ 고LET방사선에서는 저선량률조사 쪽이 고선량률조사보다도 발암의 빈도가 높다.
- 생물학적 효과비(RBE) ⇒ 어떤 생물효과를 일으키는 데 필요한 기준방사선의 흡수선량/문제로 하고 있는 방사선으로 같은 효과를 일으키는 데 필요한 흡수선량
- LET가 크다 ⇒ RBE도 크다. 그러나 100keV/μm 이상으로 저하(오버킬)

2) LET와 RBE

선 에너지 부여(LET)란 무엇인가?

LET는, 생화학적 과정에서도 기술한 것처럼, 에너지를 갖는 입자 또는 하전된 입자가 물질(생체조직)을 통과할 때 비적을 따라 단위길이당 잃는 에너지량으로, 잃은 에너지는 분자와 원자에 부여되어 전리와 여기를 일으킨다. LET의 단위는 keV/μm가 이용되고 있다.

그러면 어떻게 에너지를 잃는 것일까?

사람의 신체에 방사선이 조사되면 세포 내에의 반응에 의해 전리와 여기가 일어난다고 하는

것은 이미 기술하였다. α선과 β선 등의 하전입자는 이 전리와 여기를 일으키면서 제동방사(X선)로 변해가고, 이때 에너지를 잃어서 정지하게 된다. 이렇게 정지하기까지의 거리를 비적이라 하고, 단위길이당 잃은 에너지는 에너지손실 또는 저지능이라고도 한다. 저지능은 충돌저지능과 방사저지능의 두 가지로 구분한다. 충돌저지능이란 전리와 여기에 의한 저지능이고, 방사저지능은 제동방사(X선)에 의한 저지능이다. 그러면 다음으로 고LET방사선과 저LET방사선의 전리의 방식에 대해 생각해 보자. 고LET방사선은 입자의 질량이 크고 방사선의 선질을 나타내는 양인 LET가 높은(물질과 상호작용의 정도가 큰) 방사선이고, 저LET방사선은 방사선의 선질을 나타내는 양인 LET가 낮은 방사선(물질과의 상호작용의 정도가 작은)이다.

고LET방사선 : α선, 중성자선, 중이온선(아르곤, 네온 등), 중입자선, π-중간자선
저LET방사선 : X선, γ선, β선, 전자선, 양자선(암의 방사선치료)

고LET방사선인 α선이 수중을 지날 때의 비적과 전리의 정도에 대해 나타낸 것이 그림 12-10의 α선에 대한 브래그곡선이다. 물속을 지나는 α선은 처음에는 일정한 전리의 정도를 지키고 있으나, 어느 장소에서 α선의 속도가 떨어져서 갑자기 전리의 정도가 증가하여 단숨에 정점을 향한다. 이 정점을 브래그 피크라고 한다. 그곳에서 이번에는 전리의 정도가 떨어져 가고, 이것은 α선이 전리에 의해 에너지를 잃고 속도도 저하되는 것이라고 생각된다.

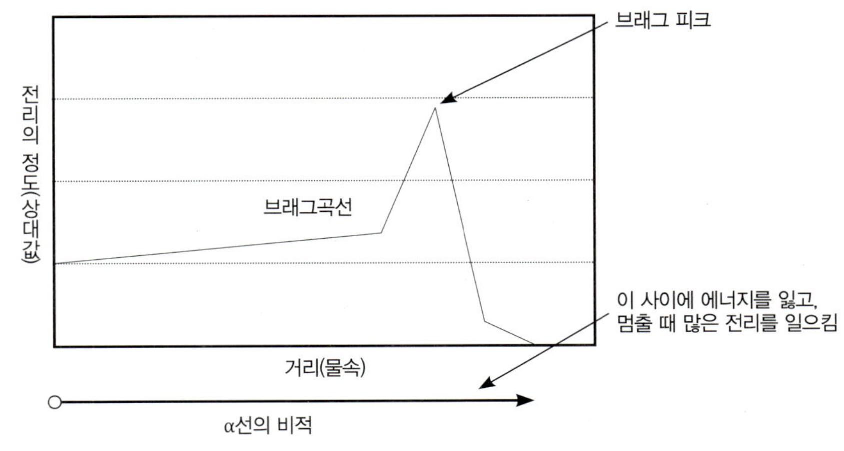

그림 12-10 α선에 대한 브래그곡선

여기까지 설명하면 여러분도 모두 알 수 있겠지만, 이 α선의 특징은 이미 설명한 암방사선치료에 응용되고 있는 기술로, LET방사선의 유용한 물리학적 특징의 하나이다. 방사선치료를 할 때 체표 부근에서 저선량으로 입사한 방사선은 암병소에 도달하기까지 저선량인 채로 진행해 간다. 이윽고 암병소에 도달하면 방사선은 멈추고, 그곳에서 많은 전리를 일으키고, 최대의 방사선량이 되어 암세포에 손상을 주며, 그 후에는 인체를 통과해 간다.

인체를 통과한 순간의 방사선량은 0이 되어, 정상세포에 장해를 최소한으로 억제할 수 있는 것이다. 실제로 방사선치료에서는 저LET방사선으로 분류되고 있는 양자선이 이용되고 있고, 이 양자선의 속도를 잘 조절하여 암병소에 브래그 피크의 조준을 합쳐서 수행하고 있다.

α선은 정지하기까지의 사이에 전리를 일으킬 뿐만 아니라 멈추기 직전에 한순간에 전리를 일으킨다. 그림 12-11에서처럼 전리의 반응뿐만 아니라 여기의 반응도 동시에 일어나는 것을 잊어서는 안 된다.

약 100MeV의 양자선은 저LET방사선으로 분류된다.

양자선은 본래 저LET방사선으로 분류되지만, 체내선량분포는 α선 및 중입자선과 유사하고, 브래그 피크 시의 양자선의 LET는 상당히 높기 때문에 암치료에 이용되고 있다.

선 에너지 부여(LET)=(방사선의 하전)^2/입자의 속도

LET는 중량이 무거운 입자선에서는 그 값이 크다. 따라서 위의 식처럼 LET는 방사선 하전의 제곱에 비례하고, 입자의 속도에 반비례한다.

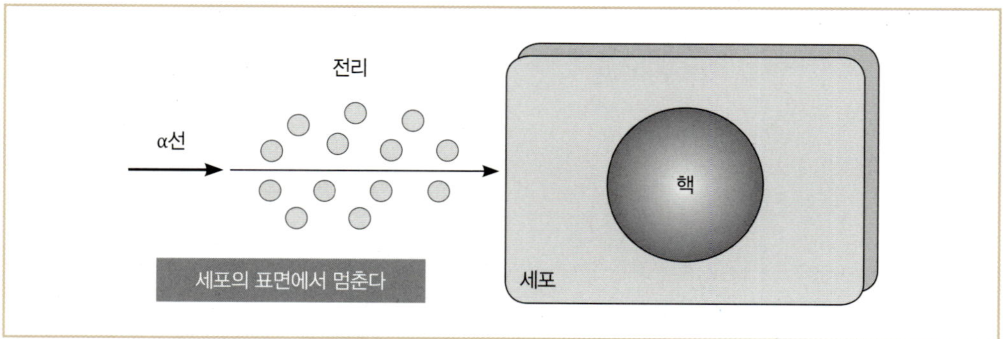

그림 12-11 α선의 전리반응

저LET방사선으로 분류되고 있는 양자선은 양자선치료에 이용되는 가속기에서 조사될 때에는 약 100MeV 이상이지만, 고LET성분을 포함한 약 10MeV 정도의 양자선은 고LET방사선과 같은 물리학적 특성을 보이며, 고LET방사선으로 분류되기도 한다. 이것은 자주 오해하게 되지만, 양자선은 모두 저LET방사선이라는 생각은 큰 잘못이다.

통상적으로 방사선생물학, 방사선치료학에서는 약 100MeV 이상의 양자선이 대상이 되기 때문에 저LET방사선으로 분류되지만, ICRP Report에서는 저LET방사선과 고LET방사선의 중간 성질을 갖는 것이라고 하는 것을 함께 기억해 두자.

① 생물학적 효과비(RBE)

어떤 생물학적 효과비에 주목한 경우, 기준이 되는 방사선과 다른 방사선의 생물학적 효과를 비교할 경우에, 각각의 흡수선량의 비율로 나타내는 것으로 하고 있다. 이것을 생물학적 효과비(RBE : relative biological effectiveness)라고 하고, 다음 식으로 나타낸다.

RBE = 어떤 생물효과를 일으키는 데 필요한 기준방사선의 흡수선량/
문제로 하고 있는 방사선으로 같은 효과를 일으키는 데 필요한 흡수선량

이때 기준방사선은 통상 250kV X선을 사용하는 것으로 하고 있으나, ^{60}Co의 γ선을 사용하는 것도 있으므로 함께 기억해 두자.

그림 12-12는, 고LET방사선의 α선과 저LET방사선의 X선을 세포에 조사했을 때의 생존율곡선을 나타내고 있다. 가로축이 흡수선량(Gy)이고, 세로축은 세포의 생존율이며 대수눈금으로 표시하고 있다. 생존율 0.1을 보자. 생존율 0.1이라는 것은 세포 100개에 방사선을 조사했을 때 10개의 세포만이 살아남는다는 것을 의미한다.

250kV의 X선과 4MeV의 α선의 생존율의 차이는 RBE의 차이로 나타낸다.

【생존율 0.1의 α선】

RBE=5Gy(X선)/1.25Gy(α선)=4

따라서 생존율 0.1의 4MeV α선의 RBE는 4이고, 250kV의 X선보다 4배 강한 생물학적 효과를 갖고 있다고 할 수 있다. 생존율 0.01에서는 다음과 같이 RBE는 3이 된다.

【생존율 0.01의 α선】

RBE= 7.5Gy(X선)/2.5Gy(α선)=3

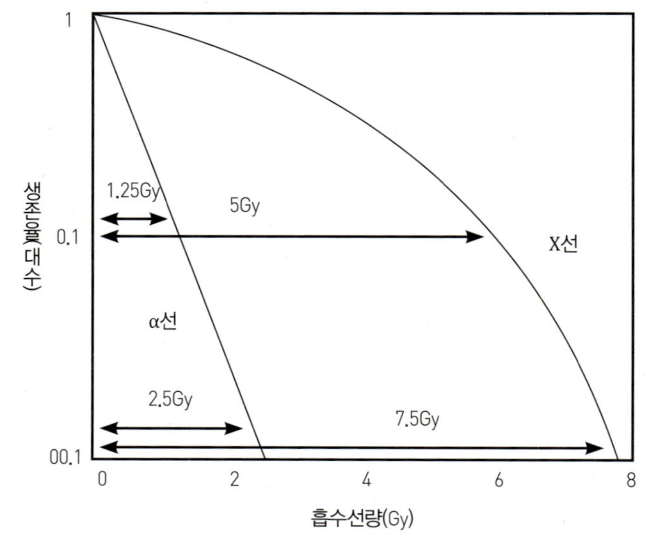

그림 12-12 어떤 배양세포의 생존율을 지표로 할 때의 4MeV의 α선의 RBE

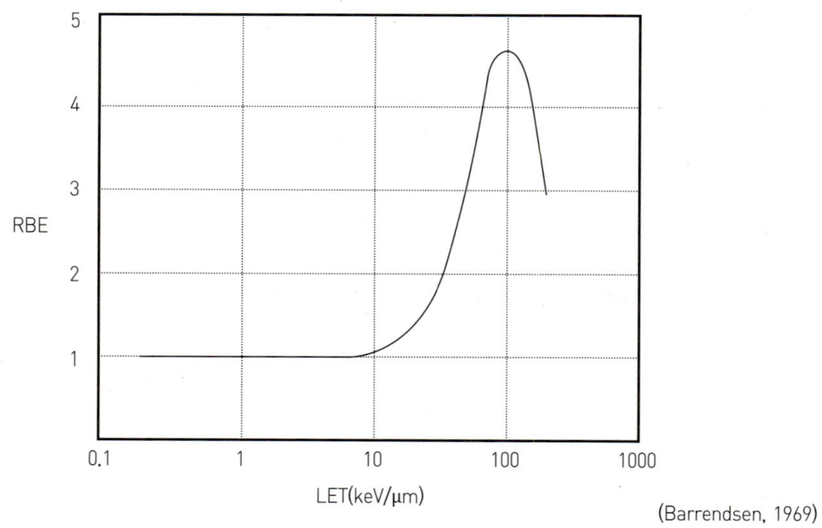

그림 12-13 LET와 RBE의 관계

다음으로 LET와 RBE와의 관계에 대하여 알아보자. 통상적으로 10keV/μm까지의 저LET방사선에서 RBE는 1 정도이지만, 10keV/μm 이상의 고LET방사선에서는 100keV/μm에서 4를 넘는다(그림 12-13). 또 100keV/μm 이상에서는 RBE가 급격히 저하되고 있다. 이 관계는 그림 12-13에서 이해할 수 있는데, 그러면 왜 LET가 너무 커지게 되면 RBE는 급격히 저하해 버리는 것일까? 이것은 오버킬이 관계하고 있다고 생각된다.

2-1절 물리학적 과정에도 언급했지만, 세포사에 필요한 에너지를 필요 이상으로 세포에 준다는 것을 오버킬이라고 하는데, 바꾸어 말하면 쓸데없이 세포를 사멸시키기 위해 필요 이상의 흡수선량을 세포에 준다라는 식으로도 말할 수 있으며, 이 에너지 부여의 손실이 원인으로 100keV/μm를 정점으로 RBE는 급격히 저하해 간다고 할 수 있다.

이상과 같이 RBE의 값은 선량, 선량률, LET 등의 여러 가지 요인을 원인으로 변한다.

② 고LET방사선의 역선량률 효과

방사선의 선질이 발암률에 어떻게 영향을 주는 것인가?

- 이것을 설명하기 전에, 먼저 고LET방사선의 특징 중 하나인 역선량률 효과에 대하여 알아보자.
- 역선량률 효과라는 말에서, 독자들은 어쩌면 선량률 효과의 반대 효과가 아닐까?라고 생각할 수 있다.

생물 등에서는 한 번에 대량의 방사선을 받는 것보다 저선량으로 긴 시간 동안 조금씩 방사선을 받는 것이 생물학적 영향도 조금씩 서서히 나타나는 것이 일반적이다. 이 현상을 선량률 효과라고 하고, 이것은 저LET방사선의 경우에 꼭 들어맞는다. 그러나 중입자 및 중성자 등과 같이 고LET방사선에서는 저선량으로 긴 시간 동안 조금씩 방사선을 받는 것이 생물학적 영향이 크다는 것이 알려져 있다. 이 현상을 역선량률 효과라고 한다.

선량과 생물학적 효과에 대해서는 고LET방사선 · 저선량률, 고LET방사선 · 고선량률, 저LET방사선 · 고선량률, 저LET방사선 · 저선량률의 각각에 대하여 그림 12-14에 나타낸 것과 같이 생물학적 효과에 대해서는 다음과 같은 관계로 이해할 수 있다.

고LET방사선 · 저선량률 > 고LET방사선 · 고선량률 > 저LET방사선 · 고선량률 > 저LET방사선 · 저선량률

고LET방사선은 선량률의 범위에 관계없이 증대한다는 것을 알 수 있다.

중입자와 중성자에 의한 배양세포의 발암실험에서는 확실히 역선량률 효과는 인정되지만, 사

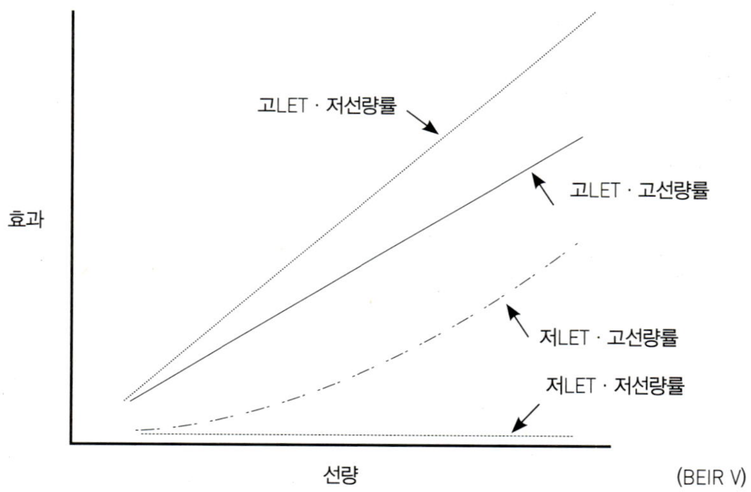

그림 12-14 고LET방사선의 역선량률 효과

람의 경우 역선량률 효과는 어떻게 될까?

고LET방사선을 낮은 선량률로 피폭한 경우 발암의 위험은 현재의 추정치보다 크게 될 가능성이 있고, 고LET방사선을 낮은 선량률로 피폭한 경우의 RBE는 확정적 영향의 경우보다 크게 될 가능성이 있다는 것을 알 수 있다. 따라서 지금까지의 발암위험선량도 생각하여 수정해야 되지 않을까 생각된다.

이상으로부터 방사선의 선질은 발암률에 여러 가지 영향을 미친다는 것을 이해했으리라 생각한다.

3) 세포주기

- 세포주기를 돌지 않는 조직 ⇒ G_1기의 도중에서 정지 상태(세포주기를 돌지 않는다 : G_0기) : 간장과 신장의 세포, 임파구

  ⇒ M기의 종료 후 : 근육과 신경세포

- G2블록 ⇒ 어떤 범위의 선량률로 선량률을 떨어뜨리면 세포사가 많이 일어난다. 여기에서 세포주기에 대해 복습해 보자. 5-7절 세포주기에서 기술한 것처럼 세포는

  염색체의 배가 · 성장 ⇒ 염색체 분리 ⇒ 세포분열 ⇒ 낭세포

이라는 사이클을 거쳐 분열해 간다. 어떤 분열에서 다음 분열까지의 사이클은 세포주기(cell

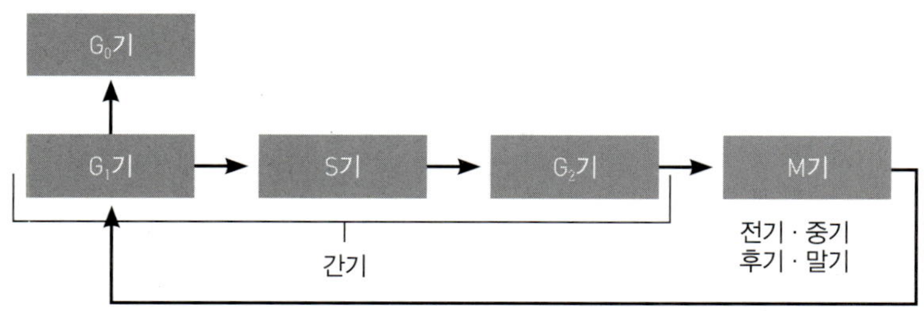

그림 12-15 세포주기의 간기

MEMO

- DNA를 복제하는 이유 : DNA의 복제가 필요한 이유는 세포분열을 하여 두 개의 세포가 되면 DNA는 절반이 되어 버린다. 따라서 그곳에서 부족한 DNA를 복제할 필요가 있기 때문이다.
- 암세포의 세포주기 : 약 20시간 정도로 세포주기를 1주한다.
- 잠재적 재생계(조건적 재생계) ⇒ 간장, 신장 : 어떤 자극이 계기가 되어 세포분열을 개시하는 조직. 잠재적 재생계(조건적 재생계)로 분류된다.
- 비재생계(비분열계) ⇒ 근육, 신경세포 : 전혀 세포분열을 하지 않는 세포. 방사선에 관해서는 저감수성이다.

cycle)라고 한다.

세포주기는 간기(G_1기, S기, G_2기) ⇒ 유사분열기(M기 : 전기, 중기, 후기, 말기) ⇒ 간기라고 하는 사이클을 반복하고 있다. M기 : 전기, 중기, 후기, 말기는 약 1시간 정도인데, 반대로 간기(G_1기, S기, G_2기)는 매우 긴 기간이다. 이 긴 기간을 이용하여 분열에 필요한 단백질과 다른 물질을 합성하고 있는 것이다.

간기는 G_1기 ⇒ S기 ⇒ G_2기로 진행해 가며, 각각의 시간은 G_1기 : 6~12시간, S기 : 6~8시간, G2기=3~4시간이다. G_1기는 간기의 시작의 gap기라고 하며, DNA의 복제를 하는 S기로 이행하기 때문에 DNA 복제를 위한 효소가 활성화되고 있다. 이 효소가 활성화되면 세포주기는 S기로 진행해 가지만, 효소가 활성화되지 않으면 G_0기라고 하는 분화, 노화, 아포토시스와 관련한 정지기(resting state)라고 하는 세포주기의 밖으로 나가게 된다(그림 12-15).

S기에서 DNA가 복제되면 2회 째의 gap기인 G_2기로 이행하고, 분열의 최종단계인 이 시기에 단백질 등의 합성이 활발하게 이루어지게 된다.

G_2기가 종료되면 최후는 M기로 이행하고 그림 12-16처럼 여러 가지 분열과정을 거쳐 최종적

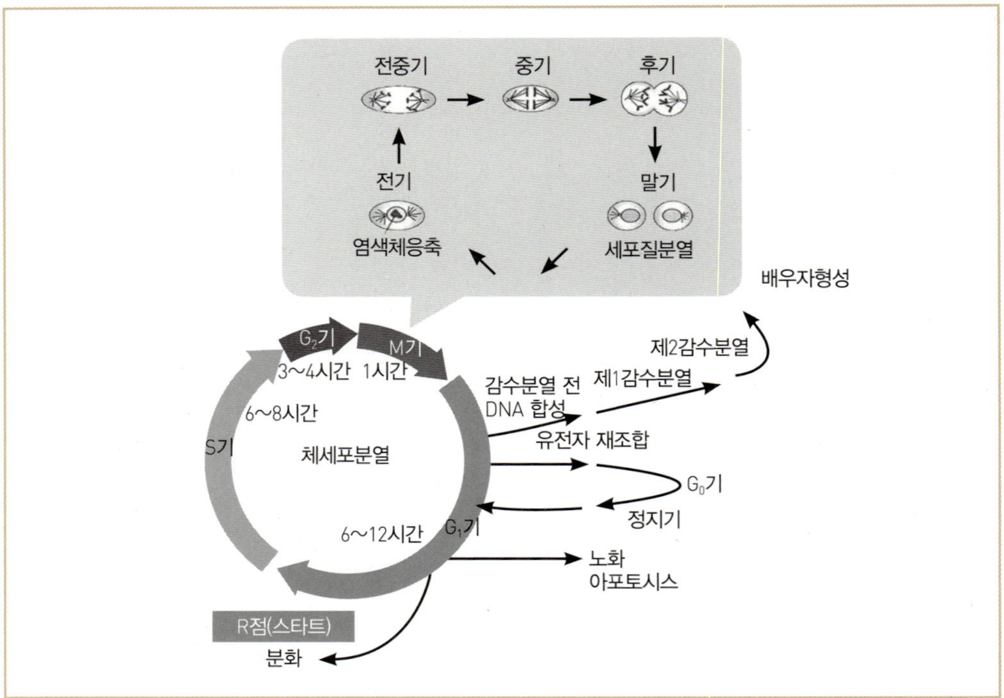

그림 12-16 세포주기

으로 세포분열이 완료된다.

4) 세포주기와 방사선감수성

세포주기와 방사선감수성과의 관계

- 세포주기 ⇒ 세포가 분열을 반복하여 증식할 때, 분열에서 다음 분열까지의 사이클을 세포주기라고 한다. M → G_1 → S → G_2 → M기로 반복된다.
- M기 ⇒ 가장 고감수성
- G_1 전기 ⇒ 감수성 저하
- G_1 후기, S기 초기 ⇒ 감수성 다시 상승
- S기 후반 ⇒ 감수성 저하
- G_2기~M기 ⇒ 고감수성
- G_0기 ⇒ 저감수성
- 고LET방사선 ⇒ 방사선감수성은 세포주기에는 거의 의존하지 않는다.

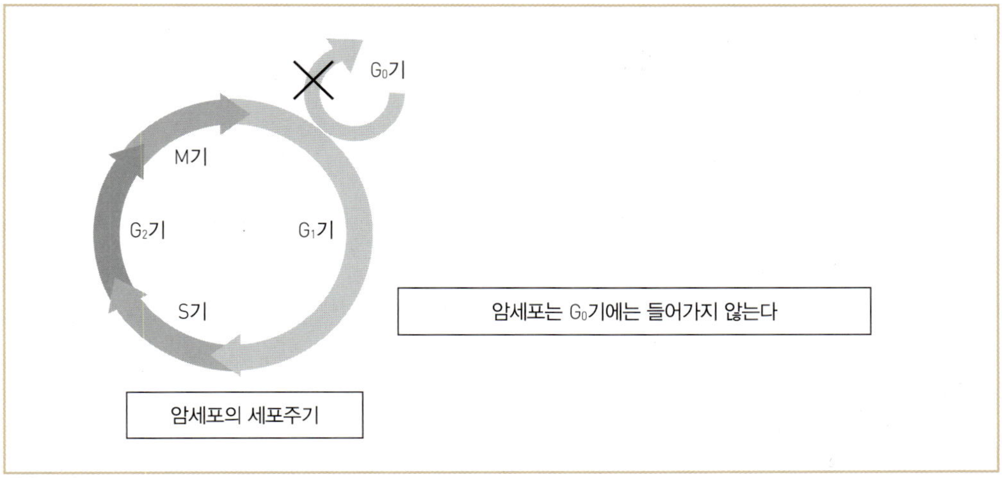

그림 12-17 암세포의 세포주기

● 세포주기에 의한 방사선저항성의 변화 ⇒ 그림 12-18 세포주기와 방사선감수성의 분석

지금까지 세포주기에 대해 설명했는데, 여기서는 세포주기와 방사선감수성에 대하여 알아보자. 세포주기와 방사선감수성을 말하는데 중요한 그래프를 그림 12-18에 실었다. 이것은 HeLa세포에 대한 그래프이고, 세로축이 방사선저항성, 가로축이 세포주기이다. 방사선저항성과 방사선감수성은 반비례한다. 즉, 방사선저항성이 크다 = 방사선감수성이 낮다이므로 그것을 새겨두고 그림 12-18을 참조하라. 이 그래프에서 알 수 있듯이 M기 → G_1기와 S기 → G_2기의 사이 : 방사선저항성이 높다 = 방사선감수성이 낮다이고, 또 M기의 전, G_1 → S기, G_2기 후반 : 방사선저항성이 낮다 = 방사선감수성이 높다라고 하는 것을 알게 될 것이다. 방사선감수성이 높다고 하는 것은 세포생존율이 낮다는 것을 나타낸다. 즉, 그림 12-18에서 M기의 전, G_1 → S기, G_2기 후반은 세포생존율이 낮다는 것을 의미하고, 반대로 방사선감수성이 낮다 M → G_1기와 S → G_2기의 사이는 세포생존율은 높다는 것을 의미한다.

정리하면 다음과 같이 된다.

방사선저항성이 높다 = 방사선감수성이 낮다 = 세포생존율이 높다
(M → G1기와 S → G2기 사이)
방사선저항성이 낮다 = 방사선감수성이 높다 = 세포생존율이 낮다
(M기 전, G1 → S기, G2기 후반)

그림 12-18의 세포주기 순서를 따라 가면 방사선감수성은 다음과 같이 된다.

① M기가 방사선감수성이 가장 높다.

② M기에서 G_1기로 이행함에 따라 방사선감수성은 점점 낮아진다.

③ G_1기 초기는 방사선감수성은 낮지만 말기로 향함에 따라 방사선감수성은 높아진다. G_1기 초기는 방사선저항성이 높다라고도 말할 수 있는데, 이것은 방사선손상의 수복이 쉽게 행해지기 때문이다.

④ S기 초기는 방사선감수성은 높으나, S기 후반에서 점점 낮아진다. S기 후반에서 방사선저항성이 높아진다라고도 말할 수 있는데, 이것도 방사선손상의 수복효율이 높아지기 때문이다.

⑤ G_2기 초기는 방사선감수성은 낮지만 말기로 향함에 따라 방사선감수성은 점점 높아진다.

세포주기, 방사선저항성, 방사선감수성, 세포생존율은 HeLa세포에 국한하지 않고, 그 이외의 세

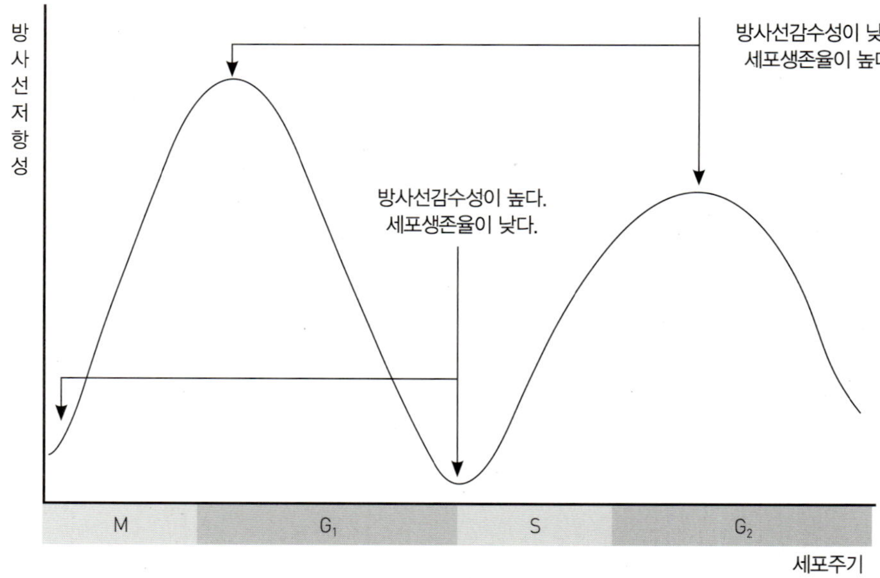

방사선저항성이 높은 곳은 방사선감수성이 낮은 것을 나타내고 있다.

(Sinclair, 1969)

그림 12-18 세포주기와 방사선감수성의 분석

포에도 같은 변화가 인정되고 있다. 또 고LET방사선에서는 세포의 수복효율이 나쁘기 때문에 세포주기에는 거의 의존하지 않는다는 것이 알려져 있다. 이것도 중요하기 때문에 체크해 두자.

3. 방사선세포장해로부터의 회복

- 세포가 받은 손상의 회복 ⇒ SLD회복과 PLD회복
- 아치사장해의 회복(SLD회복) ⇒ 1회 조사의 선량을 2회로 나누면 세포생존율의 상승이 일어나는 현상
- 잠재적 치사장해의 회복(PLD회복) ⇒ 조사 후 환경변화로 인해 세포생존율이 상승하는 현상으로, 이 회복이 일어나기 쉬운 환경은 저온, 저영양, 저산소 상태 등과 같이 세포가 증식하기 어려운 상태에 있었을 때이다. PLD회복은 1회 조사로 검출된다.
- SLD회복과 PLD회복 ⇒ 배양세포뿐 아니라 조직 중의 세포(정상세포, 암세포)에서도 보인다.
- 고LET방사선 ⇒ SLD회복, PLD회복 모두 작다.

세포의 방사선장해는 다음과 같이 세 가지로 구분할 수 있다.

① 치사장해(lethal damage : LD) ⇒ 불가역성장해(회복 없음)
② 아치사장해(sublethal damage : SLD) ⇒ 가역성장해(회복 있음)
③ 잠재적 치사장해(potentially lethal damage : PLD) ⇒ 가역성장해(회복 있음)

치사장해(LD)는 불가역성장해이며, 세포가 회복되지 않고 죽음에 이르는 장해로서 알려져 있다. 아치사장해(SLD), 잠재적치사장해(PLD)는 가역성장해이며, 100% 회복이라는 뜻은 아니지만, 일부 회복하는 능력을 가진 방사선장해로 알려져 있다. 여기서는 아치사장해(SLD)와 잠재적치사장해(PLD)의 회복에 대해서 조금 더 자세히 알아보자.

1) PLD회복과 SLD회복

① PLD회복

잠재적치사장해(PLD)란 무엇인가?

치사장해(LD)와 같이 죽음에 이르는 장해이다. 그러나 치사장해(LD)와 다른 점은 방사선조사 후에 세포 자체의 환경을 변화시키면 본래 죽음에 이르는 세포가 회복한다는 것으로 알려져 있고, 생존율도 상승한다. 이 장해를 잠재적치사장해(PLD)라고 하며, 이 회복을 잠재적치사장해의 회복(potentially lethal damage recovery : PLDR, PLD회복)이라고 한다. 다시 말하면 세포 자체의 환경을 변화시킨다는 것은 세포의 분열 · 증식에 맞지 않는 환경, 예를 들어 저영양, 저pH, 저산소의 상태로 변화시키는 것을 의미하고, 이것에 의해 세포분열은 억제되고, 그 사이에 세포는 열심히 수복작업을 한다고 하는 의미이다.

② SLD회복

치사장해(LD)와 아치사장해(SLD)와의 차이는 무엇인가?

치사장해(LD)는 글자 그대로 죽음에 이르는 장해로, 회복하지 않는 장해이다. 그러나 아치사장해(SLD)는 치사장해(LD)와는 다르게 일부 회복하는 능력을 갖는 방사선장해로, 치사장해(LD)와 구별하는 의미로 아치사장해(SLD)라고 한다. 추가로 방사선조사를 받지만 않으면 회복한다고 알려져 있고, 이 회복을 아치사장해의 회복(sublethal damage recovery : SLDR, SLD회복)이라고 한다.

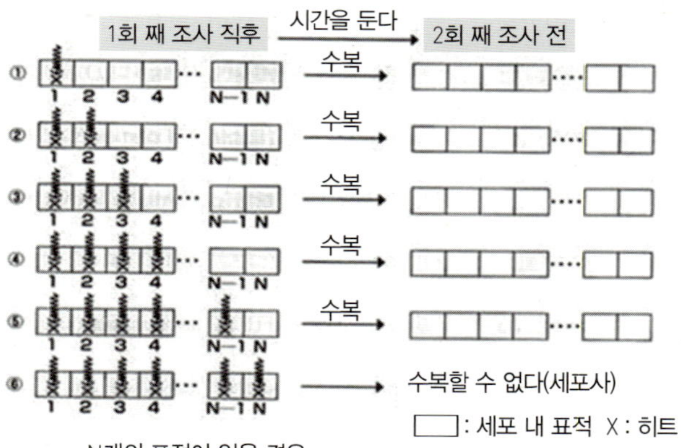

• N개의 표적이 있을 경우,
• N-1개의 표적이 히트를 받아도 세포사에 이르지 않는다.
• 남은 1개, 즉 N번째의 표적이 히트를 받으면 세포사에 이른다.
• 추가 조사되지 않으면 수시간만에 회복된다.

그림 12-19 SLD회복의 개념도

MEMO

- SLD회복(SLDR)은 발견자 Elkind를 기념하기 위해 Elkind회복이라고 부르는 경우도 있다.
- 세포의 분열 · 증식이 억제되어 있는 상태에서는 PLD회복(PLDR)이 일어나기 쉽다는 것이 알려져 있다. 구체적으로는 세포의 분열 · 증식이 일어나기 어려운 저영양세포와 정지기에 있는 세포 등에서는 세포의 분열 · 증식이 억제되고, 그 사이에 세포의 수복이 진행되어 회복하는 것이다.

SLD회복의 메커니즘에 대해서는 그림 12-19의 SLD회복의 개념도를 보면서 알아보자.

각각의 세포는 세포 내에서 방사선에 대해 N개의 표적을 가지고 있다고 가정한다.

1회 째의 조사로 N개 전체의 표적이 맞으면 세포사에 이르는 것은 쉽게 상상할 수 있을 것이다. 이것이 치사장해(LD)이다.

그러면 N-1개의 표적까지 맞게 되는 경우는 어떻게 될까? 이 경우 최후의 N번째의 표적은 맞지 않고 남기 때문에, 비록 1개의 표적이라도 맞지 않고 남아 있으므로 세포사에 이르는 것은 아닌 것이다. 또 2회 째의 조사가 일어나지 않거나 또는 일어난다고 해도 간격이 비어 있으면 그 사이에 장해를 받은 세포는 회복해 버리기 때문에 세포사에는 이르지 않는다. 표적의 일부만이 맞을 때를 아치사장해(SLD)라고 한다. 반대로 1회 째의 조사후에 바로 2회 째의 조사가 일어나면 세포는 완전히 회복하지 못하고 다시 장해를 받아 N번째의 표적까지 완전히 맞으면 세포사에 이르게 된다.

2) 분할조사와 SLD회복

다음으로 분할조사와 SLD회복과의 관계에 대하여 알아보자.

세포에 1회만 조사하는 것이 아니라, 여러 회에 걸쳐 조사하는 것을 다분할조사법이라고 한다. 암치료에서는 다분할조사법이 이용되고 있다. 2회로 나누어 조사를 하는 것을 2분할조사법이라 하며, 어떤 선량(D_1)으로 조사한 후 간격을 두고 2회 째 추가조사(선량 D_2)를 하는 조사법이다.

그러면 세포생존율과의 관계에 대하여 알아보자.

1회만 어떤 선량(D)을 급성 조사된 세포의 생존율과 합계선량이 1회인 것과 같은 2분할조사($D=D_1+D_2$)를 받은 세포의 생존율을 비교해 보면 2분할조사($D=D_1+D_2$)를 받은 세포의 생존율이 일반적으로 높아진다고 알려져 있다. 이렇게 2분할조사에 의해 생존율이 상승하는 현상을 SLD회복이라고 한다.

● 세포생존율

1회 조사(선량 D) < 2분할조사(선량 $D=D_1+D_2$)

※ 1회 조사, 2분할조사 모두 조사선량 D는 같다.

SLD회복에 대해, 다음 3 가지 경우에 대해 실행한 실험 데이터를 그림 12-20에 실었다.

A) 1회 조사의 생존율

B) 5.05Gy 조사 후 간격을 두고 4.87Gy 조사한 때의 생존율

C) 5Gy 조사 후, 충분한 간격을 두고 추가조사

먼저 그래프 B를 보자. 이 그래프는 세포에 1회당 약 5Gy 선량의 방사선을 2분할조사하고, 여

MEMO

암세포 중에는 저산소세포가 10~15% 정도 존재하고 있다고 한다. 따라서 암세포도 PLD회복(PLDR)이 일어난다는 것을 의미하고, 방사선치료 때는 이것도 고려하지 않으면 안 될 것이다. 저산소세포는 방사선감수성도 낮고, 방사선치료에서도 사멸시킬 수 없는 경우가 있다는 보고도 있다.

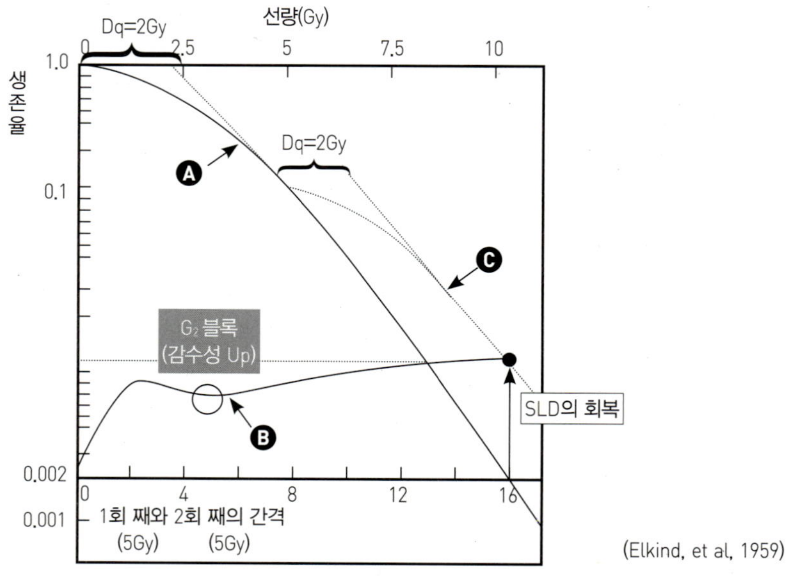

그림 12-20 차이니즈 햄스터 V79-1세포의 SLD회복

러 가지 조사간격으로 실행했을 때의 생존율의 상승을 나타내고 있다. 조사간격이 2시간일 때가 생존율이 거의 최대가 되는 것을 그림 12-20의 그래프 B에서 읽을 수 있다. 또한 B의 왼쪽의 큰 동그라미(○)와 같이 최초에 2Gy를 조사한 후 5시간이 지나고 나서 생존율이 저하하고 있는 것을 알 수 있다. 이것의 원인은 세포주기에서 G2 블록(이후에 설명함)이 관여하고 있는 것이라고 생각된다.

다음으로 그래프 C를 보자. 5Gy 조사 후에는 충분한 간격이 비어있기 때문에 충분한 수복시간이 있고, 그 결과로 생존율곡선의 파라미터(n, D_q, D_0)는 1회 급성조사의 경우와 같은 값이 된다. D_q(=2Gy), 즉 생존율곡선의 어깨 폭은 SLD회복능력의 크기를 보이고 있다다. 그래프 B와 그래프 C가 교차하는 곳은 SLD의 회복 정도를 나타내고 있다.

다표적 1히트모델에 대한 그래프를 그림 12-21에 실었다. 세로축이 생존율(a : 보통눈금, b : 대상눈금), 가로축이 선량을 나타내고, 그림 12-21b는 저LET방사선, 고LET방사선에 대하여 나타내고 있다. 고LET방사선에서는 어깨가 없는 생존율-선량곡선이지만, 저LET방사선에서는 어깨가 있는(만곡부분이 있다) 생존율-선량곡선이 된다.

포유동물세포는 방사선에 피폭되면 생존율곡선은 시그모이드(S자)형을 보인다는 것은 이미 설명하였다(그림 12-21a). 선량의 증가와 함께 생존율도 저하해 가지만, 앞에서 기술한 것처럼 세포가 갖는 방사선에 대한 N개의 표적 중에서 전체가 히트되지 않는 한 세포사는 일어나지 않는다. 그런데 N개의 표적이란 정식으로는 외삽치(표적수)라고 하며, 그림 12-21b의 그래프에서 직선부를 위로 연장하여 세로축의 생존율(대수눈금)과 만나는 지점(D=0)이다. 즉, 저LET방사선에서는 N=1.5~10의 값을, 고LET방사선에서는 N=1에 근사한 값을 얻는다는 것이다. 여기서 D_0는 평균치사선량이며, 표적에 대하여 평균해서 하나의 히트를 생기게 하는 선량을 말한다. 그 선량값은 약 0.1~2.0Gy 정도이므로 기억해 두자.

D_0는 그 값이 크면 생존율=선량곡선의 기울기는 작게 되고, 반대로 그 값이 작으면 생존율-선량곡선의 기울기는 커진다는 것을 알 수 있다. 따라서 그림 12-21b의 그래프에서 선량이 D_0의 값을 얻을 때의 생존율은 37%가 되고, D_0=37%가 된다. 또 생존율이 37%일 때의 선량은 D_0과 D_q의 합이 된다(D37= D_0+D_q).

D_0(평균치사선량)은 방사선감수성을 보이고, D_0이 작을수록 방사선감수성은 높다는 것을 나타내고 있다. D_q는 아치사손상(SLD)으로부터의 회복능력(SLD회복)의 정도를 나타내고 있고, 직선부의 연장이 생존율=1.0이 되는 선량이다.

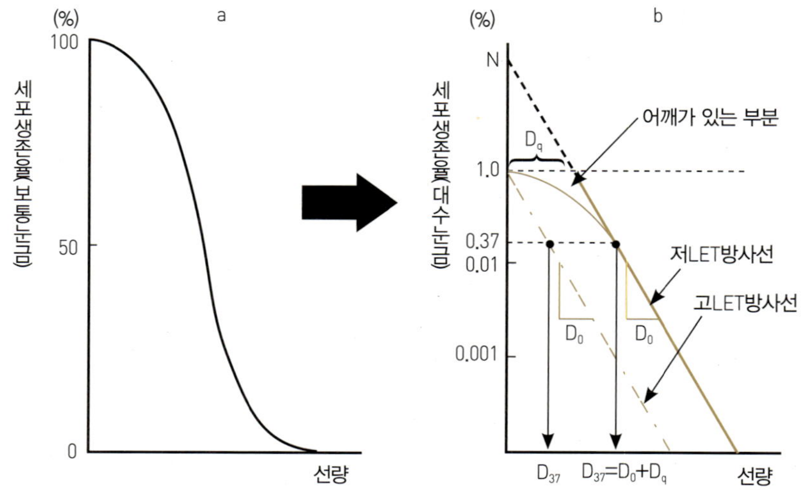

그림 12-21 다표적 1히트모델(시그모이드형 포유동물세포)

3) 다분할조사와 저선량률조사(역선량률 효과)

여기서는 다분할조사와 저선량률조사에 대한 관계에 대하여 알아보는데, 다분할조사와 저선량률조사는 실제로 방사선치료에 자주 응용되기 때문에 여기에서 확실히 기억해 두자. 방사선량과 생존율과의 관계를 보이는 생존율곡선에서 어깨를 갖는 곡선은 회복능력이 있는 세포로 간주할 수 있다. 이 세포는 충분한 조사간격을 취하며, 1회당 방사선량을 적게 하여 동시에 분할횟수를 늘려 가면 그 분할횟수에 대응하여 생존율도 상승하는 것으로 알려져 있다. 이것을 증명하는 실험결과가 있다. 그림 12-22의 총선량 10Gy에서 비교하면 1Gy, 10분할이 2Gy, 5분할보다 생존율이 높다는 것을 알 수 있다.

10분할 : 10Gy=1Gy×10회 > 5분할 : 10Gy=2Gy×5회

이상과 같이 다분할조사는 저선량률조사처럼 단위시간당 선량을 낮게 하여 조사하는 방법과 같은 효과가 기대되기 때문에 실제로 방사선치료에 자주 응용되고 있다.

다음으로, 단위시간당 조사선량을 비교한 그래프(그림 12-23)를 살펴보자. 그림 12-23에서 위

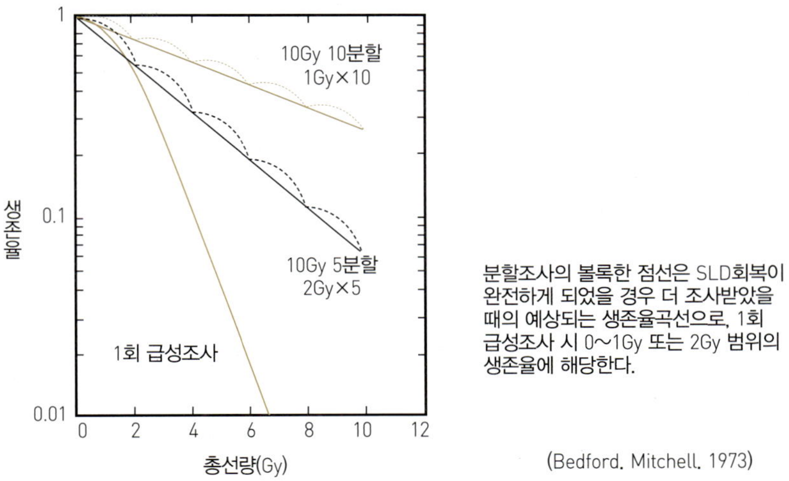

(Bedford, Mitchell, 1973)

그림 12-22 다분할조사와 생존율

의 그래프가 1분당 0.1Gy(0.1Gy/분)를 조사한 것이고, 아래의 그래프가 1분당 1.5Gy(1.5Gy/분)를 조사한 것이다. 그림 12-22의 1회 급성조사와 비교해도 생존율은 높다는 것을 알 수 있다. 일반적으로 0.1Gy~0.3Gy/분 이하의 저선량률조사에서의 생존율은 급성조사에 비해 높아진다.

저선량률조사의 경우 저선량률 효과[*1] 때문에 생존율곡선이 직선은 되지 않는다(그림 12-23). 일반적으로 SLD의 단위시간당 생존율과 수복률의 균형으로 세포의 생존율이 정해지기 때문에 그것이 원인으로 생존율곡선은 반드시 직선이 되지 않는다고 추측한다.

그러면 저선량률 효과에 대하여 알아보자.

세포에 1시간당 0.3GyA(0.3Gy/h)의 저선량이 조사되면 세포 자신이 직접 위험을 느껴서 세포주기에서 방사선감수성이 매우 높은 G_2기 진행을 일시적으로 멈추어 버린다. 이것을 G_2 블록[*2]이라고 한다. HeLa세포에서는 0.3Gy/h를 기준으로, 이것보다 낮은 선량에서는 진행이 멈추지 않고 세포주기를 진행해 가지만, 0.3Gy/h보다 높은 선량에서는 조사 시점에서의 각 기에서 세포주기가 멈추어 버린다(그림 12-24).

이렇게 단위시간당 선량을 낮게 하여 조사하는 저선량률조사에는 이상과 같은 특징이 있고, 이 저선량률 효과를 이용하여 임상에서도 저선량률 소선원치료 등에 이용하고 있다. 즉, 정상조직과 세포를 유지하면서 암세포를 확실히 때릴 수 있는 것이다.

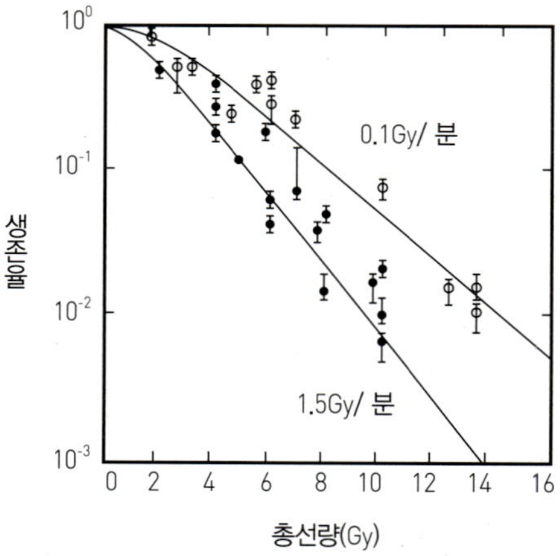

(Mitchell. et al., 1979)

그림 12-23 저선량률 효과(쥐 골수선유아의 생존율곡선)

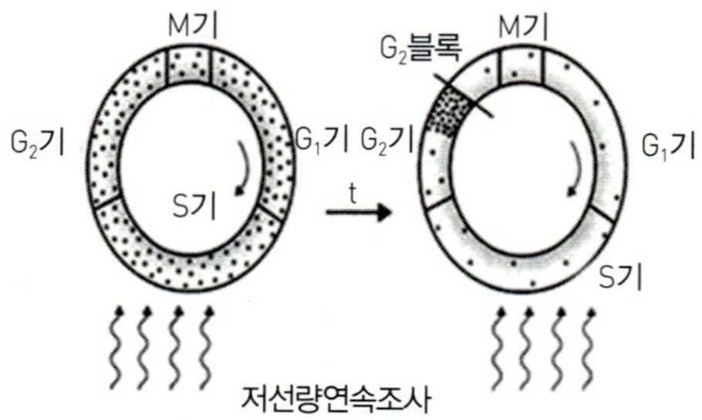

(Hall, 1985)

그림 12-24 역선량률 효과

4) 시간적 선량배분

여기에서 시간적 선량배분과 α/β의 관계에 대하여 생각해 보자.

α/β에서 α와 β는 무엇일까?

전문용어

*1 **저선량률 효과(역선량률 효과) :** 선량률이 0.3Gy/h 전후로 저하하면 분자의 이상을 체크하는 유전자가 활동하여 세포주기의 G_2 말기에서 전체의 세포분열이 멈추어 버린다. G_2기는 방사선감수성이 매우 높기 때문에 세포의 치사효과가 증강되게 된다. 이것은 저선량률 효과 또는 역선량률 효과라고 한다. 저선량률 소선원치료에 이용되고 있다.

방사선에 의한 세포장해는 linear quadratic model(LQ모델)로 표현된다. 이 LQ모델의 계수가 α와 β이다.

그림 12-25의 α/β값과 생존율곡선에서 $\alpha D=\beta D^2$일 때 선량 D는

$$D=\alpha/\beta$$

로 나타낸다.

그림 12-25에서 알 수 있듯이, α/β의 값은 생존율곡선의 형상과 세포의 회복능력을 정하는데에 역할을 하는 값이라고 할 수 있다. 예를 들어, 정상세포의 α/β가 크고, 반대로 암세포의 α/β값이 작으면 방사선치료의 효과는 높아진다.

정상세포 : α/β값 → 큼

방사선치료의 효과 → 높음

암세포 : α/β값 → 작음

α/β값은 세포의 종류와 증식성 등에도 의존한 값이라는 것도 기억해 두자. 다음으로, 시간적 선량배분에 대하여 알아보자.

그림 12-26에서 알 수 있듯이, 10Gy 정도의 방사선량을 1회 조사한 경우에 α/β값은 크고, 만발반응은 처음에는 급성반응보다 세포의 생존율은 높지만, 선량의 증가와 함께 급성반응보다 세포의 생존율은 저하된다. 그러나 1~3Gy 정도의 방사선량을 분할조사한 경우에 α/β값은 작고, 만

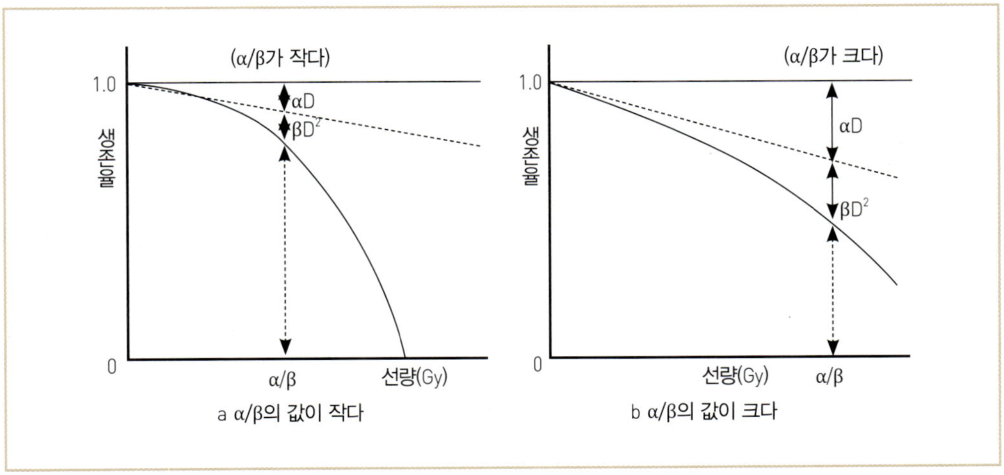

그림 12-25 α/β값과 생존율곡선

발반응은 선량이 증가해도 급성반응보다 세포의 생존율이 항상 높고, 반응에도 차이가 발생하는 것을 알게 될 것이다.

이것으로부터 증식성이 매우 높은 급성반응조직이라고 하는 조직에 발생한 암세포에서는 10Gy 정도의 방사선량이라도 좋으나, 증식성이 낮은 간장과 신장 등의 만발반응조직이라는 조직에서는 회복이 어렵게 되고, 따라서 부작용이 커지게 된다. 반대로, 1~3Gy 정도의 방사선량이라면 만발반응조직에 대한 세포장해를 있는 힘을 다해 저감할 수 있는 것이다. 정상조직과 세포를 보호하면서 암세포를 확실하게 때리기 위해서는 1~3Gy 정도의 방사선량을 여러 회에 걸쳐 다분할조사하는 것이 방사선치료에 있어서는 바람직한 것이다.

분할조사와 α/β

α/β값과 1회 조사, 분할조사와의 관계는 다음과 같다.

1회 조사		분할조사	
α / β	>	α / β	⇒ β에 의한 효과 큼
α / β	=	α / β	⇒ α와 β에 의한 효과가 거의 같다
α / β	<	α / β	⇒ α에 의한 효과 큼

이미 설명한 바와 같이 정상세포의 α/β값이 크고 암세포의 α/β값이 작으면 방사선치료 효과는 높아진다. 또 급성반응과 만발반응과에 차를 만드는 것으로 효율이 좋은 방사선치료를 할 수 있게 된다는 것을 고려해도 방사선치료에서는 다분할조사가 유효하다.

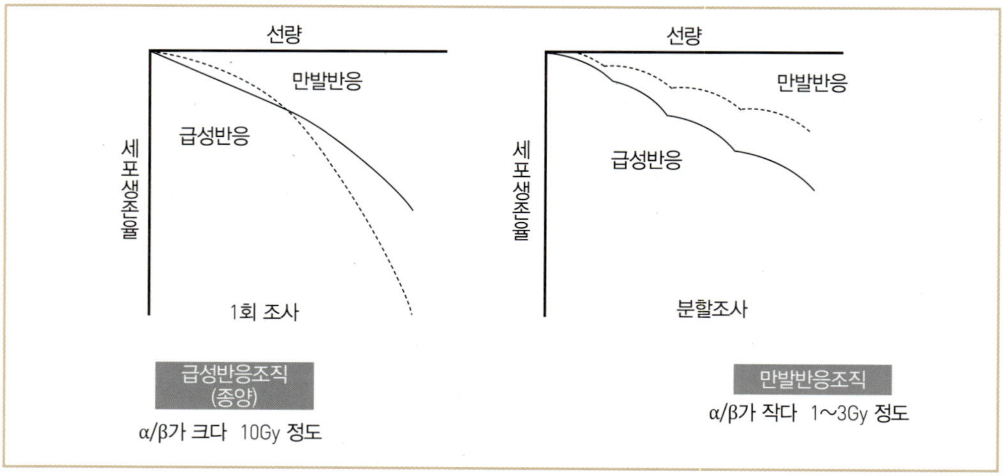

그림 12-26 시간적 선량배분

현재 시행하고 있는 방사선치료에서는 1일당 2Gy의 방사선을 주5일 조사하여 6주간에 총선량은 60Gy가 기본이다.

4. SLD회복과 방사선의 선질에 대해

SLD회복과 방사선의 선질과의 관계에 대하여 알아보자.

2회로 나누어 방사선을 조사했을 때의 아치사장해(SLD)의 회복은 조사한 방사선의 선질에 따라 다르고, 2분할조사에 의하여 생존율이 상승하는 현상을 SLD회복이라는 것은 이미 설명하였다. 그러면 X선과 중성자선의 선질이 다른 두 개의 방사선에 대하여 2분할조사 효과의 차이를 알아보자(그림 12-27).

1~4시간의 간격을 두고 X선을 2분할조사한 경우 빠른 SLD회복에 의한 손상세포의 생존율이 현저히 증가한다는 것을 알 수 있다(그림 12-27 : 점선). 한편 중성자선은 X선과 달리 2분할조사

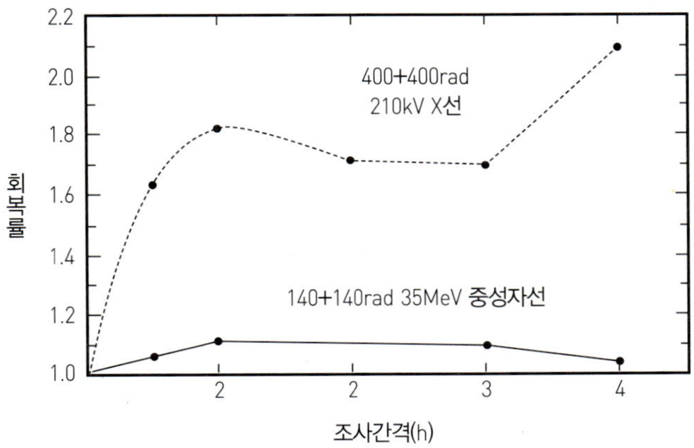

- - - : 210kV X선[4Gy(400rads)×2회를 각각의 간격을 두고 조사

── : 35MeV 중성자선[d⁺ → Be : 각 1.4Gy(140rads)×2회 조사를 2.8Gy(280중성자선) 1회 조사와 비교

(Hall. et. al., 1978)

그림 12-27 차이니즈 · 햄스터세포를 이용한 2분할조사 실험

한 경우에도 생존율은 그다지 증가하지 않고, SLD회복도 겨우 있다고 알려져 있다(그림 12-27 : 실선).

12-3의 2) 분할조사와 SLD회복에서도 기술한 바와 같이 2분할조사의 경우 저LET방사선인 X선과 고LET방사선인 중성자선과의 사이에는 다음과 같은 관계가 있음을 알 수 있다.

저LET방사선 : X선 ⇒ SLD회복 : 큼

고LET방사선 : 중성자선 ⇒ SLD회복 : 작음

5. 잠재적 치사장해(PLD)의 회복

PLD는 LD(치사장해)와 같이 죽음에 이르는 장해이다. 그러나 LD와는 달리, 방사선조사 후에 세포 자체의 환경을 변화시키는 것에 의해 본래 죽음에 이르는 세포가 회복한다. 이것을 PLD회복이라고 한다.

그러면 방사선조사 후의 세포 자체의 환경을 변화시킨다라는 것은 어떤 의미일까? 이미 설명했지만, 방사선조사를 받은 세포가 장해를 받은 채 세포주기를 돌지 않도록 일단 증식을 정지하고, 그 사이에 세포 자신이 수복작업을 할 수 있는 환경으로 한다는 것이다. 다시 말하면 세포의 분열 · 증식에 맞지 않는 환경으로 하면 좋다는 것이다. 그 환경이란 다음과 같다.

- 저영양
- 저pH
- 저산소
- 생리식염용액
- 정상증폭기[*3]
- 밀도의존 접촉증폭 저해[*4]

이상과 같이, 정상세포는 방사선조사 후에 생기는 환경변화를 통해 세포 자신의 수복작업이 촉진되고, PLD회복이 일어나게 되며, 결과로서 세포사를 면하게 된다는 것을 이해했을 것이다.

PLD회복에 대하여 자세하게 설명했지만, 임상에서는 어떤 의미가 있을까? 방사선치료에서는 물론 암세포에도 PLD회복이 일어난다. 따라서 암세포를 죽음에 이르게 하여 사멸시켜 방사선치료를 효율 좋게 하기 위해서는 암세포의 PLD회복을 억제하면 좋은 것을 독자 여러분도 쉽게 이해할 수 있을 것이다. 그러면 암세포의 관점에서 알아보자.

방사선조사 후에 암세포를 불등장용액처리[*5]를 하면 암세포의 회복(PLD회복)이 억제되어 세포사가 촉진된다고 알려져 있다. 본래 일어나야 하는 암세포의 PLD회복은 불등장용액으로 처리하는 것에 의해 암세포의 환경이 변하고, 세포사가 진행되는 것이다. 세포증식이 억제된 환경에서 일어나는 PLD회복은 방사선조사 후 6시간 전후로 완료하며, 이것은 늦은 PLD회복이라고 한다. 또 불등장용액처리를 하여 회복하는 경우에는 PLD회복은 방사선조사 후 1시간 이내에 완료해야 하며, 이것을 빠른 PLD회복이라고 한다.

이상과 같이 방사선치료에서는 암세포의 PLD회복의 능력이 방사선치료 효과에 대단한 영향을 미치고 있으며, 늦은 PLD회복, 빠른 PLD회복의 두 가지의 PLD회복은 세포의 방사선감수성을 도모하는 데 중요한 요소인 것은 틀림없으므로, 이것에 대해서는 확실히 이해해 두자.

6. PLD회복과 방사선의 선질에 대하여

PLD회복과 방사선의 선질과의 관계에 대하여 알아보자.

PLD회복은 선질의 차이에 의해서도 그 값이 변하는 것으로 알려져 있다.

증식억제세포에 방사선을 조사하고 경시적으로 세포생존율의 변화를 조사한 것이 그림 12-28의 그래프이다. 고LET방사선과 저LET방사선(X선)에 대해 PLD회복을 조사했더니 저LET방사선(X선)에서는 조사 후 4시간까지 세포생존율은 상승하지만 4시간이 지난 부분에서 일정한 값을 얻게 되고, 이후 현저한 상승은 확인할 수 없다. 한편 고LET방사선은 조사 후부터 거의 일정한 낮은 세포생존율을 유지하고 있음을 알 수 있다. 실제로 고LET방사선에서는 PLD회복이 일어나지 않는다고 말할 수 있다.

전문용어

*3 **정상증폭기 :** 세포증식이 진행되고 세포수가 포화상태가 되면 세포의 분열 · 증식이 정지하는 시기가 있다. 이 시기를 정상증폭기(stationary phase)라고 한다.

*4 **밀도의존 접촉증폭 저해 :** 세포증식에서 세포가 많이 증식하여 세포끼리 서로 접촉하면 그것이 원인이 되어 세포분열이 억제되는 경우가 있다. 이것을 밀도 의존적 접촉증식 저해(density dependent growth inhibition)라고 한다.

*5 **불등장용액처리 :** 0.5mol NaCl 생리식염수로 처리하는 것이다. 이 처리로 인해 PLD회복이 억제되고, 방사선에 의한 세포사가 증강된다고 알려져 있다.

이상으로부터 선질에 의하여 PLD회복에도 차이가 있고, 이것은 방사선치료를 수행하는 데에도 중요함을 알 수 있다. 즉, PLD회복 능력이 높은 세포유래의 암세포에서는 방사선치료 효과를 크게 바랄 수 없으므로 선질도 그것과 연계하여 선택할 필요가 있다고 생각된다.

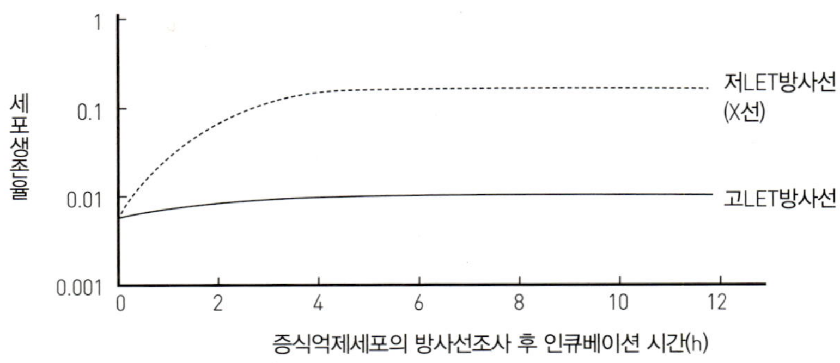

그림 12-28 잠재적 치사장해의 회복

정리

- 선 에너지 부여(linear energy transfer : LET)
  - ⇒ 에너지를 갖은 입자, 하전된 입자가 물질 내에서 단위길이당 잃은 에너지. 단위는 keV/μm
  - ⇒ 입자 전하량의 제곱에 비례하고, 입자속도에 반비례
- 저LET방사선 ⇒ X선, γ선, 전자선, 양자선
- 고LET방사선 ⇒ 핵분열생성물, 무거운 원자의 원자핵, α선, 중성자선, 중입자선, 아르곤과 네온 등의 중이온선, π-중간자선. 이온화밀도가 높을수록 비적과 DNA 등의 표적분자와의 직접적인 상호작용(직접작용) 확률이 높아진다.
- 역선량률 효과 ⇒ 고LET방사선에서는 저선량률조사가 고선량률조사보다 발암의 빈도가 높다.
- 생물학적효과비(RBE)
  - ⇒ (어떤 생물효과를 일으키는 데 필요한 기준방사선의 흡수선량)/(문제로 하고 있는 방사선으로 같은 효과를 일으키는 데 필요한 흡수선량)
- LET가 크다 ⇒ RBE도 크다. 그러나 100keV/μm 이상에서는 저하(오버킬)
- 세포주기를 돌지 않는 조직
  - ⇒ G_1기의 도중에 정지 상태(세포주기를 돌지 않는다 : G_0기) : 간장과 신장의 세포, 임파구
  - ⇒ M기의 종료 후 : 근육과 신경세포

- 정지기(resting state)
  ⇒ 분화, 노화, 아포토시스에 관련한 G_0기
- G_2 블록 ⇒ 방사선에 의한 DNA 손상이 일어나면 세포 자신이 스스로 세포주기의 G_2기 진행을 일시적으로 정지시키는 현상
- R점(restriction point)
  ⇒ G_1기와 S기의 사이에 있고, S기에 이행하는지 어떤지를 주위의 여러 가지 상황을 파악하여 판단하는 포인트
- 세포주기 ⇒ 세포가 분열을 반복해서 증식할 때, 분열에서 다음 분열까지의 사이클
  ⇒ M–G1–S–G2–M으로 반복된다.
- M기 ⇒ 가장 고감수성
- G_1기 ⇒ 저감수성
- S기 후반 ⇒ 저감수성
- G_2기~M기 ⇒ 고감수성
- G_0기 ⇒ 저감수성
- 고LET방사선 ⇒ 방사선감수성은 세포주기에는 거의 의존하지 않는다.
- 세포가 받은 손상의 회복 ⇒ SLD회복과 PLD회복
- 아치사장해의 회복(SLD회복) ⇒
  1회 조사의 선량을 2회로 나누면 세포생존율의 상승이 일어나는 현상
- 잠재적 치사장해의 회복(SLD회복)
  ⇒ 조사 후 환경변화로 인해 세포생존율이 상승하는 현상으로, 이 회복이 일어나기 쉬운 환경은 저온, 저영양, 저산소 상태 등과 같이 세포가 증식하기 어려운 상태에 놓여 있을 때이다. PLD회복은 1회 조사로 검출된다.
- SLD회복과 PLD회복
  ⇒ 배양세포 뿐 아니라 조직 중의 세포(정상세포, 암세포)에도 보인다.
- 고LET방사선 ⇒ SLD회복, PLD회복 모두 작다.
- 저선량률조사법 ⇒ 저선량률 효과를 이용한 조사법
  ⇒ ^{60}Co, ^{192}Ir 등의 밀봉소선원에 의한 강내 및 조직내 조사법
  ⇒ 선량률은 일반적으로 2Gy/h 이하
- 분할조사 ⇒ 현재의 방사선치료는 합계선량 60Gy(1일 2Gy. 주5일 6주간 조사)

⇒ 방사선치료는 정상조직을 지키면서 종양세포를 유효하게 치료하는 것이 중요

- 다분할조사(hyperfractionation) ⇒
  1일 2회 이상, 조사와 조사의 간격을 4~6시간으로 하고, 1회의 선량을 1.1~1.2Gy로 적게 하여 조사한다.
- 분할조사와 α/β ⇒ 정상세포의 α/β가 크고, 동시에 종양
  saibouno arufwa/be−ta gaomuradearutokihoushasentiryoukoukagatakai
- 다분할조사가 유효 ⇒ 조기반응과 만발반응에 차를 갖게 한다.
- 저LET방사선 : X선 ⇒ SLD회복 : 큼
- 고LET방사선 : 중성자선 ⇒ SLD회복 : 작음

Chapter

13

방사선치료(분할조사와 4R)

- 4개의 R ⇒ ① 회복, 수복(recovery, repair)
  ② 재산소화(reoxygenation)
  ③ 재분포(동조, redistribution)
  ④ 재생(regeneration), 재증식(repopulation)
- 분할조사 ⇒ ① 다분할조사(hyperfractionation)
  ② 급속분할조사(accelerated treatment)
- 조기반응형 조직 ⇒ 감수성 큼(구강점막, 소화관점막, 골수, 피부 및 일부의 종양처럼 증식이 빠른 조직)
- 후기반응형 조직 ⇒ 뇌, 척수, 간장, 신장, 폐, 연골처럼 증식이 늦은 또는 증식이 없는 조직

1. 분할조사에 깊이 관계하는 요인(4R)

여기서는 방사선치료에서 매우 중요한 요소인 4R에 대하여 알아보자.

한마디로 4R은 다음 4개의 R을 말한다.

① 회복, 수복(Recovery or Repair)

② 재산소화(Reoxygenation)

③ 재분포(동조, Redistribution)

④ 재생(Regeneration), 재증식(Repopulation)

저LET방사선을 이용한 조사에서는 정상세포에 비해 암세포의 손상회복이 나쁘다. 또 분할조사 횟수를 여러 가지로 바꾸면 4R이 원인이 되어 정상세포와 암세포의 장해에 차가 생긴다.

4R 중에서 재산소화는 암에 특유한 것으로서 유명하다. 또 재생, 재증식은 후기반응형 조직*[1] 에서는 생기지 않는다. 이것은 매우 중요한 것이므로 기억해 두기를 바란다. 후기 방해는 회복이 매우 어려운데, 방사선치료에서 이 후기 장해를 어떻게 억제할 것인가의 여부가 임상에서 중요한 문제가 되고 있다.

표 13-1 조기반응형 조직과 후기반응형 조직의 α/β값

		α/β(Gy)	보고자
조기반응형 조직	피부(홍반)	8.8	Turesson 등, 1989
	피부(낙설)	10.5	Jolner 등, 1986
	소장	7.1	Withers 등, 1975
	고환	13.9	Thames 등, 1980
	피부(암)	8.5	Troft 등, 1984
	후두(암)	>9.9	Harison 등, 1988
	구강 · 인두(암)	25	Maciejewski 등, 1989
후기반응형 조직	피부(섬유화)	1.9	Bentzen 등, 1989
	척수(척수염)	>3.3	Dische 등, 1981
	폐(선유증)	3.8	Cox, 1987
	신(신부전)	0.4	Caldwell 등, 1975
	눈(백내장)	1.2	Schenken 등, 1975
	장관(협착 · 천공)	3.0~5.0	Terry 등, 1984

여기서 조기반응형 조직*1과 후기반응형 조직*1의 α/β값에 대하여 알아보자. 조기반응형 조직의 α/β값은 비교적 크고, 약 10Gy 정도이다. 반대로 후기반응형 조직의 α/β값은 작고, 1~3Gy 정도이다(표 13-1).

전문용어

*1 **조기반응형 조직과 후기반응형 조직**
조기반응형 조직 ⇒ 감수성 큼(증식이 빠른 조직)
구강점막, 소화관 점막, 골수, 피부, 일부의 종양
후기반응형 조직 ⇒ 감수성 작음(증식이 느림, 또는 없는 조직)
뇌, 척수, 간장, 신장, 폐, 연골

MEMO

분할조사

임상에서의 방사선치료는 1일 2Gy, 주5일, 6주간 조사하여 총선량 60Gy의 선량을 조사하고 있다. 정상세포를 장해하지 않도록 암세포를 정확하게 때리기 위해서는 총선량, 조사방법, 치료기간을 충분히 고려한 후에 하는 것이 중요하다. 또 세포분열을 하지 않는 세포와 후기반응형 조직(뇌, 척수, 간장, 신장, 폐, 연골)에 발생한 만발장해는 회복이 어려운 조직이므로 이러한 조직에 대해서는 주의가 필요하다.

다분할조사

1일 2회 이상의 조사를 하고, 1회당 선량은 1.1~1.2Gy로 극히 적으며, 조사와 조사 사이의 간격도 4~6시간으로 한다. 이 다분할조사법에서는 α/β값이 작은 만발반응성 세포의 장해를 줄일 수 있고, 또한 총선량을 늘릴 수 있다는 장점이 있으므로 암세포를 효율 좋게 때리는 것이 가능하게 된다.

급속분할조사

1일 2회의 조사를 하고, 1회당 선량은 1.5~1.6Gy로 다분할조사보다는 높은 선량을 조사하지만, 총선량은 분할조사와 같은 60Gy로 한다. 전체 치료기간은 일반적인 것 보다는 짧으나, 도중에 1~2주간의 휴지기가 필요한 경우가 많다.

2. 회복(recovery)과 수복(repair)

4R 중에서 회복과 수복은 무었을까?

이미 여러 번 설명했지만, 회복에는 아치사장해회복(SLD회복)과 잠재적 치사선량회복(PLD회복)의 두 가지가 알려져 있다. 또 전체의 정상세포와 암세포에 있어서도 같은 회복이 일어난다는 것도 이미 설명한 바와 같다. 덧붙여, 정상세포에 비해 암세포가 회복하기 어려운 것도 있는데, 방사선치료에서는 이 암세포의 회복능력을 더욱 저하시킴으로써 치료의 효과를 더욱 높일 수 있는 것이다.

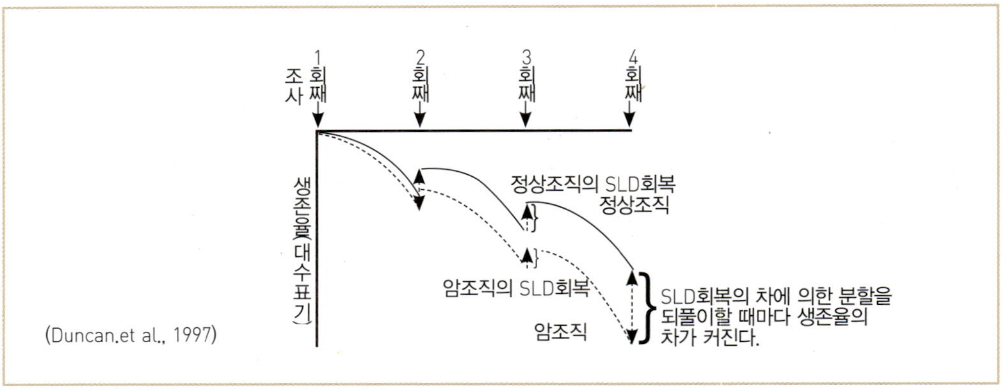

그림 13-1 분할조사에 의한 종양과 정상세포의 차의 확대

SLD회복에서는 2회 이상의 조사로 효과가 나타나는데, 3회째, 4회째로 분할을 거듭함에 따라 정상세포와 암세포와의 생존율의 차가 크게 되고(그림 13-1), 이것으로부터도 정상세포에 비해 암세포가 회복하기 어렵다고 하는 것이다.

3. 재산소화(reoxygenation)

재산소화란 무엇인가?

산소를 충분히 함유하지 않은 저산소세포 : 산소압 3~4mmHg 이하와 산소를 전혀 함유하지 않은 무산소세포가 산소를 함유하는 세포로 바뀌는 것을 재산소화라고 한다. 재산소화는 방사선치료를 하고 있을 때 암세포로 보이는 현상으로 알려져 있다. 일반적으로 저산소세포와 무산소세포는 정상세포에는 존재하지 않으나, 암세포에는 존재하고 있다. 이 저산소세포와 무산소세포는 방사선저항성이라고 알려져 있고, 방사선치료 후에 암이 재발하는 원인 중 하나라고 말할 수 있다.

그러면 저산소세포와 무산소세포가 어떻게 하여 산소를 함유하는 세포로 변하는 것일까?

저산소세포와 무산소세포가 암세포 특유의 세포라는 것은 이미 설명하였고, 이 암세포는 종양혈관에서 차례로 다음과 같은 세포배열이 이루고 있다(그림 13-2).

종양혈관 - ① 산소세포 - ② 저산소세포 - ③ 무산소세포

이 암세포와 종양혈관과의 조직학적 관계를 종양 코드라고 한다(그림 13-2). 저산소세포는 종

양혈관에서 떨어진 곳에 있는 세포로, 산소의 공급이 적기 때문에 저산소 상태로 되어 있다. 저산소세포의 한층 바깥쪽은 종양혈관에서의 산소공급이 완전히 두절되어 무산소세포가 되어 있다. 이 무산소세포도 결국 괴사해 간다.

암세포의 종양혈관에 가장 가까운 산소세포는 활발하게 증식하는, 방사선감수성이 극히 높은 세포이다. 방사선치료에 있어서도 이 산소세포가 방사선에 의해 장해되어 사멸하면 저산소 상태로 되어 있던 저산소세포로의 산소 공급이 촉진되어 산소를 함유하는 세포로 변하는 재산소화가 일어난다. 다음으로 2회째의 방사선조사로 저산소세포에서 산소세포

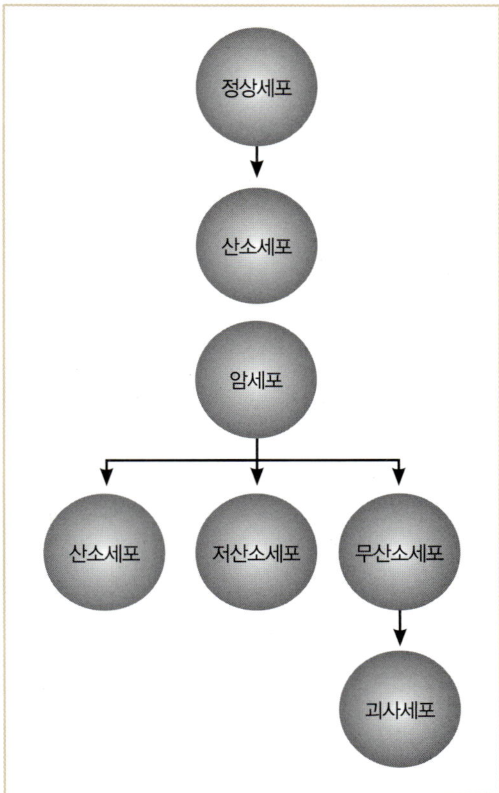

그림 13-2 종양혈관의 세포배열

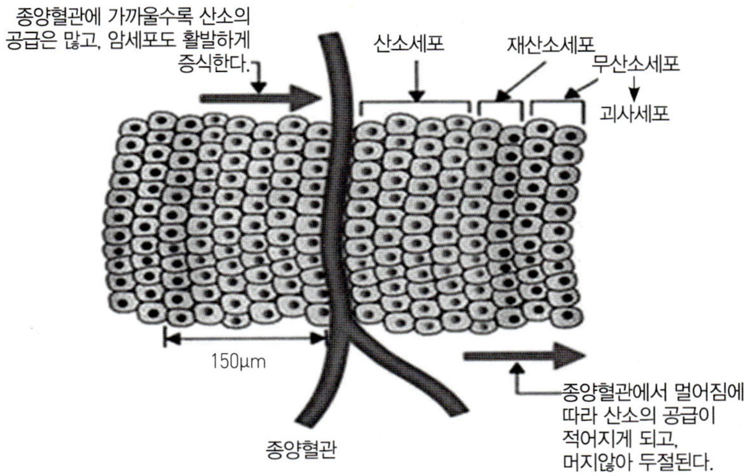

그림 13-3 종양코드

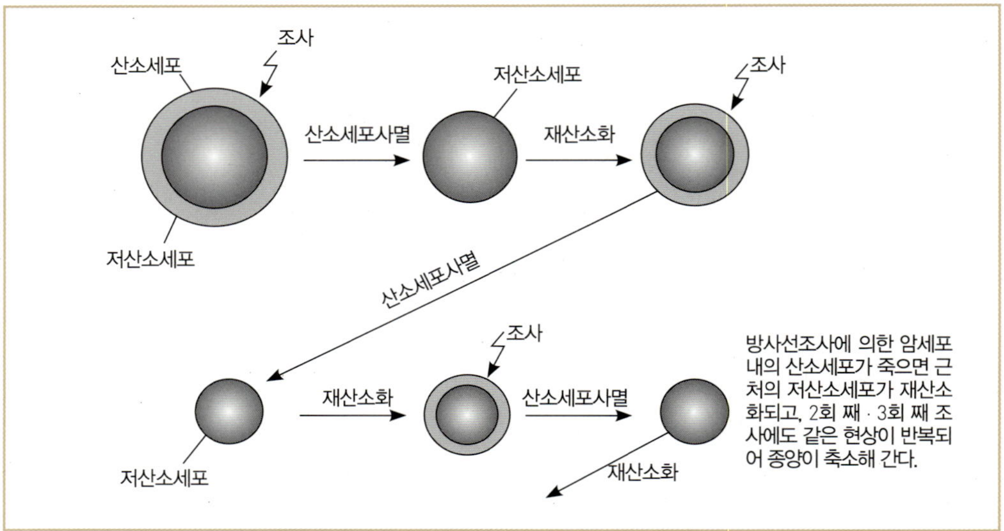

그림 13-4 암세포 내의 저산소세포와 재 산소화

로 변한 세포가 장해를 받아 사멸한다(그림 13-3).

이렇게 방사선의 분할조사와 재산소화를 반복하면서 암세포는 작아지게 된다(그림 13-3). 방사선치료에서는 약물 등으로 암세포의 산소화를 촉진하여 방사선치료 효과를 높이는 것도 가능하다.

또 종양혈관이 미숙하여 혈관의 확장과 수축이 일어남에 따라 저산소 상태와 유산소 상태를 일으키는 것도 있고, 방사선치료를 할 때도 1회 조사보다는 분할조사를 하는 것이 효율 좋게 암세포를 사멸시킬 수 있다는 것을 알 수 있다.

4. 재분포(동조, redistribution)

재분포(동조)란 무엇인가?

세포에 방사선이 조사되면 세포주기에 다양한 변화가 일어난다는 것은 이미 설명하였다. 이러한 변화를 재분포(동조)라고 한다.

세포에 방사선이 조사되면 고감수성의 S기 전기, G_2기, M기의 세포가 장해되어 사멸하고, 저감수성의 S기 후기만이 살아남게 된다.

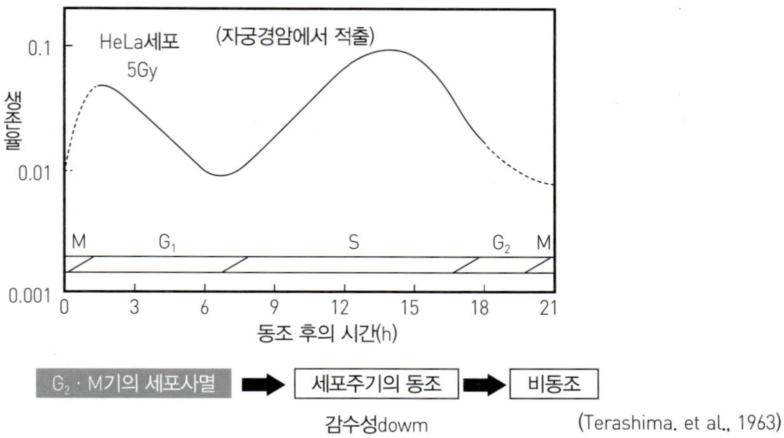

그림 13-5 세포주기의 재분포

위험을 감지한 세포는 G_2 블록으로 세포주기를 일시적으로 멈추게 하고, 그 때문에 G_2기에 세포가 축적되며, 반대로 다음의 M기의 세포가 감소해 간다(그림 13-4 : 점선부분). G_2기의 일시적인 정지에 의해 세포는 수복되고, 이윽고 다시 세포주기가 돌기 시작하며, 시간이 경과함에 따라 방사선조사를 할 때와 같은 분포로 돌아간다는 것이 재분포의 과정이라고 생각된다.

5. 재생(regeneration), 재증식(repopulation)

재생, 재증식은 무엇인가?

방사선조사에 의해 장해되어 사멸해 감소한 세포도 장해에 견뎌 살아남은 세포가 증식함에 따라 원래의 세포수로 돌아가고, 결손한 조직도 원래처럼 재생하여 다시 증식해 간다. 이것을 재생, 재증식이라고 한다.

그러면 재생, 재증식과 방사선량과의 관계는 어떤 것일까?

중간 정도의 선량에서는 재생, 재증식이 일어나지만, 대선량에서는 재생, 재증식은 일어나지 않는다는 것이 알려져 있다(그림 13-5). 그림 13-5에서도 방사선조사 후 80시간 이상 경과한 때부터 중간 정도의 선량에서는 세포수가 증가하지만, 대선량에서는 감소하고, 이윽고 사멸한다.

방사선조사 후의 재생, 재증식은 정상세포뿐 아니라 암세포에서도 일어나고, 잔존하는 세포

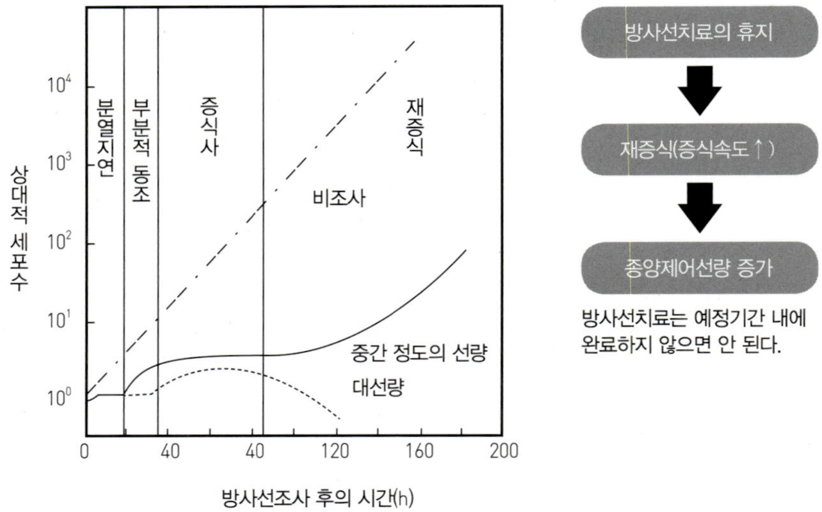

그림 13-6 재증식(repopulation)

전체에 보이는 현상이다. 또 세포에 의해서도 다른 재생, 재증식이 보인다고 알려져 있다. 방사선치료에서는 이 재생, 재증식을 고려하면서 신중하게 하는 것이 중요하다.

마지막으로, 4개의 R에 대해 종양과 정상조직(급성장해반응, 만발장해반응)에 대하여 정리하면 표 13-2와 같이 된다. 종양에서는 4개의 R 전부가 일어나지만, 정상조직의 급성장해반응에서는 재산소화는 일어나지 않고, 만발장해반응에서는 회복, 수복밖에 일어나지 않는다. 이것은 표 13-2를 참고하라.

표 13-2 4개의 R 정리

	종양	정상조직	
		급성장해반응	만발장해반응
회복 · 수복	※	※	※
재산소화	※	-	-
재분포	※	※	-
재증식	※	※	-

6. 방사선조사효과를 수식하는 인자

다음으로, 방사선조사효과를 수식하는 인자에 대하여 알아보자.

방사선조사효과를 결정하는 인자로서 세포의 회복능은 이미 설명한 바와 같다. 그 이외에 물리적 인자, 화학적 인자, 생물학적 인자가 알려져 있으므로 확인해 두자(표 13-3).

표 13-3 방사선조사효과를 수식하는 인자

구분	수식인자
조사하는 방사선 (물리적 인자)	총선량, 분할조사 횟수, 선량률, 방사선의 종류(LET), 선량분포, 방사선의 에너지
조사 시의 조건 (화학적 인자)	산소농도, 온도, 방사선증감제, 방사선방호제, 세포 내 SH기 물질량, 세포 내 활성산소 소거 효소량
조사되는 물질 (생물학적 인자)	회복능, 생물의 종류, 세포주기, 생물의 건강상태, 분화도, 조직형, 연령, 성별

7. 방사선의 종류(선질)

방사선의 종류(선질)의 효과에 대하여 알아보자.

방사선의 종류(선질 : radiation quality)는 선 에너지 부여(LET)에 의해 다르다는 것은 이미 설명한 바와 같고, 선질도 여러 가지 것이 알려져 있다.

선질의 효과도 여러 가지인데, 그 중 하나를 예로 들면 세포의 방사선감수성도 선질에 의해 달라지는 것으로 알려져 있다.

이로부터 선질에 의한 효과를 선질 의존성(quality dependence)이라고 한다.

방사선의 종류와 LET와의 관계에 대해서는 표 13-4에 실었으므로 알아두자.

표 13-4 방사선의 종류와 LET

방사선	LET(keV/μm)	비고
^{60}Co γ선	0.23	ICRP Report 16(1970)
50kV X선	6.3	ICRP Report 16(1970)
200kV X선	1.7	ICRP Report 16(1970)
150MeV 양자선	0.5	Hall,E.J.(1995)
10MeV 양자선	4.7	Hall,E.J.(1995)
5.3MeV α선	43	ICRP Report 16(1970)
14MeV 중성자선	12	Hall,E.J.(1995)
	100	Hall,E.J.(1995) 에너지 평균LET
290MeV 탄소선	20~299	방사선의학총합연구소HIMAC

다음으로 LET와 RBE(relative biological effectiveness : 생물학적 효과비)의 관계를 알아보자.

RBE란, 어느 생물학적 효과에 주목한 경우, 기준이 되는 방사선과 다른 방사선의 생물학적 효과를 비교하는 경우에 각각의 흡수선량의 비율로 나타내는 값이고, RBE=(어느 생물효과를 일으키는 데 필요한 기준방사선의 흡수선량)/(문제로 하고 있는 방사선으로 같은 효과를 일으키는데 필요한 흡수선량)의 식으로 나타낸다.

RBE와 LET의 관계는 그림 13-7과 같다. LET 10keV/μm일 때 RBE는 1이었지만, LET의 상승과 함께 RBE은 증가하고, LET 100~200keV/μm일 때 RBE는 정점을 향해 최대값이 된다. LET

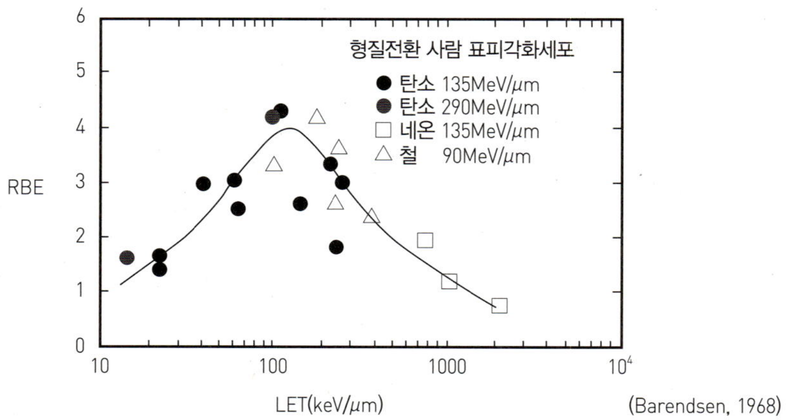

그림 13-7 RBE와 LET의 관계

200keV/μm를 지나면 RBE는 감소해 간다. RBE가 감소해 가는 이유는 에너지전이의 손실, 즉 오버킬이 원인이라고 생각된다.

8. 효소효과와 산소효과비

- 효소효과 ⇒ 효소의 존재하에서는 무효소보다도 방사선의 생물효과가 크게 되는 현상
- 산소효과비(OER) ⇒ OER=(어떤 생물효과를 무산소하에서 일어나게 하는 방사선의 양)/(같은 생물효과를 효소하에서 일어나게 하는 선량)
  ⇒ X선, γ선에서는 2.5~3.0
- 산소효과의 메커니즘 ⇒ 길항가설(저산소세포는 방사선저항성)
- 산소효과와 방사선치료 ⇒ 저산소세포는 방사선저항성, 방사선치료의 치료효과 저하

방사선조사에서의 산소효과에 대하여 알아보자.

산소효과란 무엇인가?

무산소하에서보다 산소하에서의 상태가 방사선생물효과는 커진다는 것으로 알려져 있다. 이것을 산소효과라고 한다.

일반적으로 산소효과의 크기는 OER(oxygen enhancement ratio : 산소증감비)로 나타내고, 다음과 같은 식으로 표시한다.

OER = (어떤 생물효과를 무산소하에서 일으키는 방사선의 선량)/
(같은 생물효과를 산소하에서 일으키는 선량)

그림 13-8에서 산소(O_2) 있음과 산소(O_2) 없음의 경우를 비교해 보면 세포생존율에서 차이가 많이 난다는 것을 알 수 있다. 일반적으로 산소하에서 방사선조사된 경우는 무산소 또는 저산소하에서 조사된 경우와 비교해도 약 2.5~3.0배 정도 방사선감수성이 높아진다고 한다. 즉, 무산소 또는 저산소보다도 산소하에서 생물효과가 커지는 것이다.

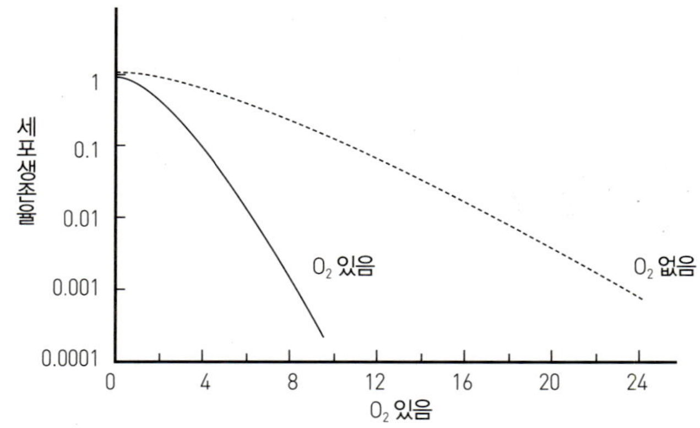

그림 13-8 산소효과

산소효과의 메커니즘에 대하여 알아보자.

방사선을 세포에 조사하면 전리가 일어나고, 수산화라디칼과 수소 라디칼이 생성된다. 이 라디칼은 다음과 같이 생체고분자(RH)에서 수소를 떼어, 생체고분자 라디칼(• R)이 생성된다.

RH + •OH → •R + H_2O

수소화 라디칼 생체고분자 라디칼

또는

RH + •H → •R + H_2

수소 라디칼 생체고분자 라디칼

생체고분자 라디칼(• R)은 산소 또는 글루타티온*과 길항적으로 반응하고 있는 것으로 알려져 있다. • R이 글루타티온과 반응하면 환원제 글루타티온(GSH)의 수소를 • R에 건네주고 생체고분자 라디칼은 보통의 생체고분자로 돌아간다.

그 때문에 생체 내의 라디칼이 없어지고, 방사선에 의한 장해는 감소해 가게 된다.

•R + O_2 → •RO_2

생체고분자 라디칼

•R GSH → RH + 1/2 GSSG

환원제 글루타티온

*글루타티온(Glutathione, GSH)은 3개의 아미노산으로 이루어진 트리펩티드이다. 일반적으로는 그다지 볼 수 없는 시스테인의 아미노기와 글루타민산의 카르복실기 사이의 펩티드 결합을 갖는다. 항산화 물질의 하나인 글루타티온은 유리기와 과산화물인 활성산소종에서 세포를 보호하는 보조적 역할을 갖는다. 또 글루타티온은 유황부위가 구핵성을 갖고, 유독한 공역수용체에 공격한다.

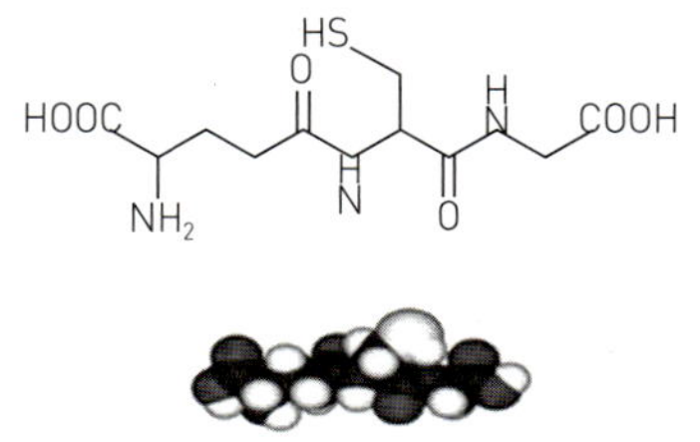

그림 13-9 글루타티온의 구조

또 생체고분자 라디칼(•R)은 글루타티온보다 산소와 반응하는 것이 보다 빠르다는 것이 알려져 있다. 일설에 의하면 약 200배의 빠르기라는 보고도 있다. 따라서 방사선의 영향을 결정하는 것은 역시 산소가 되고, 산소가 존재하면 그 영향이 크고, 무산소에서는 작다는 것이다.

무산소에서의 방사선감수성을 1로 한 경우 상대적인 방사선감수성과 산소분압과의 관계는 그림 13-10과 같은 그래프를 나타낸다는 것이 알려져 있다. 산소분압 10mmHg 까지는 상대적 방사선감수성이 단숨에 상승하고, 산소분압 30~40mmHg에서의 상대적 방사선감수성은 2.5~3.0이 되며, 산소분압 40mmHg을 넘으면 상대적 방사선감수성은 3.0의 일정한 값을 유지하고 있다는 것을 알 수 있다. 덧붙여 말하면, 사람의 정상조직의 산소분압은 40~100mmHg이다.

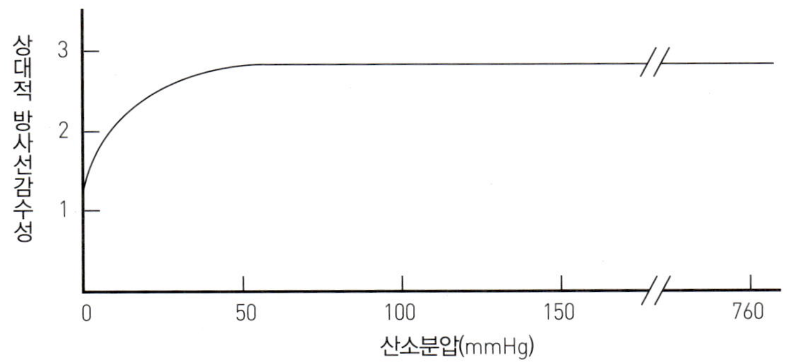

방사선감수성은 산소분압 30~40mmHg 이하가 되면 방사선적합성이 된다.

그림 13-10 산소분압과 방사선감수성

9. LET와 RBE, OER의 관계

다음으로, LET와 RBE 및 OER의 관계이지만, 물리학적 과정에서 이미 설명했기 때문에 그것을 참조하길 바란다.

10. 효소효과와 방사선치료

효소효과와 방사선치료에 대해서도 조금 살펴보자.

고형암에서는 암세포의 증식이 활발하기 때문에 혈관의 신생이 따라가지 못하게 되는 현상이 생기는 경우가 있다. 그렇게 되면 종양혈관에서의 효소 공급이 끊어져서 종양혈관에서 75~150μm 떨어진 산소세포는 저산소 상태가 되어 저산소세포로 변화해 간다(그림 13-11). 이 저산소세포는 방사선저항성으로, 완전하게 사멸되지는 않기 때문에 산소세포가 방사선조사에 의해 사멸한 후에도 살아남고, 머지않아 종양혈관에서 효소의 공급을 받아 효소세포로 변화하며 증식해 간다. 결국 방사선치료 후에 암의 재발원인이 되고 있다.

방사선치료 후의 암재발방지로서 방사선저항성인 저산소세포의 방사선감수성을 높이기 위하여 저산소세포증감제의 개발이 진행되고 있다. 제1세대의 미소니다졸은 임상효과가 없다는 것으

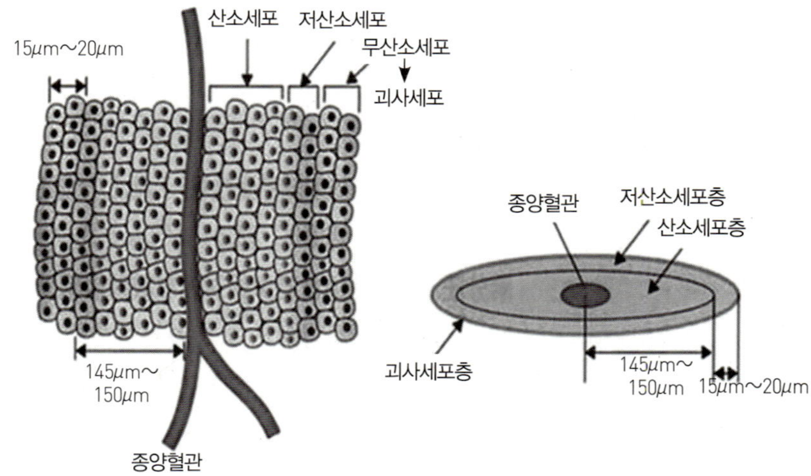

그림 13-11 종양조직에 있어 저산소세포 및 모식도

로 판명되고 있으나, 앞으로 더 효과 좋은 저산소세포증감제가 개발될 것이라고 생각한다.

11. 방사선증감제

방사선증감제는 방사선저항성인 암의 저산소세포의 방사선감수성을 높이는 데 효과가 있는 약제이다. 암세포에 대해서는 방사선감수성을 높이는 것이 필요하지만, 반면에 정상세포에 대해서는 방사선감수성을 억제할 필요가 있다.

세포수준에 있어 우수한 방사선증감효과를 보이는 방사선증감제로서 브로모데옥시우리딘(BUdR : 5-bromo-2'-deoxyuridine)과 요오드데옥시우리딘(IUdR : iododeoxyuridine)이 알려져 있다. BUdR과 IUdR을 거두어들인 암세포는 방사선에 의해 사멸하기 쉬워진다고 한다.

BUdR을 거두어들인 세포의 방사선 선량과 세포생존율과의 관계를 알아보자. 그림 13-12에서, BUdR을 거두어들인 세포는 BUdR을 거두어들이지 않은 세포(콘트롤)에 비해 작은 선량으로 세포는 사멸해 간다. 결국 BUdR에 의해 방사선감수성이 높아짐에 따라 방사선의 영향을 더 받기 쉽게 되어 사멸한 것이라고 할 수 있다.

항암제 중에서도 방사선증감제로 작용하는 것이 있는데, 시스플라틴(cisplatin : CDDP)이 그 약제이다. 시스플라틴은 항암제로서의 효능 이외에 방사선증감효과가 인정되고 있고, 특히 저산소세포에 대한 효과가 높다는 것이 보고되어 있다.

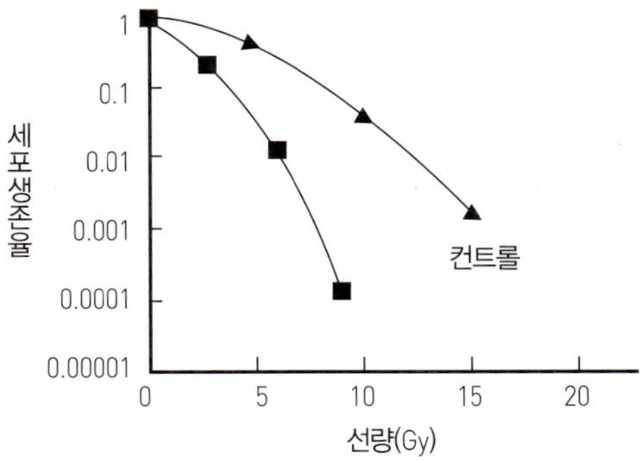

그림 13-12 BUdR에 의한 방사선증감작용

시스플라틴
화학명 : cis-diamminedichoroplatinum
약 호 : CDDP
구조식 :

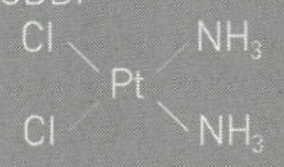

기원 : 미국의 세균학자 B.Rosenberg 등에 의해 발견되어, 1970년대에 개발된 항종양성 백금 착체(현재, 세계 69개국에서 승인)
기능 : 암세포 내의 DNA와 결합하여 DNA 합성과 암세포의 분열을 저해한다.

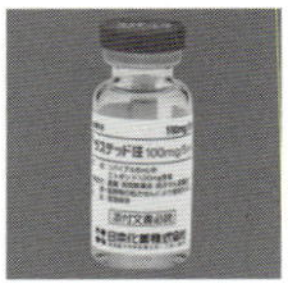

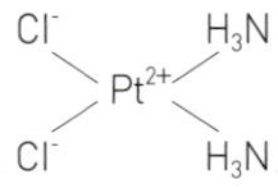

그림 13-13 시스플라틴

12. 방사선방호제

방사선방호제란 방사선 증감제와는 반대의 효과, 즉 방사선에 의한 장해를 억제하는 효과가 있는 약제이다. 방사선의 간접작용에 의해 생체 내에 발생한 악옥의 유리기를 배제하는 역할을 갖고 있다(라디칼 청소부(radical scavenger)). 원래 유리기는 SH기를 갖는 화합물과 반응하기 쉬

알킬화제 : ACNU와 BSNU 등

요법명	염산프로카바진을 포함하는 다제병용요법
미승인 효능 · 효과를 포함하는 의약품명	염산프로카바진
미승인 용법 · 용량을 포함하는 의약품명	
예정 효능 · 효과	악성성세포종, 핍돌기교종성분을 갖는 신경교종
예정 용법 · 용량	현행의 용법 · 용량 프로카바진으로 1일 50~100mg(1~2캡슐)을 1~2회로 분할하여 경구투여를 개시한다. 그 후 약 1주일에 걸쳐 차츰 늘리고, 프로카바진으로 1일 150~300mg(3~6캡슐)을 3회로 분할 투여하고, 임상효과가 분명하게 될 때가지 매일 투여한다. 예정 효능에 있어 예정 용법 · 용량 본제를 포함하는 다제병용요법에 있어서는 프로카바진으로 1일 약 60~75mg/m^{2}를 14일간 경구투여하고, 이것을 6~8주마다 반복한다.

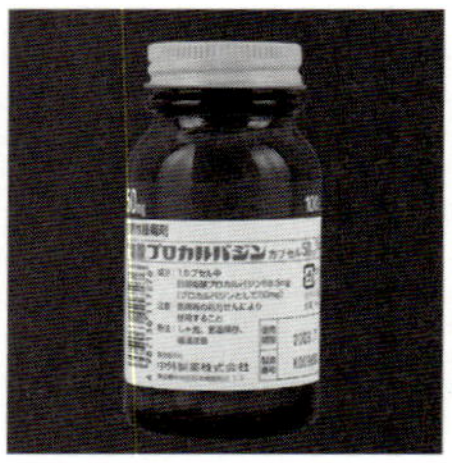

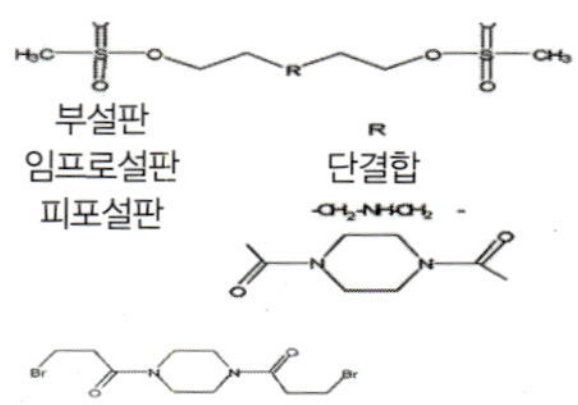

피포브로만

그림 13-14 염산프로카바진의 용법과 구조

운 것으로 알려져 있다. 시스테인과 시스테아민이 먼저 방사선방호제로서 개발되어 왔지만, 부작용이 강하고, 실용화에는 도달하지 못하고 있다.

방사선치료에서 방사선방호제가 정상세포에 대량으로 들어오면 정상세포의 장해를 억누르면서 암세포를 사멸시키는 것이 가능하지만, 실제로는 암세포에도 방사선방호제가 꽤 들어오기 때

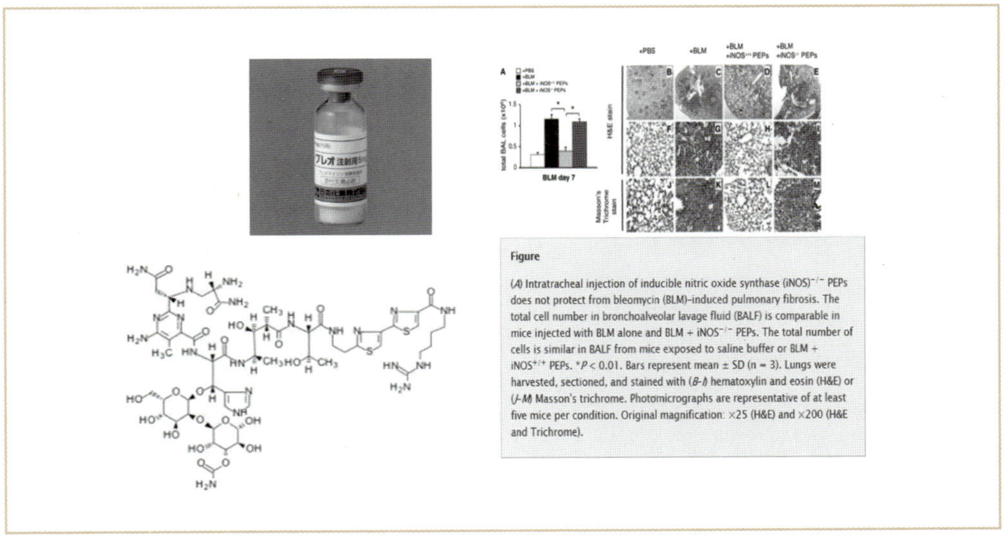

그림 13-15 블레오마이신(BLM)과 구조

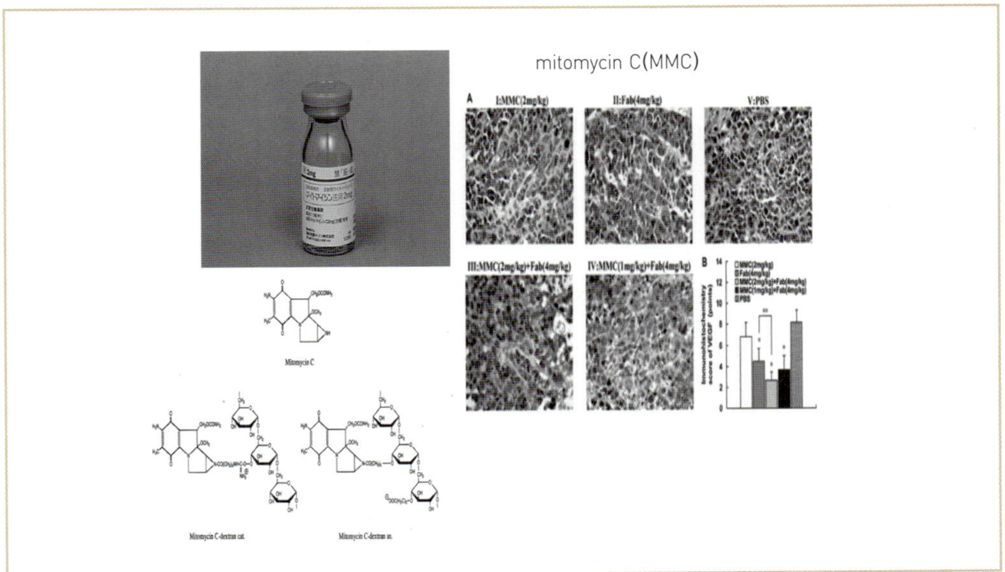

그림 13-16 미토마이신과 구조

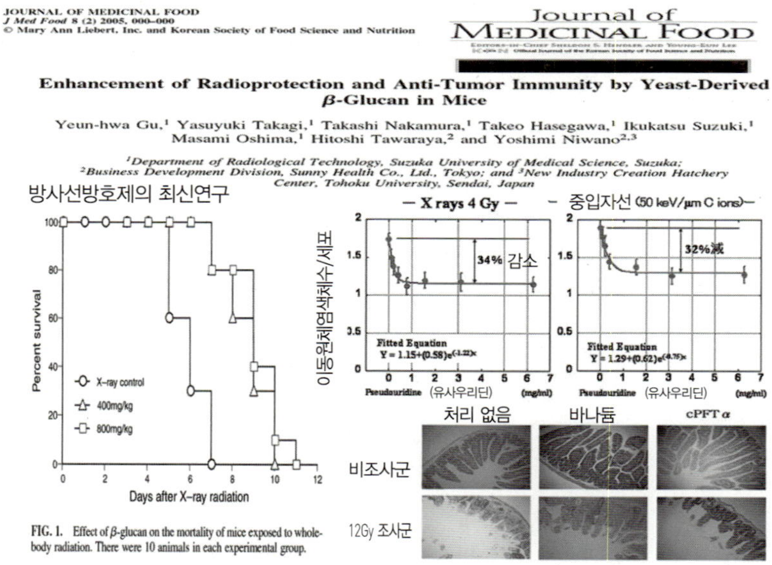

그림 13-17 쥐들의 효모-유래 β글루칸에 의한 방사선방호 및 항종양 면역의 향상

문에 기대한 만큼의 효과는 나오지는 않으며, 또 부작용도 매우 심각하다. 앞으로의 개발이 기다려진다.

현시점에서 가장 실용적이라고 할 수 있는 것이 아미호스틴(*WR-2721)이다. 우주비행사가 휴대하기도 하고, 방사선치료를 할 때 정상조직의 장해방호로서 매우 유효하다는 보고도 있다. 그러나 한편으로 저혈압을 유발하는 등의 부작용도 인정되고 있어서 임상적으로 유용한지의 여부는 확실하지 않다.

*WR-2721(아미호스틴)이라는 아미노티올 화합물은 X선 또는 핵방사선의 폭로에 대비하여 사용하고 있으며, 군사적 분쟁 중에 얻을 수 있는 이러한 폭로에 의한 유해한 영향에서 보호할 목적의 방사선방호제로서 개발되었다.

MEMO

DRF(dose reduction factor, 선량감소요소)

방사선방호제의 효과를 판정하기 위한 지표. 저LET방사선으로 최대값이 된다. DRF는 다음 식으로 나타낼 수 있다.

DRF = (방사선방호제 투여에서 어떤 효과에 대한 필요선량)/(방사선방호제 없이 어떤 효과에 대한 필요선량)

13. 온열요법(하이퍼터미아 : Hyperthermia)

- 세포주기 의존성 ⇒ S기의 후기가 온열감수성이 크다.
- pH 의존성 ⇒ 낮을수록 효과가 크다.
- 온열내성 ⇒ 2회째의 가온에서는 감수성 저하
- 온열과 방사선의 병용효과 ⇒ 1회 30~60분, 주2회
- 세포의 온열효과

인체에 대한 온열효과에 대하여 알아보자.

사람의 세포는 대략 43℃ 이상이 되면 죽는다고 알려져 있다. 당연히 암세포도 같으나, 정확하게는 42.5℃ 이상에서 죽는다. 그래서 이 세포에 대한 온열효과를 이용하여 암세포만 특이적으로 온도를 상승시키면 암세포만을 사멸시킬 수 있는 것이다.

43℃ 이상에서 암세포는 어느 정도 사멸하는 것일까?

43℃일 때 사멸하는 세포를 1로 하여 상대적으로 나타낸 그래프가 그림 13-19이며, 44℃에서는 43℃의 2배, 45℃에서는 43℃의 4배의 암세포를 사멸시킬 수 있다는 보고가 있다.

사실은 정상조직과 암세포에서는 온열에 대한 반응이 다르다는 것으로 알려져 있다. 원인은 구조 및 기능의 차이에 의한 것이라고 생각된다. 모세혈관을 예로 들어 설명해 보자.

- 모세혈관

정상세포

⇒ 신경의 지배가 있음

⇒ 혈관확장, 혈류량의 증감이 있음

⇒ 혈액의 온도를 저하시키는 것이 가능(차의 라지에이터 효과)

- 암세포

⇒ 신경의 지배가 없음

⇒ 혈관확장, 혈류량의 증감 없음

⇒ 혈액의 온도를 저하시킬 수 없음(오버히트)

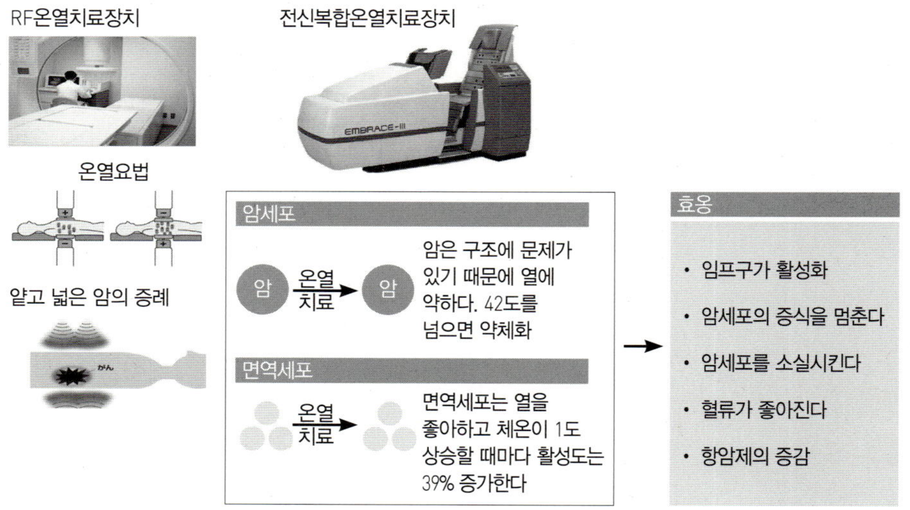

그림 13-18 온열장치와 그에 의한 치료

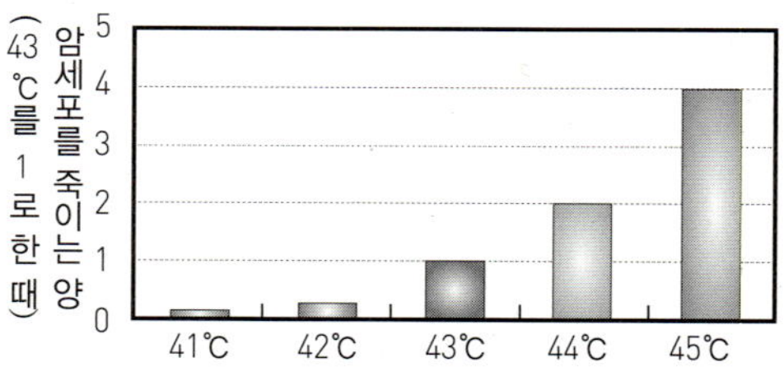

그림 13-19 암세포를 사멸시키는 온도

이상과 같이 정상세포는 암세포에 비해 모세혈관의 유연성(flexibility)이 높다고 한다. 즉, 어떤 이유로 세포의 온도가 상승하여 혈관이 확장됨에 따라 혈류량이 증가하고, 세포에서 열을 빼앗아 세포의 온도를 낮추는 작용이 자동적으로 작용한다는 것이다(그림 13-20). 그러나 암세포 내의 혈관에서는 같은 작용은 일어나지 않기 때문에 세포의 온도가 상승하고, 머지않아 사멸해 가게 되는 것이다.

온열에 대한 세포의 감수성은 어떠한 것일까?

세포주기에서 본 경우, 온열에 대해서는 G_1기에서 온열감수성이 낮고, M기, S기에서 온열감수성이 높다고 알려져 있다(그림 13-21). 6Gy X선을 조사했을 때의 세포생존율과 비교하면 S기 후반에서 온열감수성이 가장 높은 반면, 방사선저항성도 높은 것이 그림 13-21로부터 알 수 있다. 이것에서도 방사선치료와 온열요법을 병용하면 효과를 기대할 수 있다는 것을 시사하고 있다.

세포의 온열감수성은 pH에 대해 어떠한 것일까?

- 사실은 pH의 영향을 받는다고 알려져 있다. 일반적으로 세포는 산성이 되면 온열감수성이 커진다.

예를 들어, 고형암의 세포는 본래 혈류가 나쁘기 때문에 산소의 공급부족으로 저산소세포가 많이 존재하고 있다. 이 때문에 산소부족으로 젖산의 생성이 촉진되고, 세포 자체가 산성경향이 되며, 결과적으로 온열감수성이 커지게 된다. 온열감수성이 커지면 방사선치료와 온열요법과의

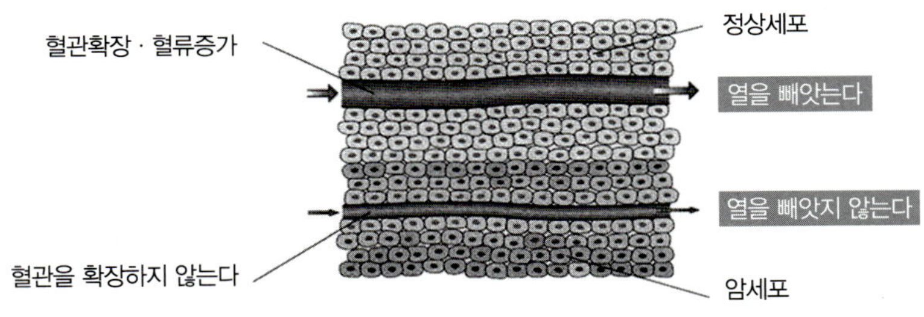

그림 13-20 암세포만 따뜻해지는 이유

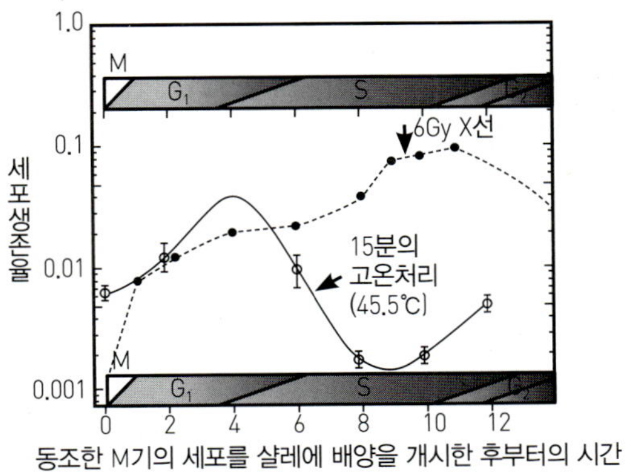

그림 13-21 온열과 방사선의 세포주기 의존성

MEMO

온열내성

암세포는 한 번 열에 의해 장해을 받으면 2회째에는 그 장해를 경감하기 위한 방어기구가 작동하는 것으로 알려져 있다. 이 방어기구를 온열내성이라고 한다. 방어기구에는 열 쇼크 단백(heat shock protein : HSP)이 중요한 열쇠를 쥐고 있다고 한다. 열에 의하여 1회 장해를 받으면 HSP가 생기고, 다음 열이 공격할 때는 곧바로 HSP가 발현하여 암세포를 열에서 지키기 때문이다. 따라서 온열요법을 할 때는 간격을 두지 않고 연속해서 하면 암세포의 온열내성에 의해 그다지 효과를 기대할 수 없게 되기 때문에 최저 3일 이내의 간격을 두고 하는 것이 좋다. 덧붙이면, 온열요법은 주 1~3회 정도로 하는 것이 좋다고 한다.

병용효과를 기대할 수 있게 된다.

정리

- 4개의 R ⇒ ① 회복(recovery), 수복(repair)
  ② 재산소화(reoxygenation)
  ③ 재분포(동조, redistribution)
  ④ 재생(regeneration), 재증식(repopulation)
- 분할조사 ⇒ ① 다분할조사(hyperfractionatim)
  ② 급속분할조사(accelerated treatment)
- 조기반응형 조직 ⇒ 감수성 큼(구강점막, 소화관점막, 골수, 피부 및 일부의 종양처럼 증식이 빠른 조직)
- 후기반응형 조직 ⇒ 감수성 작음(뇌, 척수, 간장, 신장, 폐, 연골처럼 증식이 느린 또는 증식이 없는 조직
- 회복, 수복 ⇒ 아치사장해회복(SLD회복)과 잠재적 치사선량회복(PLD회복)
- 재산소화 ⇒ 산소를 충분히 포함하지 않은 저산소세포 : 산소압 3~4mmHg이하와 산소를 전혀 포함하지 않은 무산소세포가 산소를 포함하는 세포로 변하는 것
- 종양 코드 ⇒ 암세포와 종양혈관과의 조직학적인 관계
- 재분포(동조) ⇒ 세포에 방사선이 조사되었을 때 세포주기에 여러 가지 변화가 생기는 것

- 재생, 재증식 ⇒ 방사선조사 후, 살아남은 세포가 증식에 의해 원래의 세포수로 돌아가고, 결손한 조직도 원래처럼 재생하고, 다시 증식해 가는 것
- 방사선조사효과를 수식하는 인자 ⇒ ① 세포의 회복 능력
  ② 물리적 인자
  ③ 화학적 인자
  ④ 생물학적 인자
- 선질 의존성 ⇒ 방사선의 종류(선질)에 의한 효과
- 효소효과 ⇒ 효소의 존재하에서는 무산소보다도 방사선의 생물효과가 커지는 현상
- OER ⇒ OER = (어떤 생물효과를 무산소하에서 일으키는 방사선의 양)/(같은 생물효과를 산소하에서 일으키는 선량) ⇒ X선, γ선에서는 2.5~3.0
- 산소효과의 메커니즘 ⇒ 길항가설
- 산소효과와 방사선치료 ⇒ 저산소세포는 방사선저항성, 방사선치료의 치료효과 저하
- 방사선증감제 ⇒ 방사선저항성인 암의 저산소세포의 방사선감수성을 높이는 데에 효과 있는 약제
  ① BUdR(브로모데옥시우리딘)
  ② IUdR(요오드데옥시우리딘)
- 방사선방호제 ⇒ 방사선에 의한 장해를 억누르는 효과가 있는 약제
  ① 시스테인
  ② 시스테아민
  ③ 아미호스틴
- DRF(dose reduction factor) ⇒ 방사선방호제의 효과를 판정하기 위한 지표
- 세포의 온열효과 ⇒ 정상세포 : 42~43℃ 이상에서 사멸
  암세포 : 42.5℃ 이상에서 사멸
- 세포주기 의존성 ⇒ S기의 후기가 온열감수성이 높다
- 온열과 방사선의 병용효과 ⇒ 1회 30~60분, 주2회

- pH 의존성 ⇒ 낮을수록 효과가 크다
- 온열내성 ⇒ 암세포가 한 번 열에 의해 장해를 받으면 2회째에는 그 장해를 경감시키는 방어기구

찾아보기

ㅊ

ㅋ

ㅍ

ㅎ

영문

기호 & 숫자

저자와의
협의로
인지생략

| 핵심 방사선생물학 |

발행일 2015년 9월 1일 초판 인쇄
2015년 9월 10일 초판 발행
공저자 구연화 박영순 김현수 김연래 유병규 지태정
이원정 이덕규 임영기 이행기 강보선 김영재
이준행 김태형 홍철표 김광욱 김대홍 마상철
발행인 김재민
발행처 J M K(제이엠케이)
서울특별시 마포구 백범로 104, 봉화빌딩 4층
출판등록 2011년 1월 19일 제 313-2011-35호
전 화 02)713-0421~3
팩 스 02)704-6265
전자우편 jungmunk@unitel.co.kr
홈페이지 www.jungmunkag.co.kr

정 가 **25,000원**

ISBN 979-11-85210-37-7 93510